W0312725

Ruediger Dahlke

Ganzheitliche Wege zu ansteckender Gesundheit

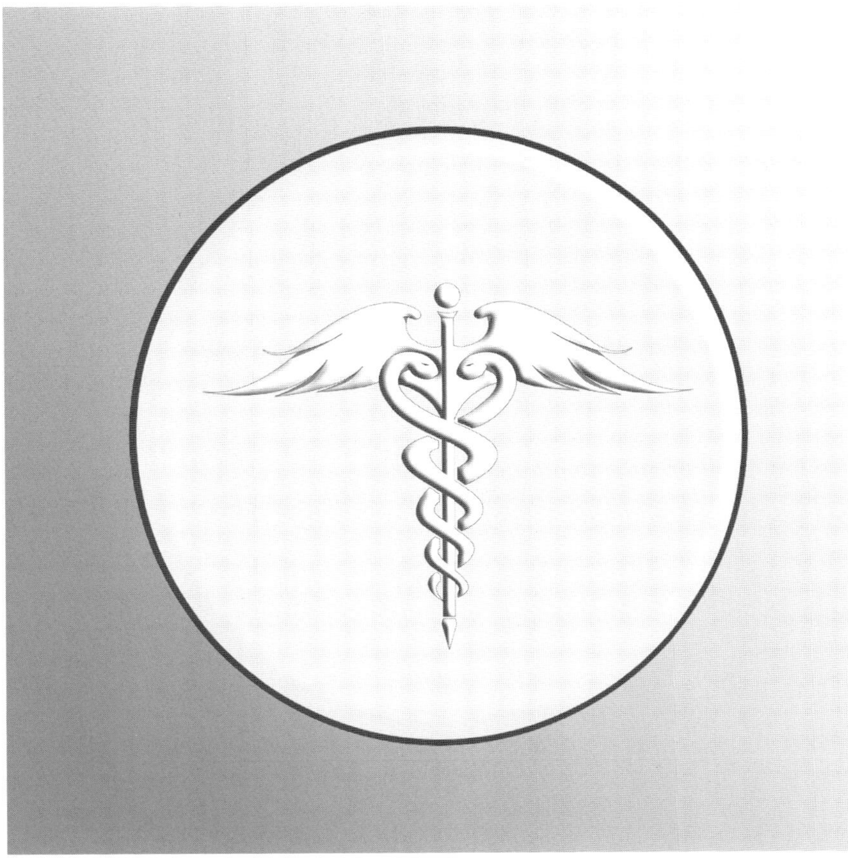

Medizinische Herausforderung – herausfordernde Medizin

EDITION CO'MED

Der Inhalt dieses Buches besteht aus einer Auswahl und Zusammenfassung von Texten, die in guter langjähriger Zusammenarbeit zwischen Dr. Ruediger Dahlke und dem Verlag in CO'MED, dem Fachmagazin für Complementärmedizin, in den Jahren 1995-2010 veröffentlicht wurden. Aufgrund der zeitlosen Aktualität und der inhaltlichen Dichte der Texte erschien es dem Autor und dem Verlag wichtig, mit diesem Werk auch interessierte Menschen anzusprechen, die nicht zum Kreis der CO'MED-Abonnenten zählen.

Ich danke dem CO'MED-Team mit Manfred Maiworm an der Spizte für die 15-jährige gute Zusammenarbeit und Frau Dorothea Neumayr für die die große Hilfe bei Zusammenstellung und Korrektur der Kapitel beziehungsweise Artikel.

© **CO'MED** Verlagsgesellschaft mbH
Hochheim 2010

Alle Rechte vorbehalten

Umschlag: Jürgen Bücker
Satz: Jürgen Bücker

Lektorat: Anke Zimmermann

Druck: Bercker Graphischer Betrieb GmbH & Co. KG, Kevelaer

Printed in Germany

ISBN 13: 978-3-934672-43-7

Inhalt

1. Das Prinzip von Gesundheit und Krankheit ... 7
1.1. Die Schicksalsgesetze – Spielregeln des Lebens in Krisenzeiten ... 7
1.2. Hierarchie in der Heilkunde ... 11
1.3. Zurück zur Mitte: Archetypische Medizin ... 20
1.4. Krankheitsbilder als Spiegel unserer Existenz ... 28
1.5. Urprinzipien – die Sprache der archetypischen Medizin ... 31
1.6. Die Urprinzipien: Ein kurzer Überblick ... 36

2. Medizin in der heutigen Zeit ... 41
2.1. Medizin am Scheideweg ... 41
2.2. Die moderne Anti-Medizin ... 46
2.3. Früherkennung statt Vorbeugung ... 48
2.4. Impfen: Notwendigkeit oder Fehler? ... 53
2.5. Gefahr für Naturheilmittel ... 63
2.6. Die Grippewelle rollt und rollt ... 68
2.7. Die Haut und ihre Be-Deutung ... 76
2.8. Autoaggressions-Krankheiten am Beispiel Allergie ... 81
2.9. Schmerz ... 90
2.10. Krebs – Diagnose als Todesurteil ... 93
2.11. Schönheitschirurgie und Anti-Aging ... 104
2.12. Der Tod in moderner Zeit ... 114
2.13. Ernährung ... 123
2.14. Bewegung und Entspannung ... 136
2.15. Bewusst fasten ... 144
2.16. Reinigung ... 148
2.17. Wasser und Leben ... 151

3. Heilansätze aus dem Reich der Seele ... 155
3.1. Atmung ... 155
3.2. Schlaf ... 162
3.3. Träume ... 167
3.4. Regeneration und Kuren ... 187
3.5. Licht, Farbe, Ton und Klang ... 192
3.6. Krankheitsbilder und Reinkarnationstherapie ... 199

4. Geist – Gedankenanstöße 209
4.1. Woran krankt die Welt? 209
4.2. Medizin und Umwelt 218
4.3. Die moderne Geld-Oper 223
4.4. Die Eile moderner Zeit 226
4.5. Die „Droge“ Arzt 230
4.6. Wohin geht die Medizin? 238
4.7. Die schwebende Leichtigkeit des Seins 246
4.8. Das Feld ansteckender Gesundheit 248

Literaturverzeichnis 254

Adressen 261

Vita Ruediger Dahlke 262

1. Das Prinzip von Gesundheit und Krankheit

1.1 Die Schicksalsgesetze – Spielregeln des Lebens in Krisenzeiten

Wir erleben staunend wie eine Angstkampagne nach der anderen losgetreten wird. Auf SARS, die gefährliche asiatische Lungenentzündung, die wir nur so eben überlebt haben, folgte die Vogelgrippe, der wir gerade noch entkamen, indem wir uns konsequent des Vögelns mit Vögeln enthalten haben, und nun stehen wir vor der Drohung der weltweiten Schweinegrippe, die zwar ganz offensichtlich harmloser ist als die normalen Grippeepidemien, aber mit enormem Medienaufwand zu einem Desaster hochstilisiert wird, um der Impffolgen willen.

Wieso fallen so viele Menschen auf solch durchschaubare Panik-Mache herein? Warum sagt ihnen niemand, auch nicht einer von den vielen Bankern und Medizinern, die Wahrheit?

Die Systeme der Pharma-Industrie sind offensichtlich immun gegen innere und immer mehr auch gegen äußere Kritik. Als bei der Zulassung von Tamiflu einer der Mitarbeiter der Behörde es als Placebo mit gefährlichen Nebenwirkungen einstufte, wurde der Mann ersetzt.

Dieses System ist inzwischen so mächtig, dass es von außen kaum noch tangierbar ist. Der ZDF-Fernsehfilm „das Pharmakarussell" von Frontal 21 vom Dezember 2008 zeigte sehr deutlich, wie weit etwa der Einfluss der Pharmaindustrie auf die angeblich neutralen Medien schon gediehen ist. Aber auch solch ein Millionen Menschen zugänglicher Film im öffentlich-rechtlichen Fernsehen kann kaum noch etwas ändern.

Was brauchen wir an dieser Stelle unserer Entwicklung, an der eine Krise die nächste ablöst, wo von den Verantwortlichen in Politik und Wirtschaft nur noch oberflächliche Systemkosmetik betrieben wird?

Aus meiner Sicht ist die einzige wirklich tief genug reichende und insofern zu nachhaltigen Konsequenzen führende Möglichkeit die einer Bewusstwerdung auf breiter Front. Würden Millionen Menschen die Spielregeln des Lebens begreifen, könnten wir diesem Spiel eine andere, sinnvollere Richtung geben, in dem sie bei den Panik-Kampagnen der Pharmaindustrie und die Geldspiele der Banker einfach nicht mehr mitspielen, weil sie sie von vornherein durchschauen.

Es ist obendrein bemerkenswert logisch, vor einem Spiel dessen Regeln zu lernen. Kein Fuß- oder Handballer, aber auch kein Kartenspieler oder Musiker würde sich ohne Regelkenntnisse ins Spiel stürzen. Im Spiel des Lebens aber bleiben die allermeisten zeitlebens ohne Kenntnis der Lebens- oder Schicksalsgesetze. Wobei eine gewisse Neugierde nicht zu übersehen ist. Als kürzlich mit großem Werbeaufwand à la Hollywood und einer erheblichen, gut kalkulierten Geheimniskrämerei das Buch „The Secret" auf den Markt kam, wurde es in vielen Ländern sofort zu einem beeindruckenden Bestseller, obwohl es nur ein einziges der Schicksalsgesetze gebetsmühlenartig wiederholt und leider nicht einmal das Wichtigste, sondern das Resonanzgesetz, das unter den Gesetzen den zweiten Rang einnimmt. Auch geheim war es nie, sondern in der spirituellen Welt seit Urzeiten bekannt. Die enorme Resonanz auf das Resonanzgesetz zeigt aber, wie weit die Sehnsucht vieler Menschen geht, die Gesetze des Schicksals zu verstehen.

Nun ist es sicher ein Vorteil, wenn deren zweitwichtigstes schon einmal einem großen Kreis vertraut gemacht wurde. Das Problem dabei ist lediglich, dass über dem Resonanzgesetz das der Polarität steht. Wenn jemand sich nun auf das aus der Resonanz folgende Entsprechungsdenken einlässt und sein Leben danach gestaltet, mag er tatsächlich reich werden, wenn es ihm gelingt, Resonanz zu Reichtum zu entwickeln oder auch glücklich, sofern er sich in Entsprechung zu Glück bringt. Beides kann aber nur zu leicht ins Gegenteil umschlagen, da das Polaritätsgesetz auf längere Sicht keine Einseitigkeit zulässt, sondern jeweils dafür sorgt, dass die beiden Pole der Wirklichkeit immer wieder zum Ausgleich kommen.

Wer sich unsterblich verliebt und unter dem Einfluss der dann in seinem Blut kreisenden Neurotransmitter und Hormone an immerwährendes Glück glaubt, wird mit der Zeit fast sicher eines Besseren belehrt. Die Erfahrung, wie regelmäßig heiße Liebe in kalten Hass umschlägt, ist allgemein bekannt, auch wenn die meisten daraus keine Konsequenzen ziehen.

Unter dem Einfluss der Welle von „The Secret" und dem neuen Glauben an die Resonanz wird allenthalben auf positives Denken und Affirmationen gesetzt, in der Hoffnung, dadurch die richtigen günstigen Resonanzen herzustellen und auf leichtem Weg zu Erfolg und Glück zu kommen. Nun zeigt aber gerade die Beobachtung der Affirmationsakrobaten, wie wenig diese auf längere Sicht auf die Reihe bekommen. Noch deutlicher ist eigentlich nur das Scheitern der Lichtarbeiter, die sich nun schon seit mehreren Jahrzehnten um eine Zunahme des Lichtes im eigenen Leben und in der Welt bemühen, und während so ziemlich alle anderen in ihrer Umgebung sehen, wie sehr sie das Gegenteil heraufbeschwören, geradezu verbissen am Glauben an ihren Weg festhalten. Wer sich aber nur dem Licht zuwendet und weiß gewandet mit Engelszungen leise flüstert, wie auf Wolken schwebt und dazu noch blöde grinst, wird nicht erleuchtet, sondern wirkt eher unterbelichtet. Die Wirkung des Polaritätsgesetzes verhindert mit großer Sicherheit seinen Direktflug ins Licht und baut ihm einen Umweg ins Schattenreich ein. In alten Zeiten, etwa der Antike, wussten die Menschen um die Notwendigkeit dieser Schattenreise in die Unterwelt, und alle großen Helden der Mythen traten sie freiwillig an.

Herakles musste hinunter und auf dem Weg den Höllenhund Cerberus besiegen, ganz ähnlich wie wir bis heute unseren inneren Schweinehund immer wieder niederringen müssen, wenn wir auf dem Weg weiterkommen wollen. Odysseus musste zurück zu seiner besseren Hälfte, seiner Anima Penelope hinabsteigen in den Hades und den Seher Theiresias, der nach außen blind und nach innen sehend war, um Rat nach seinem Weg fragen. Auch Aeneas konnte diesen Weg hinab ins Schattenreich antreten wie auch Orpheus, der Sänger. Von Christus wissen wir und sprechen davon im Glaubensbekenntnis beider großer Konfessionen, dass er zuerst hinab ins Reich der Toten musste, bevor er am dritten Tag auferstehen und zum Vater im Himmel auffahren konnte.

Der Direktflug ins Licht ist ein Wunsch, der in der Eso-Szene geboren, auch nur dort propagiert und geglaubt wird. Alle Religionen und Traditionen wissen es besser und das schon seit Urzeiten. Im Faust legt Goethe, der Dichterfürst der Deutschen, dem Mephisto die zeitlos wahren Worte in den Mund: „Ich bin ein Teil von jener Kraft, die stets das Böse will und stets das Gute schafft."

Die Gefahr der Menschen in der Eso-Szene, die sich nun auch noch von „The Secret" bestätigt sehen, ist, dass sie Teil jener Kraft werden, die stets das Gute will und stets das Böse schafft. Schon Bert Brecht, als überzeugter Sozialist der Spiritualität wenig verdächtig, erkannte, dass das Gegenteil von gut oft nicht böse, sondern *gut gemeint* sei. Tatsächlich bringen gut meinende Menschen, die die Polarität nicht beachten, sich selbst und ihr Umfeld häufig in ziemliche Gefahr.

Aber auch in der großen Politik wurden viele unter anderem die Besten Opfer der Nichtbeachtung des Polaritätsgesetzes. Alle Friedenspolitiker, von Mahatma Gandhi, dem indischen Vertreter von Ahimsa, der Gewaltlosigkeit, über Martin Luther King, den Vertreter christlicher Gewaltlosigkeit, bis zu Anwar el Sadat und Itzhak Rabin in jüngerer Zeit, wurden Opfer jener Gewalt, der die beiden ersten immer und die beiden letzten gegen Ende ihres Lebens so konsequent abgeschworen hatten.

Leider ist die Lösung, die sich aus der beherrschenden Rolle des Polaritätsgesetzes ergibt, nicht annähernd so einfach wie die Konsequenz aus dem Gesetz der Resonanz oder Entsprechung. In meinem gerade erschienenen Buch „Die Schicksalsgesetze – Spielregeln fürs Leben" geht es vor allem auch darum. Um mit der Polarität wirklich fertig zu werden und sich der Einheit zu nähern, muss man sich aktiv und bewusst seinem eigenen Schatten zuwenden und zuerst mit ihm fertig werden. Daraus folgend sind alle Projektionen zu überwinden, was wie nichts anderes in die Eigenverantwortung zwingt. Das Verteilen von Schuld im Außen hört auf, und das Leben bekommt eine völlig neue Qualität. Nichts ist so schwierig, aber auch so lohnend, wie dieser Schritt der Aussöhnung mit dem eigenen Schatten.

Wo das wenigstens ins Auge gefasst wird, zeichnet sich schon eine gänzlich andere Einstellung zum Leben und seinen Schattenseiten ab. Auch wenn ein Kenner der Schicksalsgesetze sternhagelverliebt ist, wird er doch wissen, dass sein Partner irgendwann anfangen wird, ihm eigene Schattenseiten zu spiegeln und sich darauf entsprechend einstellen. Er kann noch so begeistert sein, immer wird er wissen, dass alles mindestens zwei Seiten hat und darunter immer auch eine dunkle. Selbst Erleuchtete haben noch einen Schatten, der sich in ihrem Körper, aber vor allem in der sie umgebenden polaren Welt spiegelt, die ihnen ja auch nicht selten übel mitspielt.

Wer mit Wissen um die Schicksalsgesetze durchs Leben geht, wird geschützt sein vor den Fallgruben, die sich aus der alleinigen Anwendung des Entsprechungsgesetzes ergeben. Andererseits wird er aber auch viel mehr Gewinn für seine Entwicklung aus der Anwendung dieses und der nachgeordneten Gesetze ziehen wie etwa dem des Anfangs oder dem Pars-pro-toto-Gesetz. Er wird ungleich erfolgreicher im Umgang mit Bewusstseinsfeldern, Ritualen und Symbolen, alles Themen, denen sich das Buch

„Die Schicksalsgesetze" ausführlich und mit vielen Beispielen und Bildern widmet. Es fasst die Essenz dessen zusammen, was ich über 20 Jahre in der ersten Seminarwoche der Ausbildung zur „Archetypischen Medizin" gelehrt habe und für die Grundlage eines Lebens in Übereinstimmung mit den Spielregeln des Lebens halte.

Dieses Buch erfüllt mich mit der Hoffnung, dass die Zeit inzwischen für viele reif ist, die Gesetze zu erkennen und sich mit ihrer Hilfe vor den Fallstricken der Moderne und ihren mächtigen Tricksern zu retten. Es ist nämlich gar nicht so schwer zu erkennen, was tatsächlich abläuft und worauf das Leben eigentlich hinaus will. Die Erkenntnis der Schicksalsgesetze und ihre Befolgung ist tatsächlich auch eine Frage der Intelligenz. Es ist einfach dumm, sich auf die Dauer gegen Gesetze zu stellen, denen letztlich niemand entkommen kann. Und tatsächlich ist weder in der profanen noch klerikalen Geschichte je ein Fall bekannt geworden, wo es jemandem gelungen wäre, die Schicksalsgesetze zu überwinden. Die zweite Notwendigkeit ist der Wille, sich der Wirklichkeit tatsächlich zu stellen und viele Illusionen los zulassen, die dritte sich die Zeit zum Lesen dieses eigentlich einfachen Buches voller Beispiele und Bilder zu nehmen, und schließlich noch selbst bewusste Erfahrungen im Reich der Polarität, der Resonanz und der Bewusstseinsfelder zu machen.

1.2. Hierarchie in der Heilkunde

Während viele der im Gesundheitsbereich engagierten Menschen in den dort herrschenden Hierarchien ein wesentliches, den Fortschritt behinderndes Problem sehen, möchte ich den Gegenpol beleuchten und aufzeigen, wie viel Unheil aus Mangel an verlässlichen Hierarchien im Therapiebereich entsteht.

Hierarchie heißt ursprünglich Herrschaft des Heiligen, des Einen. In dieser ehrgeizigen Zeit will fast jeder in der Hierarchie möglichst weit hinauf und an die Spitze der Macht, in der trügerischen Hoffnung, dass dort alles besser sei. Viele Patienten versprechen sich z.B. bessere Chancen, wenn sie vom Chefarzt oder Professor selbst operiert oder versorgt werden. Hinter den Kulissen zeigt sich, dass diesem Wunsch oft ein Trugschluss zugrunde liegt. Andererseits kann man tatsächlich häufig sehr viel mehr ausrichten, wenn man weit genug oben in der Hierarchie ansetzt. Aber auch das muss nicht so sein. Offenbar wäre es Energieverschwendung, bei Problemen mit dem Kommunionsunterricht der Tochter eine Audienz beim Papst zu beantragen. Bei längerer und genauerer Betrachtung zeigt sich, dass es am sinnvollsten, weil wirksamsten, ist, auf der richtigen und dem jeweiligen Problem entsprechenden Ebene anzusetzen.

Das ist meist nicht die Ebene, auf der das Problem entstanden und nun spürbar ist, sondern jene, die der Problemebene übergeordnet ist.

Im Prinzip ist es natürlich möglich, alles über die höchste Ebene zu erreichen. Tatsächlich hat ja der Papst die Macht über den Religionslehrer und könnte diesem Weisungen bezüglich des Kommunionsunterrichts geben. In der Praxis zeigt sich jedoch, dass sein langer Arm zu lange bräuchte, um bis zu dem Problem vorzudringen. Wahrscheinlich hat die Tochter bis dahin schon ganz andere Probleme, eher wohl die der Lebensmitte.

Hierarchien sind weder gut noch schlecht, sondern lebensnotwendig. Dass verkarstete Hierarchien oft überfällige Entwicklungen behindern, liegt auf der Hand. Dass ohne Hierarchie in unserem Körper sogleich Chaos ausbrechen würde, ist ebenso offensichtlich. Sobald die Hierarchie im Herzen durcheinander gerät, sprechen wir von Herzrhythmusstörungen. Würde nicht der Sinusknoten mit jedem Schlag alle anderen Herzmuskelzellen entpolarisieren und damit elektrisch entmachten, würden wir an einem AV-Block leiden. Sogleich spränge aber der AV-Knoten ein und übernähme an der Spitze einer neuen Hierarchie die Führung. Fiele auch er noch aus, würde die Situation wirklich gefährlich. Unser Herz würde flattern oder sogar flimmern und mit der Hierarchie auch das Leben beenden. Was aber könnte deutlicher machen, wie lebenswichtig Hierarchie für uns ist?

Folgen wir Paracelsus` Gedanken, dass der Mikrokosmos Mensch dem Makrokosmos Welt entspricht, müssten wir der Hierarchie viel mehr Achtung entgegenbringen, was viel Leid und gefährliche Umwege ersparen könnte.

Denn auch in Industrie und Gesellschaft wird ohne Hierarchie nicht viel gehen. Allerdings sollten wir bedenken, dass es einer gesunden Hierarchie bedarf, die auf Kompetenz und Fähigkeiten gründet. Es sollte schon der Sinusknoten sein, der den Rhythmus angibt und nicht irgendein aufmüpfiges Nervenfaserbündel.

In der Medizin ist die Ebene der Behandlung ein ganz zentrales, aber gern unterschätztes Thema. Unterschätzt, weil die Schulmedizin, die lediglich mit der körperlichen Ebene vertraut ist, noch immer ihren Alleinvertretungsanspruch durchsetzt – zum Leid der Patienten und der Gesellschaft, die für diesen Schaden zahlen muss. Die zunehmende Spezialisierung verschärft die Problematik noch.

Wir bekommen immer mehr Spezialisten, die von fast nichts beinahe alles wissen, haben aber immer weniger allgemein Gebildete, die von allem wenigstens eine Ahnung haben.

Was wie ein harmloses Wortspiel erscheinen mag, hat in der Medizin scheußliche Konsequenzen. Immer mehr Menschen halten sich etwas darauf zu Gute, unter Umgehung des alten Hausarztes gleich zum Spezialisten zu gehen. Das hat einer hypochondrischen Patientin z.B. 16 ausnahmslos überflüssige Operationen eingebracht. Wobei das Drama nicht geringer ist, wenn ein Patient mit Gehirntumor wegen Kopfschmerzen psychotherapiert wird. Durch die hohe Spezialisierung und die mangelnde Zusammenarbeit unter den Spezialisten wie auch durch die fehlende Ebenenunterscheidung kommt es zu scheußlichen Verwechslungen und enormen Kosten. Heute entscheidet der Patient weitgehend selbst, was mit ihm geschieht und leider nicht in einem selbstbestimmten und emanzipierten Sinn, wie es etwa durch sinnvolle Aufklärung durchaus anzustreben wäre.

Früher hat der Hausarzt die Weichen gestellt, der moderne Arzt kann es immer weniger, sieht er doch häufig als Spezialist den Wald vor lauter Bäumen nicht mehr. Oft erkennt er ja nicht mal mehr die Bäume, sondern nur noch gerade seinen Lieblingsbaum. „Wer nur einen Hammer besitzt, wird irgendwann alles für einen Nagel halten", weiß der Volksmund. Anspruchsvoller sagt es die buddhistische Tradition: „Wenn der Taschendieb dem Buddha begegnet, interessiert er sich nur für dessen Taschen." Kurz gesagt, wer zum Chirurgen geht, wird operiert, wer sich zum Psychotherapeuten wagt, wird befragt. Selbst zwischen so klar erkennbar unterschiedlichen Ebenen funktioniert die Unterscheidung schlecht. Dahinter steckt nicht nur ökonomisches Kalkül, sondern zunehmend auch Unfähigkeit. Der Chirurg erkennt die psychosomatischen Zusammenhänge einfach nicht und der Psychosomatiker schulmedizinischer Provenienz, zumeist Analytiker der Ausbildung nach, weiß zu wenig über den Körper.

Noch aussichtsloser wird die Situation, wenn innerhalb einer Ebene Differenzierung notwendig wird. Als die Elektroakupunktur nach Voll sich ausbreitete und das Thema der Mesenchymentschlackung aufkam, stellte sich allmählich heraus, dass man zwar unzählige Nosoden austesten konnte, dass aber die Inflation der Patienten-Pobacken mit großen Nosodenmengen nur zweifelhafte Ergebnisse brachte. Herget, immerhin auch Professor der (Schul-)Medizin, entdeckte, dass es keinen Sinn machte, wahllos zu entschlacken, und betonte, wie wichtig die richtige Hierarchie dabei sei, denn die Entschlackung konnte nur in der Reihenfolge glücken, in der die Schadstoffe ursprünglich ins Gewebe gelangt waren. Mit Hilfe der Irisdiagnose ermittelte Herget, welche Schicht als nächste zu bearbeiten sei. Erfahrungen mit Fastenden bestätigen, wie sich die Iris des Auges Schicht für Schicht klärt, gleichsam wie nach dem Plan des „Inneren Arztes". Selbst noch innerhalb einer Ebene wie der physischen ist es also notwendig, die richtige Therapie auf der richten Ebene zur richtigen Zeit anzusetzen oder wie beim Fasten der eigenen Heilkraft zu vertrauen, die automatisch diesen Weg wählt. Offenbar ist nicht jede Ebene von jeder anderen jederzeit und beliebig erreichbar. Die Zusammenhänge in unserem Organismus sind allerdings so kompliziert, dass es alles andere als leicht ist, die jeweils beste Ebene auszumachen. Dazu müssten wir nicht nur, aber auch in der Medizin umdenken.

Statt sich immer mehr in Einzelheiten zu vertiefen, müsste es vermehrt um den Zusammenhang gehen. Beides ist wichtig und könnte sich ergänzen, statt behindern. Bei uns dagegen zählt fast nur noch die Spezialisierung und gewinnt so praktisch immer gegenüber der Allgemeinbildung. Das aber ist problematisch, wenn wir uns klar machen, dass erstere auf einer Einschränkung des Gesichtsfeldes beruht, letztere aber auf einer Erweiterung. Unser momentanes System fördert das Scheuklappensyndrom und behindert die Entstehung von Überblick. Im ärztlichen Zusammenleben führt es dazu, dass sich der normale Internist schon unwohl fühlt in Gegenwart eines Kardiologen, Pulmologen, Nephrologen, Hepatologen oder Gastroenenterologen. Deren freiwillige Beschränkung auf winzige Spezialgebiete interpretiert er fälschlich als Überlegenheit.

Und diese Erkenntnis brauchen wir leider nicht auf Einzelfächer der Medizin zu beschränken, sie trifft das ganze Fach und auch die Gesellschaft, die sich diese Medizin leistet. Den modernen Ärzten fehlt Weniges so sehr wie Philosophie, die sie höchstens aus einem Studium generale beziehen könnten. Dort müssten sie wenigstens eine kurze Zeit ihres Lebens mit Sprachwissenschaftlern und Musikern zusammensitzen.

Vielleicht würde da auch neben der Philosophie etwas abfärben, denn was ist ein Arzt ohne sprachliches Geschick oder gar ohne Musik. Wenn sich die Kunst auf Kunstfehler beschränkt, stehen die Zeichen auf Sturm. Und tatsächlich haben wir im Gesundheitswesen stürmische Zeiten. Obwohl die einzelnen Spezialisten soviel leisten wie noch nie zuvor, ist die Zufriedenheit auf einem Tiefpunkt angekommen – und nicht nur die der Patienten, auch die der Kollegen.

Mit der Einbeziehung weiterer Ebenen können wir nicht großzügig genug sein, zumindest aber sollten wir dringend beginnen, die für die unmittelbare Therapie relevanten Ebenen ins Visier zu nehmen.

Dabei kann uns Hilfe aus dem Osten kommen, wo man nicht nur von einem, sondern von verschiedenen Körpern weiß. Der physische Körper ist der grobstofflichste von allen und wurde von daher zur Domäne der wissenschaftlichen Schulmedizin, deren Untersuchungsmethoden sich nur auf Grobstoffliches anwenden lassen. Die chinesische Medizin ging mit der Akupunktur einen Schritt weiter oder tiefer und griff in den Vital- oder Ätherkörper ein, den die Inder Pranamayakosha nennen. In ihm geht es um den Energiefluss, die Ebene der Meridiane oder Nadis (im indischen System). So erklären sich die oft erstaunlichen Erfolge der Akupunktur, obwohl diese gar nicht auf der Problemebene des Körperlichen ansetzt. Bei Kopfschmerzen wird eben nicht am Kopf herumlaboriert, sondern der gestörte Energiestrom wird von allen möglichen Stellen des Körpers her beeinflusst und wieder in Ordnung gebracht. Die Akupunktur arbeitet so mit dem Strom der Lebensenergie, die Schulmedizin nicht selten gegen ihn.

Seit es gelungen ist, mit Hilfe der im Westen entdeckten Elektroakupunktur und der Thermographie die Akupunkturpunkte objektiv zu bestimmen, nimmt glücklicherweise die ganze chinesische Medizin auch bei uns im Westen einen erfreulichen Aufschwung. Gewirkt hat sie allerdings vorher schon genauso. Im Übrigen kann diese objektive Punktmessung nicht darüber hinwegtäuschen, dass wir hier energetische Phänomene messen, denn morphologisch lassen sich die Akupunkturpunkte nach wie vor nicht bestimmen, da sie nicht auf der Ebene des Grobstofflichen, sondern des Ätherischen liegen. Wir müssen dankbar sein, dass über diese Messbarkeit auch uns ein so wichtiger Teil der Medizin zugänglich wird. Als der deutsche Arzt Weihe rein empirisch einen guten Teil der Akupunkturpunkte fand und beschrieb, folgte daraus gar nichts, ja seine Entdeckungen gerieten wieder in Vergessenheit, weil sie (damals) nicht wissenschaftlich belegbar waren. Es ist lächerlich, wenn wir im Westen das Rad immer wieder auf unsere eigene Art neu entdecken müssen und nichts von nicht-weißen, nicht-westlichen Menschen an- oder übernehmen können. Aber so sind wir nun einmal – und nicht nur in der Medizin.

Das erste Mal fiel mir diese unangenehm arrogante Art während der Schulzeit auf, als ich im Austin College in Texas Geographie hörte und der Professor erzählte, dass der Reisende X im Jahre Y den Delaware-River entdeckt hätte. Ein Mitschüler, einer der wenigen Alibi-Ureinwohner des Colleges, meinte sarkastisch, dass seine Vorfahren schon immer an diesem Fluss gelebt hätten, ihn aber wohl irgendwie übersehen hätten...

Über die Akupunktur können wir zusammenfassend für die Energie-Ebene, auf der sie wirkt, feststellen, dass von ihr aus ganz offensichtlich der physische Körper gut zu beeinflussen ist.

Von der Physis aus den Energiekörper zu beeinflussen, ist zwar auch möglich, aber mühsam und von vielen Rückschlägen gekennzeichnet. Es ähnelt dem Versuch, eine Armee zu verändern durch Beeinflussung einzelner Soldaten. Leichter ist es offenbar, vom Kommandeur aus Einfluss zu nehmen. Die Befehlsstrukturen der Armee laufen nun einmal von oben nach unten und nicht nur in der Armee, sondern in jeder Hierarchie.

Der Volksmund weiß, dass man die Treppe am besten von oben nach unten kehrt oder dass der Fisch zuerst am Kopf zu stinken beginnt. Rupert Sheldrake beschreibt das für Biologie und Medizin in seiner Theorie der Morphogenetischen Felder. Der Bauplan oder das morphogenetische (= formgebende) Feld sei immer auf der übergeordneten oder eben höheren Ebene zu finden. Der Plan für die Zellorganellen liegt auf der Zellebene, das Muster für die Zellen auf der Organebene. Jenes der Organe könnte auf Chakrenebene liegen und jenes für den Menschen bei Gott?

Gehen wir noch eine Stufe weiter, kommen wir in die Astralebene und das Wirkungsfeld der meisten Psychotherapien. In diesem weitestgehend immateriellen Reich betreten wir die Welt der Emotionen, die für jeden nachfühlbar über den energetischen Bereich auf den Körper durchschlagen und unser Herz klopfen und die Gesichtshaut erröten lassen kann. Darüber hinaus kennen die Weisen des Ostens noch weitere Körper, wie den Mentalkörper, den Kausalkörper und schließlich den spirituellen Körper.

Wo es gelingt, Bewusstseinsmuster auf übergeordneten Ebenen zu verändern, wird sich das nach indischer Vorstellung, aber auch nach unserer Erfahrung mit der Krankheitsbildertherapie, in der Hierarchie nach unten auswirken. Von hier bestehen Verbindungen zum Vitalkörper und die Beeinflussung der Energieströme wird möglich. Diese aber können – wie schon erwähnt – den physischen Körper verändern: Ein eleganter Weg, der vergleichsweise erfolgreich ist gegenüber dem Versuch, von derselben Ebene oder gar von unten nach oben Einfluss zu nehmen.

Neuerdings ist dieses Vorgehen durch die Ergebnisse der Psychoneuroimmunologie der Schulmedizin nicht mehr so fern. Über dieses relativ neue Gebiet mit dem etwas aufwendigen Namen kann man sich lustig machen oder sich freuen oder beides. Eigentlich ist es ja eine ungeheure Anmaßung, von Mechanismen, die seit Jahrtausenden in fast allen alten Traditionen wie etwa auch in den Mysterienkulten der Antike, angewandt werden, zu behaupten, man hätte sie nun entdeckt und sie wirkten. Andererseits haben wir schon gehört, dass die westliche Arroganz einfach keinen anderen Weg kennt, anzuerkennen, dass auch altes Wissen seine Vorteile hat und immer hatte.

Wir wissen jetzt durch entsprechende Versuchsanordnungen, dass jene Therapien, die Ärzte wie Carl Simonton, Wolf Büntig und wir, die Kollegen im Heil-Kunde-Zentrum in Johanniskirchen, seit Jahren z.B. in der Krebstherapie angewandt haben, wirken. Wunderbar daran ist aber, wenn sich nun auch viele andere Ärzte trauen, solche Methoden wie etwa die Arbeit mit inneren Bildern anzuwenden, da sie ja nun wissenschaftlich belegbar ist. Hier mag auch klar werden, warum wir immer darauf bestanden haben, bei körperlichen Krankheitsbildern Psychotherapie einzusetzen. Mit ihr haben wir die Möglichkeit von einer hohen Ebene in der Befehlshierarchie zu therapieren. Allerdings sollten wir auch nicht übersehen, dass es ein weiter Weg ist und dass es manchmal notwendig ist, parallel auf tieferen Ebenen, die dem körperlichen Problem näher liegen, unterstützend einzugreifen.

Was hier so einfach klingt, ist es in der Praxis der Psychotherapie leider nicht, selbst wenn man mit entwickeltem Handwerkszeug arbeitet. Je feinstofflicher die Ebene und erst recht je weiter sie über die Stofflichkeit ganz hinausgeht, desto mehr Vertrauen von seiten des Patienten ist notwendig. Alle Religionen haben versucht, auf diesen Ebenen einzugreifen, Erfolg hatten sie jeweils nur, wenn die Gläubigen Vertrauen fassten. Christus hat jeden, den er zu heilen beabsichtigte, vorher gefragt, ob er an ihn

glaube bzw. daran, dass er ihn heilen könne. Erst dann, wenn die Betreffenden das bestätigt hatten, kam es zur Heilung.
Hier liegt auch der Grund, warum die Rituale der alten Religion so scheinbar mühelos Wunder wirkten, etwa wenn sie Jugendliche erwachsen werden ließen, was wir heute weder durch Rituale noch durch andere Mechanismen vermögen. Wahre Psychotherapie verlangt einiges von den Hilfesuchenden und den Helfenden.

Die indischen Weisen kennen aber noch einen weiteren Körper, den Anandamayakosha oder Glückseligkeitskörper. Hier herrscht nach ihrer Vorstellung absolute Selbstgenügsamkeit. Es ist die Ebene jener Meditation, die einem absichtslos geschieht. Das Himmelreich Gottes liegt immer in einem selbst, aber jetzt wird es erlebt.

Auch in der Psychotherapie kommen ja immer noch Anregungen von außen, und die Trennung zwischen dem Patienten und dem reinen Sein wird so aufrechterhalten. In tiefer Meditation ist diese Trennung zwischen der polaren Welt und der Einheit aufgehoben, Einheit ist überall und ohne Ausnahme.

Meditation meint hier den Zustand des Einsseins und wäre abzugrenzen von Meditationstechniken, wie den geführten Reisen nach Innen, die wie viele andere Meditationen auf die Ebene des Astralkörpers wirken. Wenn sie auch letztlich auf die letzte Ebene des Glückseligkeitskörpers zielen, sind sie doch nicht dort. Das macht sie aber nicht unwichtig, denn auf den unteren Ebenen des Körpers ist viel Arbeit zu leisten, bevor sich die höheren den Suchenden erschließen.

Folglich ließe sich jedem Patienten mit einem gewissen Recht zu einer Meditationsart wie Za-Zen oder Vipassana raten, die auf letzte Ebenen der Erfüllung zielen. Allerdings ist das für Patienten, die wegen Rückenschmerzen Hilfe suchen, ein mühsam langer und eigentlich unzumutbarer Weg. Besser wäre es, in der Hierarchie niedriger anzusetzen und eine geführte Meditation wie die CD „Rückenprobleme" zu empfehlen, die zur Auseinandersetzung mit der anliegenden Problematik anregt, oder ihn homöopathisch zu behandeln. Dann allerdings gilt es schon wieder zu unterscheiden. Homöopathie kann auf verschiedenen Ebenen ansetzen und tatsächlich direkt (mit niedrigen Potenzen wie einer D12) auf den Körper zielen, sie könnte sich aber auch auf die ganze Lebensart dieses Patienten konzentrieren, die ihn hat Rückenschmerzen dieser Art entwickeln lassen. In diesem Fall liegt der Angriffspunkt deutlich höher in der Hierarchie. Oder wir raten zur Akupunktur, um den Energiefluss wieder in geordnete Bahnen zu lenken und so die körperlichen Fehlfunktionen zu korrigieren.

Am wenigsten sinnvoll wäre es, auf der Ebene des schmerzenden Rückens anzusetzen und Schmerzmittel zu geben.

All die anderen Ansätze aber wären je nach den Umständen gegeneinander abzuwägen. Die Patienten sind u.U. desto zufriedener, je näher wir an der betroffenen Ebene ansetzen, weil dadurch die Wege kurz und der Therapieerfolg schnell einsetzt. Über Akupunktur wird der Patient wahrscheinlich schneller schmerzfrei als durch die geführte Meditation und dann spricht auch nichts dagegen, diesen Weg zu wählen. Wenn die Rückenschmerzen allerdings immer wieder zurückkehren, wäre es sinnvoll, höhere Ebenen in der Befehlshierarchie des Organismus mit einzubeziehen.

Wenn der Patient außer Schmerzfreiheit auch die Chancen jedweden Krankheitsbildes wahrnehmen will, ist es immer angezeigt, auf höheren Ebenen zu beginnen.

Dieses Hierarchiemodell könnte auch erklären, warum große Homöopathen sagten, das richtige Mittel in der richtigen Potenz könne sogar trotz gleichzeitiger Unterdrückung durch Kortison Erfolg haben. Andererseits mag es auch der Grund sein, warum manchmal Blockaden auf verschiedensten Ebenen den Weg von ganz oben bis hinunter in den Körper verhindern. Das Beispiel der Sucht-Therapie mag uns das erhellen: Am wichtigsten ist es hier, das Bewusstseinsmuster zu verändern. Wenn das nicht geschieht, ist der Rückfall vorprogrammiert. Das allein nützt aber noch nichts, solange nicht die körperliche Sucht gebrochen ist, d.h. der Entzug durchgestanden ist. Ist beides geschehen, können sich auch die Gedanken- und Gefühlsmuster neu strukturieren, und ein neues Feld kann aufgebaut werden. Dem wird sich auch der Energiefluss im neuen gesünderen Regime anpassen. Hier öffnet sich der Weg in die Freiheit.

Gerade solch komplexe Krankheitsbilder verdeutlichen, wie wichtig die Einbeziehung aller Ebenen und letztlich des ganzen Menschen ist. Nun muss ein Therapeut nicht auf allen Ebenen kompetent sein, er sollte jedoch um sie wissen und dem Patienten entsprechend beraten können, wenn er an die Grenzen seiner Methode stößt.

Der Umgang mit diesem Hierarchiemodell wird dann leicht und spielerisch, wenn wir uns der Wertungen enthalten, wie es die spirituelle Philosophie nachdrücklich fordert.

Keine Ebene ist besser als die andere und gleiches gilt für die verschiedenen Therapien. Jede Ebene kann – abhängig von der jeweiligen Situation – die geeignetste sein. Die Worte höher und tiefer suggerieren Wertungen, die aber in diesem Zusammenhang nicht relevant sind. Die höchste Ebene kann völlig ungeeignet sein, wenn dieser individuelle Patient nicht den langen Atem hat, den er brauchte, um sie bis zum Körper hinunter auswirken zu lassen. Ideal wäre natürlich, alle Ebenen mit ihren jeweiligen Therapiemöglichkeiten wenigstens gut genug zu kennen, um dem Patienten den angemessensten Weg weisen zu können. Das aber kann sich nur leisten, wer wenigstens eine der Therapien – auf welcher Ebene auch immer – so gut beherrscht, dass er genug Patienten hat. Dann erst wird es erfahrungsgemäß leicht und selbstverständlich, auch andere Wege zu empfehlen.

1.3 Zurück zur Mitte: Archetypische Medizin

Der Begriff „archetypisch" umfasst jenen Bereich der Medizin, der ursprüngliche oder urprinzipielle Muster in die Psychosomatik integriert und diese vom Körper über die Seele bis in spirituelle Dimensionen hinein verstanden wissen will.

Die Krankheitsbilder-Deutung ist wesentlicher Teil der „Archetypischen Medizin".

Die ursprüngliche Bedeutung des Wortes Medi-zin verweist mit demselben Stamm wie das Wort Medi-tation auf die Mitte des Menschen. Der Meditation geht es bis heute darum, die Mitte zu finden, während die moderne Medizin dieses höchste Ziel im Laufe ihrer langen Geschichte und der eindrucksvollen Kette von Erfolgen aufgegeben hat.

Die archetypische Medizin kehrt zu diesem ursprünglichen Anspruch der Medizin zurück: Eines ihrer Anliegen ist es, dem Wortstamm medere = (er-)messen wieder gerecht zu werden und zu helfen, das rechte Maß zu finden, um schlussendlich Selbstverwirklichung zu ermöglichen. Erst ein Mensch, der in seiner Mitte ruht und die Einheit gefunden hat, ist demnach wirklich ganz gesund und heil.

In der alten Medizin zeugte von dieser Haltung u.a. der Ausdruck „Re-medium" für Heilmittel. Zurück-zur-Mitte heißt das aus dem Lateinischen übersetzt. Im englischen „remedy" hat sich das Wort bis in die heutige Zeit erhalten.

Auf dem Weg dorthin werden Krankheitsbilder nicht verdrängt, sondern zum eigenen Wachstum genutzt. Folglich entwickeln sie sich von einer unangenehmen Last zum Dünger für Entwicklung und Wachstum. Körper und Seele werden parallel und in einem ganzheitlich psychosomatischen Zusammenhang gesehen. Dabei gehen wir davon aus, dass alles, was Gestalt und Form hat, auch Sinn und Bedeutung haben muss, wie es bereits Platon annahm, der überzeugt war, dass hinter jedem Ding eine Idee stehe, ähnlich wie später Goethe, der in allem Geschaffenen ein Gleichnis sah.

Die alte Medizin erkannte in Krankheitsbildern noch die gescheiterte Suche. Das Wort *Suht* („Sucht" gesprochen) stand im Mittelhochdeutschen für Krankheit im Allgemeinen. Heute zeugt davon fast nur die Hepatitis, die nach wie vor auch noch als Gelbsucht bezeichnet wird, während Ausdrücke wie Bleichsucht für Anämie, Fallsucht für Epilepsie, Wassersucht für Ödemneigung, Schwindsucht für TBC und Tobsucht für agitierte Psychose allmählich aus der Mode gekommen sind. Die Archetypische Medizin, die die spirituelle Dimension der Menschen in all ihre Überlegungen und Therapieansätze einbezieht, sieht den Menschen dagegen weiterhin als Suchenden, der erst sein Ziel erreicht, wenn er die Einheit in sich und mit der Schöpfung gefunden hat.

Der bekannteste Ansatz der Archetypischen Medizin ist die Krankheitsbilder-Deutung, die in Büchern wie „Krankheit als Weg", „Krankheit als Sprache der Seele", „Frauen-Heil-Kunde", „Aggression als Chance", „Depression – Wege aus der dunklen Nacht der Seele" bis zu „Krankheit als Symbol" und zuletzt „Krankheit als Sprache der Kinderseele" Ausdruck gefunden hat. In der Universitäts- oder Schulmedizin der modernen Industriegesellschaften wird Krankheit dagegen weder als Sprache noch als Weg, noch überhaupt als sinnvoll betrachtet. Im Gegensatz dazu waren zum Beispiel auch die frühen Menschen der archaischen Gesellschaft nicht nur bei Krankheitsbildern, sondern grundsätzlich bei allen Ereignissen an deren tieferem Sinn interessiert. Bei uns wird Krankheit nicht einmal mehr als grundsätzlich erkannt, sondern als etwas ausschließlich Widerwärtiges, das mehr oder minder zufällig ins Leben einbricht. Deshalb spricht die Schulmedizin auch bedenkenlos von Krankheiten in der Mehrzahl. An sich macht das nicht mehr Sinn, als von „Gesundheiten" zu sprechen.

Für praktisch alle großen Religionen und ihre spirituellen Traditionen war Krankheit dagegen immer etwas Grundsätzliches, das den ganzen Menschen betraf. Auch nach christlichem Schöpfungsverständnis sind alle Menschen unheil, nachdem Gott dem Urahn Adam im Paradies eine Seite beziehungsweise Rippe nahm, um daraus Eva zu formen. Seitdem sind wir auf der Suche nach unserer „besseren Hälfte", wie der Volksmund so deutlich sagt. Die Bibel verspricht den Unheil-Gewordenen nach ihrer Vertreibung aus der Einheit in ferner Zukunft die Rückkehr in die paradiesische Einheit. Christus, der Heiland, vermittelt diesen Weg zurück zum Heil(igen), dem Himmelreich Gottes, von dem er sagt, es liege in uns. Vollkommenheit und folglich auch vollkommene Gesundheit sind demnach erst hier, also jenseits der polaren Welt der Gegensätze, erreichbar.

Erstaunlicherweise kommt dem die Auffassung der Weltgesundheitsorganisation (WHO) ganz nahe, die Gesundheit als einen Zustand frei von körperlichem, seelischem und sozialem Leid definiert. Gesunde Menschen existieren demnach lediglich in Anatomiebüchern, aber sicher nicht in unserer Welt der Gegensätze.

Was der spirituellen Philosophie selbstverständliche Grundlage ihres Weltbildes ist, wird letztlich sogar von Schulmedizin und Naturheilkunde bestätigt: Der (konkret anzutreffende) Mensch ist krank. Die Gesundheitsstatistiken sind in Wahrheit Krankheitsstatistiken und besagen zum Beispiel, dass ein durchschnittlicher Deutscher in 25 Jahren zwei lebensbedrohliche, 20 schwere und immer noch 200 mittelschwere bis leichte „Krankheiten" durchmacht. Mit ihren immer raffinierteren Diagnosemethoden findet die Schulmedizin heute auch praktisch keine Gesunden mehr, was sich bis in Ärztewitze niederschlägt: Was ist ein gesunder Mensch? Eine Fehldiagnose!

Befragt man 1.000 so genannte Gesunde, findet sich darunter praktisch keiner, der nicht doch irgendwelche Beschwerden vorzuweisen hätte. Die Naturheilkunde mit ihren noch sensibleren Untersuchungsmethoden etwa aus dem Bereich der bioelektronischen Funktionsdiagnostik findet heute nicht einmal mehr einen Menschen mit normalen Leberwerten, von Gesunden ganz zu schweigen. Das Fazit mag ebenso überraschend wie einfach anmuten: Alle sind sich darin einig, dass der Mensch krank ist.

Zur Hoffnung der modernen Medizin, alle „Krankheiten" irgendwann auszurotten, mag man stehen wie man will, im Augenblick sind wir jedenfalls von absoluter Gesundheit meilenweit entfernt. Zu dieser Tatsache kann man in kämpferische Opposition gehen (wie Schulmedizin und weite Teile der Naturheilkunde) oder sie akzeptieren (wie Religion, spirituelle Philosophie und Archetypische Medizin). Klar ist aber für beide Haltungen, dass Krankheit zur Aufgabe wird. Aus dem kämpferischen Ansatz der Schulmedizin wird sich der Arzt mit dem Patienten gegen die Symptome verbünden und versuchen, sie so schnell wie möglich aus der Welt zu schaffen.

Aus der Perspektive der Archetypischen Medizin folgt gerade das Gegenteil: Der Arzt verbündet sich mit den Symptomen und findet heraus, was dem Patienten fehlt, so dass gerade diese Symptome notwendig wurden. Auf diese Weise wird jedem Symptom Bedeutung zuerkannt und daraus gelernt.

Krankheitsbilder zu deuten, ist eigentlich kein ungewöhnlicher Schritt und die inhaltliche Deutung ist in der Bevölkerung seit jeher weit verbreitet: Tatsächlich sind wir gewohnt, alles Mögliche zu deuten und sind sogar erstaunt, wenn es einmal nicht geschieht. Angenommen jemand antwortet auf die Frage, wie das neueste Theaterstück gewesen sei: „Die Bühne hatte die Maße zwölf mal sechs Meter und war 1,5 Meter hoch; von den zwölf Schauspielern waren fünf Männer und sechs Frauen, die Kostüme waren aus 134 Meter Seidenstoff und 180 Meter Leinen gefertigt, die Bühne wurde mit soundsoviel Lux beleuchtet..." Wir wären verblüfft über diese Antwort, weil wir eine inhaltliche Deutung erwartet hatten und nicht eine formale Beschreibung der äußeren Gegebenheiten und des formalen Ablaufs.

Was uns beim Theater noch so selbstverständlich erscheint, ändert sich in der Medizin schlagartig:

Findet sich der Patient einige Tage nach der Erstanamnese wieder beim Internisten ein, erfährt er nicht selten die Werte seiner Blutuntersuchung, der Elektrophorese und jene der Urinprobe, den Zahlenwert seines Blutdruckes, die Blutfettwerte und die des Cholesterins. Wenn daraufhin eine „Therapie gegen das zu hohe Cholesterin" empfohlen wird, reagieren viele Patienten erstaunlicher Weise nicht ungehalten, sondern zollen solch wissenschaftlich arbeitenden Medizinern auch noch Respekt, obwohl auch hier nur vom Form- und nie vom Inhaltsaspekt des Krankheitsgeschehens die Rede ist. Erst, wenn der Internist die erhobenen Befunde deutet und eine Diagnose – etwa „Lungenentzündung" – stellt, bringt er mit dieser Deutung Sinn ins Spiel.

Das griechische Wort Dia-gnose, was soviel wie hindurch-wissen bedeutet, macht den grundsätzlichen Vorgang deutlich: Durch all die erhobenen Befunde hindurch sollte der Arzt wissen, worum es in diesem speziellen und individuellen Fall geht. Die Frage ist nur, warum er ausgerechnet ab diesem Moment, in dem seine Arbeit für den Patienten erstmals wesentlich wird, schon gleich wieder mit dem Deuten aufhört. Es ließe sich ohne Weiteres in der eingeschlagenen erfolgreichen Richtung fortfahren und etwa nach der Bedeutung der Lunge und jener der Entzündung fragen.

Das Thema der Lunge ist Kontakt und Kommunikation. Sie ist für Gasaustausch und die Sprachbildung verantwortlich, die auf der Modulation des Ausatemstromes beruht. In der Entzündung somatisiert sich das Thema Konflikt: Körpereigene Antikörper kämpfen auf kriegerische Art und Weise gegen eingedrungene Erreger, die sich ebenfalls äußerst aggressiv verhalten und versuchen, durch Vermehrung das Körperland zu erobern. Hier wird von beiden Seiten belagert, blockiert, angegriffen, getötet und gestorben. Makrophagen (griechisch für „Großfresser") und Antikörper, die sich in Kamikazeart auf die Angreifer stürzen, um anschließend mit ihnen gemeinsam zugrunde zu gehen, geben auf Seiten des Körpers genauso wenig Pardon wie die verschiedenen Erreger, deren Strategie in gnadenloser Vermehrung besteht. Bei unserem Beispiel Lungenentzündung versuchen Letztere die ganze Lunge zu erobern und zu besiedeln und darüber hinaus auf dem Blutweg weitere Teile des Organismus zu ihrem Lebensraum zu machen.

Bei der Lungen-Entzündung handelt es sich also um einen Konflikt im Kommunikationsbereich.

Die Häufung auf Intensivstationen belegt das auf drastische Art: gehäuft vorkommende Erreger sind für dieses Phänomen sicher nicht verantwortlich, denn wo ginge es Bakterien und Viren schlechter als gerade im OP und auf Intensiv-Stationen. Hier werden sie verfolgt, wie sonst nirgendwo. Läuft aber die dem Patienten verbliebene Kommunikation ausschließlich über Plastikschläuche, Kanülen und Elektrodendrähte, entwickelt sich leicht ein unbewusstes Kontaktproblem, das sich eben überhäufig in Lungenentzündungen verkörpert.

In der archetypischen Medizin gehen wir davon aus, dass alles körperliche Geschehen Ausdruck eines dahinterliegenden seelischen Inhalts ist, d.h. der Körper erscheint uns als Spiegel der Seele. Wird das körperliche Geschehen lediglich zugedeckt, wie mit allopathischen Methoden, verstärkt sich folglich die seelische Problematik, um doch noch Beachtung zu finden.

„Beseitigen" von Symptomen schiebt diese, wie das Wort in aller Ehrlichkeit verrät, zur Seite bzw. ins Unbewusste. Solch plumpe Art von Symptomverschiebung würde uns in anderen, etwa technischen Bereichen niemals einfallen. Wenn irgendwo eine technische Alarmanlage aufheult, kommt niemand auf die Idee, die alleinige Lösung in der Abschaltung des Alarms zu sehen. Bei Kopf-, Gelenk- oder anderen Schmerzen finden manche Mediziner und ihre Patienten dagegen nichts dabei, durch entsprechende Schmerzmittel lediglich das Warnsignal zu blockieren. Hart ausgedrückt führt diese Haltung dazu, Symptome von Organ zu Organ und Patienten von Facharzt zu Facharzt zu verschieben.

Aus den Naturwissenschaften, die die Energie-Erhaltungssätze kennen, könnten wir längstens wissen, dass sich grundsätzlich nichts aus der Welt schaffen, aber vieles auf verschiedenste Weise umwandeln lässt. Insofern kann auch der Ansatz von „Krankheit als Symbol" nur Symptomverschiebung bieten, allerdings auf eine weit sinnvollere Weise als in der Schulmedizin. Eine Verschiebung von der körperlichen auf die geistig-seelische Ebene bietet nämlich durchaus Heilungschancen im Gegensatz zu jener Symptomverschiebung, die sich auf die körperliche Ebene beschränkt.

Krankheitsbilder entstehen, wenn inhaltliche Themen, deren bewusste Bearbeitung die Betroffenen verweigern, in den Körper sinken und sich hier ver*körpern* oder eben somatisieren. Zur Lösung eines Problems trägt es wenig bei, seine Verkörperung mit biochemischer (z.B. Kortison) oder gedanklicher (z.B. Affirmationen) Hilfe zu unterdrücken. Das Gegenteil wäre notwendig. Statt sich gegen das Symptom zu verschwören, ginge es darum, es verstehen zu lernen, d.h. den Inhalt hinter dem körperlichen Geschehen bewusst zu machen. Gelingt es, das Thema ins Bewusstsein zurückzuholen, besteht zumindest die gute Chance, es hier zu bewältigen. Dadurch wird der Körper von seiner Darstellungsarbeit entlastet. Je deutlicher und damit auch unangenehmer das Problem ins Bewusstsein rückt, desto leichter fällt es dem Körper, es loszulassen.

Tatsächlich ist der Körper nur Ausweichbühne für unser Bewusstsein: Bewusst abgelehnte Themen verkörpern sich folglich mit Vorliebe ersatzweise auf der Körperbühne. So wird Krankheit zum Symbol und Weg.

Auf jedem Weg lässt sich etwas lernen, wobei es natürlich geschickte und weniger sinnvolle Wege gibt. Zumeist eleganter und fast immer zielführender, allerdings oft ebenso unangenehm ist es, direkt auf der Bewusstseinsebene zu lernen, ohne vorher auf die Körperbühne auszuweichen. Nur so eröffnet sich z.B. die Möglichkeit echter Vorbeugung.

Schulmediziner sprechen klammheimlich von Vorbeugung – etwa von Krebsprophylaxe – wenn sie in Wahrheit Früherkennung meinen: Unbestritten ist Früherkennung besser als Späterkennung, nur mit Vorbeugung hat sie nichts zu tun. Krankheitsbilder durch Bewusstseinsarbeit überflüssig zu machen, indem das betreffende Thema freiwillig auf geistig-seelischer Ebene bearbeitet wird, ist dagegen echte Prophylaxe.

Wer Krankheit als Sprache der Seele versteht, erlebt, dass Form und Inhalt nicht nur zusammenpassen, sondern auch immer zusammengehören. Krankheit ist der formale Aspekt eines geistig-seelischen Inhalts oder anders ausgedrückt: Symptome sind Verkörperungen seelischer Themen.

Soweit waren – wie gesagt – schon Platon und Goethe. Zu dieser alten Weisheit zurückzufinden, ohne die unbestreitbaren Errungenschaften moderner Medizin zu verwerfen, ist eines der zentralen Anliegen der Archetypischen Medizin.

Die Symptomsprache wird dabei lediglich als Sonderfall der allgemeinen Körpersprache verstanden, der mit Sicherheit verbreitetsten Sprache der Erde. Diese universelle Sprache wird allerdings nur noch von wenigen Menschen unserer Gesellschaft bewusst verstanden. Dabei wäre es leicht, sich wieder an sie zu erinnern, denn unser Körper spricht nicht nur, unsere Sprache ist auch körperlich. Folglich kann sie zur Brücke zwischen Körper und Seele werden. Ob wir be*greifen* oder ver*stehen*, bestimmte Dinge uns *an die Nieren gehen* oder uns andere zu Kopf steigen, ob wir uns *etwas zu Herzen nehmen* oder es uns *auf den Magen schlägt*, ob uns *Läuse über die Leber* laufen oder der *Atem vor Schreck stockt*, überall ver*deut*lichen psychosomatische Ausdrücke die enge Verbindung zwischen Körper und Seele.

Neben der Körpersprache, die durch umgangssprachliche Wendungen, Sprichworte und Sprachbilder ergänzt wird, und den erlebten Symptombildern lassen sich auch die von der Schulmedizin erhobenen Befunde für die Deutung verwenden. Die formale Beschreibung des Krankheitsgeschehens ist ja keineswegs falsch oder auch nur überflüssig. Erst die Bühne macht es möglich, dem Theaterstück zu folgen, ohne Beleuchtung bliebe alles unsichtbar und ohne Kostüme wäre es peinlich usw.

Bei aller Wichtigkeit dieser äußeren Voraussetzungen gilt es jedoch den Inhalt des Stückes nicht zu übersehen. Will man am Theaterstück etwas Grundsätzliches ändern, macht es wenig Sinn, bei den formalen Aspekten anzusetzen, es ist nötig, den Inhalt anzugehen. Insofern richtet sich die deutende Psychosomatik der Archetypischen Medizin nicht gegen die Schulmedizin, sondern ergänzt sie und führt sie weiter.

Bei Reparaturen im körperlichen Bereich ist die Schulmedizin sogar eindeutig erste Wahl. Ihr Vorwürfe zu machen, dass sie sich nicht um den ganzen Menschen kümmere, ist unsinnig, weil sie das auch schon längst nicht mehr verspricht. Der Besucher eines städtischen Schwimmbades, der sich über mangelnden Meeresblick beklagt, ist im Unrecht. Wer Meer will, muss dorthin fahren. Wer Heilung anstrebt, sollte sich um eine Medizin bemühen, die Körper, Seele und Geist im Blick hat, und, ohne die Schulmedizin entwerten zu wollen, weit über diese hinaus reicht. Erlebte Symptome und erhobene Befunde können gleichermaßen gedeutet und Mosaiksteinchen für Mosaiksteinchen zum umfassenden Muster des Krankheitsbildes zusammengesetzt werden.

Hilfreich beim Deuten sind die Fragen:
- Warum geschieht gerade diesem Patienten, gerade das, gerade jetzt?
- Woran hindert ihn die Symptomatik?
- Wozu zwingt sie ihn?
- Welchen Sinn erfüllt sie gerade jetzt in seinem Leben?

Neben dem Sinnaspekt der Krankheitsbilder kümmert sich die Archetypische Medizin aber auch um so körpernahe Themen wie die Ernährungs-, Bewegungs- und Entspannungslehre sowie um den Umweltbezug. All diese Themen sind natürlich nicht neu, sondern bereits von Hippokrates unter dem Begriff „Säulen der Gesundheit" zusammengefasst worden. Nach seiner Auffassung trugen diese das Dach des Gesundheitstempels.

Auf Grund der von dieser körperlichen Grundlage ausgehenden Ausrichtung bis hin zu Bewusstseinsthemen wie Meditation und Selbstverwirklichung war es notwendig, die Archetypische Medizin auf einer Philosophie aufzubauen, die jedem Einzelaspekt seinen Platz zuerkennt.

Die Basis des zugrunde liegenden Weltbildes bilden die „Schicksalsgesetze“, die gleichsam die Spielregeln des Lebens liefern. Sie sind im gleichnamigen Lehrbuch dargestellt und können über CDs wie „Das Gesetz der Anziehung“, „Das Gesetz der Polarität“ und „Bewusstseinsfelder“ erlebt werden.

1.4. Krankheitsbilder als Spiegel unserer Existenz

Ähnlich wie individuelle Krankheitsbilder Probleme und Lernaufgaben der Betroffenen zeigen, enthüllen Krankheitsbilder, die große Bevölkerungsteile treffen, einiges über den Zustand der entsprechenden Gesellschaft.

Für uns Mitteleuropäer sind jene Krankheitsbilder interessant, die hier ihren Tribut fordern und uns zum Seelenspiegel werden. An erster Stelle wäre der **Herzinfarkt** zu erwähnen, der vor allem auf dem Boden des Bluthochdrucks viele Todesopfer fordert. Die unter Hochdruck schuftende Leistungsgesellschaft bekommt hier ihre medizinische Quittung. Beim Herzinfarkt verhungert das Herz im wahrsten Sinne des Wortes. Seine Ernährung wird durch Verengung der Herzkranzgefäße unterbunden. Letztlich wird das Herz stranguliert und stirbt beim Infarkt in Teilen ab. Die Deutung, dass hier jemand dem Zentrum seines Lebens, den wahren Herzensangelegenheiten zu wenig Energie zukommen lässt, drängt sich auf.

Die Aufforderung, die im körperlichen Geschehen zum Ausdruck kommt, ist auch hier stimmig. Die Vorzeichen, auf der Körperebene, vor allem Angina pectoris-Anfälle, ziehen die Aufmerksamkeit der Betroffenen durch den Schmerz aufs Herz und fordern dazu auf, sich mehr darum zu kümmern. Unterbleibt das, müssen sich schließlich auf Intensivstationen Mediziner intensiv um die Herzen der Patienten kümmern.

Die zweithäufigste Todesursache bei uns ist **Krebs**, an dem fast die Hälfte der Bevölkerung erkrankt. Das Schicksal der einzelnen Krebszelle enthüllt uns die zu Grunde liegende Thematik. Das Krankheitsbild verdeutlicht auf der Bühne des Körpers, dass hier jemand von seinem ureigenen Lebensweg abgekommen ist (wie die Krebszelle) und Wachstum bei ihm auf die falsche Ebene gerutscht ist. Es legt ihm nahe, zurückzufinden zu seinem Sinn und Wesen.

Immer geht es darum, dem Körper die im Krankheitsgeschehen deutlich werdende Aufgabe wieder abzunehmen. Statt dass sich Krebszellen auf den Weg machen und offensiv das Körperreich erobern, sollte der Patient sich seinen Lebensbereich erkämpfen. Wenn sich Zellen zurück zu ursprünglichen (embryonalen) Mustern entwickeln, ist das lebensbedrohlich. Würden die Patienten selbst zu ihren Ursprüngen zurückkehren und ihren Lebenssinn wiederfinden, wäre das die späte Rettung.

In diesem Sinne ist Krankheit nicht schlecht, sondern im wahrsten Sinne des Wortes not-wendig, gibt sie doch den Betroffenen Gelegenheit, Aufgaben, die bereits in den Körper gesunken sind, dort als solche zu entdecken und ihnen auf der Bewusstseinsebene gerecht zu werden. Kaum irgendwo tun wir uns – individuell wie kollektiv – aber so schwer wie bei diesem Thema, seine lebensförderliche Seite zu erkennen.

Nach dieser Kurzbetrachtung der beiden lebensbedrohlichsten Krankheitsbilder, ergeben sich für das Kollektiv, das sie treffen, entsprechende Schlüsse: Das lebensbedrohlichste Problem dieser Gesellschaft liegt demnach in der Vernachlässigung zentraler Themen, insbesondere der Herzensangelegenheiten. Weiter sind viele Menschen offenbar in Gefahr, den Sinn ihres Lebens und den Weg dorthin aus den Augen zu verlieren und ihr Wachstum auf unangemessene Ebenen rutschen zu lassen und all das ins Unbewusste und schließlich in den Körper zu drängen, wo sich das Thema krebsartig ausdrückt.

Neben diesen bedrohlichsten Krankheitsbildern gibt es eine Reihe, die zwar harmloser sind, aber durch ihre enorme Verbreitung ebenfalls ein treffendes Bild unserer Zeit zeigen:

So viele Menschen sind immer wieder **erkältet** und drücken damit sehr direkt aus, wie häufig wir kollektiv „die Nase voll" haben. Grippewellen ziehen durchs Land und über die Kontinente. Für uns schon fast selbstverständlich, ist dieses Symptom in Wirklichkeit – wie so viele andere – hausgemacht. All jene, die auf Grund ihres bewussten Lebens auf die Teilnahme an den alljährlichen Grippewellen schlicht verzichten, belegen das.

Ein ähnliches Mehrheitssymptom in Europa ist die Zahnfäule, **Karies**. Sie zeigt uns den Zustand unserer Waffen (im Mund), oder anders ausgedrückt: Es steht schlecht um das offensive Aggressions- oder Marsprinzip.

Wenn wir nicht gerade Pollenallergiker sind, genießen wir die marsischen Kräfte des Frühlings als die Geburtswehen eines neuen Jahres. Alles Neue braucht diese Marskräfte zum Durchbruch. Ohne sie kann kein Kind geboren werden und auch kein Tier das Licht der Welt erblicken. Viele Berufe – wie etwa der des Unternehmers – leben von der Marsenergie und dem Mut, der dazu gehört, Neues anzufangen, Märkte zu erobern und sich und seine Produkte durchzusetzen. Aber auch Rechtsanwälte, die sich von Berufs wegen streiten (müssen), leben von dieser Energie, wie auch Zahnärzte, die mit spitzen, scharfen und einschneidenden Werkzeugen an unseren Waffen im Mund tätig werden. Und es ist natürlich gut, wenn ihre Spritzennadeln spitz und die Skalpelle der ebenso aufs Aggressionsprinzip angewiesenen Chirurgen scharf sind. Alles andere würde ungleich mehr weh tun und Mars auf eine noch weniger akzeptable Ebene ausweichen lassen, denn natürlich gehören auch die Schmerzen in sein Ressort.
Wer mutig lebt und die heißen Eisen seines Lebens in Angriff nimmt, wer zupackt und Widerstände als willkommene Herausforderungen erlebt, hat gute Chancen, von der Marsenergie zu profitieren und sich im Leben durchzusetzen.

Die gespenstisch rasch zunehmenden **Allergien** verdeutlichen uns den Übergang vom Krieg zum Bürgerkrieg und damit vom Mars- zum Plutoprinzip: Während bei der Infektion noch potenziell gefährliche Erreger von der körpereigenen Abwehr attackiert werden, zielt der Kampf bei den Allergien auf zumeist harmlose Allergene, die lediglich symbolisch gefährlich für die Betroffenen sind. Hier sind die Hauptschäden auch nicht durch potenzielle Feinde, sondern durch die eigene Abwehr verursacht. Das körpereigene Immunsystem gefährdet mit seiner überzogenen Reaktion das ganze System – vergleichbar einer sich gegen das eigene Volk wendenden Armee, die einen Bürgerkrieg vom Zaun bricht.

Beim **Asthma bronchiale** macht die eigene Reaktion das Leben eng und bedroht es häufig sogar. Die Hustenstöße verdeutlichen, wie sehr die Betroffenen ihrer Umwelt „etwas husten" wollen.

Bei der **Neurodermitis** zeigt der „Ausschlag", dass es auch hier darum geht, Aggression zu äußern und aggressive Inhalte auszudrücken.

Im Sinne von „Krankheit als Symbol" muss der Körper immer dann einspringen, wenn die Seele die Auseinandersetzung mit einem Thema verweigert.

Tatsächlich zeigen die Erfahrungen mit „Krankheit als Symbol", dass die Neigung zu Infektionen und Allergien abnimmt, wenn die Betroffenen anfangen, mutiger und offensiver zu leben und sich ihren Lebensaufgaben zu stellen. Wo die heißen Eisen angepackt und alle Aspekte des Lebens in Angriff genommen werden, wird der Körper von Auseinandersetzungen und Kriegen entlastet. Die Seele nimmt ihm diese Aufgabe wieder ab und stellt sich selbst neuerlich im „Lebenskampf".

Wer sich vom Leben in all seinen Facetten erregen lässt, ist tatsächlich vor Erregern bedeutend sicherer. Wir haben die Wahl, auf welcher Ebene wir uns auseinandersetzen wollen, auf der Bewusstseins- oder der Körperebene. Ersteres braucht Mut, Letzteres bringt Leid.

Die Basis solcher Therapie liegt in der Urprinzipien-Lehre, wie sie hier durch das Aggressions- oder Marsprinzip und das Plutoprinzip der totalen Wandlung angedeutet ist.

1.5 Urprinzipien – die Sprache der Archetypischen Medizin

Die Grundlage der spirituellen Auseinandersetzung mit der Welt ist gleich nach den Schicksalsgesetzen die Sprache der Urprinzipien, die ja nicht nur in der Krankheitsbilder-Deutung, sondern in allen erwähnenswerten Bereichen der hermetischen Philosophie die entscheidende Rolle spielt. Im Bereich der Krankheitsbilder-Deutung wird alles sehr viel leichter, wenn man sich dieser zugrundeliegenden Ursprache bedient.

Wohl schon immer hatten Menschen das Bedürfnis, die Welt, die ihnen unübersehbar vielfältig vorkommen musste, in Sinnzusammenhängen zu ordnen, damit sie übersichtlicher und damit weniger beängstigend erschiene. In der Antike postulierte Demokrit das Atom (wörtlich das Unteilbare) auf Grund theoretischer Überlegungen. Er war davon ausgegangen, dass einfach ein aller Materie zugrundeliegender Grundbaustein existieren müsse. Heute wissen wir, wie Recht er damit hatte, wenn auch anders als er dachte. Atome sind tatsächlich die Grundbausteine der materiellen Schöpfung, aber unteilbar sind sie durchaus nicht, wie die Kernspaltung uns heute so drastisch vor Augen führt. Im Prinzip aber hatte Demokrit Recht, wir haben lediglich die Ebene der

letzten unteilbaren Bausteine noch ein gutes Stücke weiter in die Tiefen des Mikrokosmos verschoben. Erst ersetzten die Protonen, Neutronen und Elektronen als kleinste und letzte Bausteine das Atom und heute sind es die sogenannten Quarks, die die Grenze unserer Wahrnehmungsfähigkeit markieren. Insofern gehen wir jetzt davon aus, dass sich alle Materie in dieser Schöpfung aus ihnen aufbaut. Wie immer wir die kleinsten Teilchen nennen, auf alle Fälle stellen sie Grundbausteine dar, aus denen sich alles materielle Geschaffene zusammensetzt. Das Prinzip dieses Denkens aber war bereits mit dem Atomgedanken von Demokrit geschaffen.
Letztlich ist und bleibt wohl auch das auf dem Atommodell aufbauende Periodensystem der Elemente, wie es Chemie und Physik benutzen, das gängigste Urprinzipiensystem dieser Welt, von allen Wissenschaftlern anerkannt und weltweit gelehrt.

Der Schritt vom Periodensystem, den Urprinzipien der Naturwissenschaft, zu jenen noch umfassenderen, die neben der Materie auch noch die Welt des Geistes und der Ideen umfassen, ist eigentlich naheliegend. Denn auch die Naturwissenschaft sucht seit jeher nach übergreifenden Prinzipien, die das ganze unter einen Hut bringen.
Seit Menschengedenken und bereits in frühen Spuren menschlicher Zivilisation finden sich bereits Hinweise auf Urprinzipien, oft im Zusammenhang mit Astrologie. Ursprünglich kannte man sieben Urprinzipien, die in der Antike oder auch schon früher mit den Namen der klassischen Götter bezeichnet wurden. Heute werden im allgemeinen die zehn Urprinzipien benutzt, die auch die Namen der zehn bis heute entdeckten Planeten tragen und mit den Götternamen aus dem Pantheon der Antike identisch sind. Ähnlich wie für das Urprinzipiensystem der Physik und Chemie gilt auch für das in der Archetypischen Medizin verwendete noch umfassendere System der Urprinzipien, dass sich alles ohne Ausnahme aus diesen Bausteinen zusammensetzen muss, sonst handelte es sich nicht um Urprinzipien. Bestünde irgendetwas Materielles in dieser Schöpfung nicht aus den gut 100 bekannten Atomen, büßten diese ihren Anspruch, Urprinzipien zu sein, sogleich ein. Ganz entsprechend kann es auch nichts in dieser Schöpfung geben, das sich nicht auf die zehn übergeordneten Urprinzipien Sonne und Mond, Jupiter und Saturn, Mars und Venus, Merkur, Uranus, Neptun und Pluto zurückführen ließe.

In verschiedenen Bereichen wie der Farbenlehre ist uns Urprinzipiendenken völlig vertraut und eine Farbenlehre ohne diese Basis ist geradezu absurd. Bei entsprechenden Projektionstechniken kann jeder feststellen, dass sich das Fernsehbild lediglich aus drei Grundfarben aufbaut. In unzähligen verschiedenen Mischverhältnissen wird aus drei einzelnen Farben die ganze Vielfalt dieser bunten Welt auf den Bildschirm gezaubert. Ein Künstler, der einen alten Meister kopieren will, würde nicht versuchen, all die nötigen Farbnuancen im Farbengeschäft zu erwerben, sondern sie aus wenigen Farben neu zusammenmischen. Die Grundfarben sind so etwas wie ein Urprinzipiensystem der Farben. Goethes aber letztlich ja auch Newtons Farbenlehre bauen darauf ganz selbstverständlich auf.

In unserem Alltag wird vieles überhaupt nur über die Archetypenlehre verständlich, etwa die urprinzipiensichere Ausdrucksweise der Umgangssprache, wie auch die zahllosen Bräuche und Sitten. Wenn wir jemanden herabsetztten wollen und ihn für verrückt erklären, zeigen wir ihm am Kopf einen Vogel, statt z.B. ein Rindvieh am Hintern. Das Schwein verschenken wir lieber, da es dem jovischen Urprinzip angehört, als Glückssymbol zu Silvester, wohingegen der Vogel ein uranisches Tier ist und wie Gehirn und Kopf als uranische Gegend im Körper viel besser mit Gedankenblitzen und spontanen Einfälle zu verbinden ist. In diese Richtung deuten auch die sprichwörtlichen „Pech*vögel*" und „Unglücks*raben*". Diese menschlichen „Vögel" stehen auf Kriegsfuß mit dem uranischen Prinzip und werden durch die entsprechenden Schicksalsschläge zwangsbelehrt, d.h. mit Uranus in unfreiwillige und damit unerfreuliche, eben unfallträchtige Beziehung gebracht. Fasching bzw. Karneval sind eine noch bis heute anerkannte Zeit unseres Jahres, die dem Urprinzip des Uranus entsprechen. In ihnen dürfen die Menschen all ihre Verrücktheiten ungestraft ausleben. Es wird eigentlich bei den einschlägigen Veranstaltungen sogar erwartet, dass sie über die Stränge schlagen, Normen verletzen und außer Rand und Band der Welt ihre ganz anderen, nämlich uranischen oder – wie wir heute sagen würden – „ausgeflippten" Seiten zeigen. Früher waren wohl allen jeweiligen Urprinzipien solche Zeiträume reserviert, wie etwa die aus antiken Zeiten noch bekannten Saturnalien. Solche Zeiträume hatten den unschätzbaren Vorteil, dass sie diesen Prinzipien und den hinter ihnen stehenden Energien Ventile verschafften und die Menschen diesbezüglich erleichterten.

Unverzichtbar werden Urprinzipien in der Medizin, wenn wir so grundlegenden Dingen wie Vorbeugung gerecht werden wollen. Ohne Urprinzipienverständnis ist hier kaum etwas zu gewinnen, wie wir an den eher beschämenden Versuchen der Schulmedizin erleben. Seit es Medizin gibt, bemüht sie sich um rechtzeitige Verhinderung von Krankheit im Sinne von Vorbeugung, selten aber war sie davon soweit entfernt wie im Moment. Vom alten China heißt es, die Ärzte wurden überhaupt nur solange bezahlt, wie die Bevölkerung bei guter Gesundheit war. Heute lebt die Ärzteschaft dank unseres *bedenklichen* Gesundheitssystems gerade dann am besten, wenn die Weichen nicht rechtzeitig gestellt werden und vieles auf die unterste materielle Ebene des Krankheitsgeschehens eskaliert, um hier aufwendig versorgt zu werden. Wo Kassenärzte stolz auf ihren hohen „Krankenscheinbesitzstand" sind, ist das ein eigenartiger Stolz, verrät sich dadurch doch die Tatsache, dass diese Patienten immer wieder kommen, weil sie offenbar einfach nicht gesund werden.

Es ist natürlich schwer für Schulmediziner sich einzugestehen, dass sie zur Vorbeugung grundsätzlich nicht in der Lage sind. Wo keinerlei Verständnis für das Wesen von Krankheit, sondern nur der bedingungslose Kampf gegen Krankheitsbilder herrscht, kann Vorbeugung nicht klappen. Die krasse Antihaltung, die auch in den meisten Medikamentenbezeichnungen zum Ausdruck kommt, verhindert ein Verständnis für das urprinzipielle Wesen von Krankheit und damit auch die Möglichkeit zu wirklicher Prophylaxe. Mit Anti-biotika gegen Bakterien, Anti-mykotika gegen Pilze, Anti-pyretika gegen Fieber, Anti-phlogistica gegen Entzündungen, Anti-histaminika gegen Jucken, Anti-epileptika gegen Krampfanfälle, Anti-depresiva gegen Depressionen, Anti-hypertensiva gegen hohen und Anti-hypotonika gegen niederen Blutdruck und vielen weiteren Antimitteln bringt die Schulmedizin ihr wahres Wesen zum Ausdruck wie ansonsten noch mit Ca-Antagonisten, ACE- und Säure-Hemmern und schließlich Beta-Blockern gegen den Stress. Wer ausschließlich hemmt, blockt und bekämpft, wird sich in dieser Antihaltung naturgemäß den Weg verstellen, das urprinzipielle Wesen eines Krankheitsbildes zu entdecken. Lediglich ein sicheres Verständnis des dem jeweiligen Krankheitsbild zugrunde liegenden urprinzipiellen Geschehens könnte echte Vorbeugung ermöglichen. Betrachten wir das ganze Thema Krankheit von seiner urprinzipiellen Seite, stellt es sich als saturnines Geschehen dar. Krankheitsbilder schränken uns in unseren Möglichkeiten ein, behindern unsere freie Entfaltung, reduzieren uns im Ernstfall auf einfachste Bedürfnisse und Grundfragen des Lebens. Nach einer Krebs-, MS- oder positiven HIV-Diagnose wird vieles unwichtig und überflüssig, ach wenn es bisher das Leben bestimmt haben mag. Urlaubsziele, Autowechsel und Karrierethemen treten plötzlich zurück hinter die grundlegendsten und einfachsten Fragen: „Woher komme ich?", „Wohin gehe ich?" und „Was ist der Sinn meines Lebens?". Oft kommt noch eine gewisse Einschränkung der Nahrung hinzu. Gezwungenermaßen oder freiwillig mangels Appetit, verrät sie, wie wenig Lebenshunger besteht. Bei ansteckenden Krankheitsbildern kann zusätzlich eine etwaige Isolation, wie sie sich auch auf Intensivstationen oft ergibt, das saturnine Thema verstärken.

Da all diese Maßnahmen auf das Saturn-Prinzip zielen, verwundert es nicht, wenn Menschen, die sich diesem Prinzip und seinen Aufgaben freiwillig stellen, weniger mit Krankheitsbildern zu tun bekommen. Das Saturnprinzip kommt bei ihnen bereits zu seinem Recht und muss es sich nicht erst mit Gewalt holen. Wer freiwillig regelmäßig fastet und sich damit den Einschränkungen und Exerzitien der Reduzierung, die Saturn einfordert, unterzieht, ist relativ sicherer vor Krankheit. Wer obendrein Maßnahmen des Rückzuges, des Schweigens und des freiwilligen Verzichtes auf alles Überflüssige ergreift, gewinnt noch weitergehende Sicherheit vor Zwangsmaßnahmen wie Krankheitsbildern.

Wo wir uns einem Urprinzip verweigern, wird es sich mit Nachdruck und nötigenfalls auch mit Gewalt holen, was ihm vorenthalten wurde. In einiger Hinsicht können wir in der gegenwärtigen gesellschaftlichen Situation unseres Landes erleben, was es heißt, von Saturn heimgesucht und zwangsbelehrt zu werden. Anstatt uns freiwillig und aus Einsicht einzuschränken und auf Wesentliches zurück zu kommen, versuchen wir im Gegenteil kollektiv und trotzig so zu tun, als würden wir die saturninen Zeichen der Zeit gar nicht erkennen und als habe dieses Urprinzip jedenfalls keine Rechte, an uns Forderungen zu stellen. Die Ergebnisse sind unfreiwillige und damit oft viel schmerzlichere Einschränkungen bis hin zu Krankheit, Armut und Not. Nicht nur viele Einzelindividuen kranken am Überfluss, auch Firmen und ganze Wirtschaftszweige gehen daran zu Grunde. Viele Betroffene ringen sich aus Einsicht und Not zu gemeinsamen Fastenbemühungen durch und sanieren ihren Organismus und den ihrer Firmen durch rechtzeitige Selbstbeschränkung, noch bevor Saturn ihnen das Messer ansetzt und seine noch ungleich härteren zwangsweisen Konsequenzen durchsetzt. Bewusst angenommene Einschränkungen auf Zeit sind viel leichter zu ertragen als spätere Zwangsvollstreckung. Was im Kleinen, beim eigenen Körper, einer kleinen, überschaubaren Firma oder einem mittleren Betrieb noch relativ gut gehen mag, weil (fast) alle Betroffenen die (saturninen) Zeichen der Zeit erkennen, entsprechend deuten und sich ihnen freiwillig beugen, läuft im Großen oft aus dem Ruder.

Selbst wenn wir uns bei solch unangenehmen Forderungen stur stellen, erfüllen wir doch noch immer die Forderungen des Saturnprinzips, denn auch Sturheit gehört hierher, wenn auch zum unerlösten Bereich dieses Archetyps. Ernten werden wir so vor allem Leid und Einschränkungen auf unfreiwilliger Ebene. Wo ein Urprinzip sich mit seinen Forderungen meldet, geht es für uns nur um die Ebene der Einlösung, nicht mehr um die Frage, ob man gehorcht oder nicht.

Auch harte Arbeit und striktes Sparen, Konzentration und Beschränkung auf Wesentliches gehören hierher, und solche Maßnahmen könnten uns durchaus aus der verfahrenen Situation retten. Sobald wir anfangen, ihm freiwillig zu „opfern", wird uns das Saturnprinzip auch wieder aus seinem Würgegriff entlassen. Wo wir uns zwingen lassen dagegen zu agieren werden wir Saturn auf eine lange und unerfreuliche Art und Weise kennen lernen. Insofern haben wir die Wahl zwischen rechtzeitigem Erkennen oder späterem Erleiden.

Die meisten Menschen zeichnen sich durch ihr ständiges Bemühen aus, die Belehrungsmaßnahmen des Schicksals zu unterlaufen. Entsprechend versichern sie sich gegen Unfälle und Krankheit und sogar gegen den Tod.

Da ich mich nun schon über 20 Jahre mit dem Wesen und der Bedeutung von Krankheitsbildern beschäftige, bleibt mir leider kein Zweifel mehr, dass das Schicksal am längeren Hebel sitzt und kaum Probleme hat, unsere harmlosen Versicherungsmaßnahmen zu unterlaufen. Die intensive Auseinandersetzung mit verschiedensten Krankheitssymptomen hat mir sehr deutlich gemacht, wie vielfältig die Möglichkeiten des Schicksals sind, urprinzipielle Lernaufgaben durchzusetzen.

Abgesehen davon, dass wir uns durch solche Erkenntnisse viele Härten und Zwangsbelehrungen ersparen könnten, liegt darin die Chance, uns verständnismäßig neue Bereiche zu erschließen. Insbesondere die Zuordnung von neuen oder für uns neuen Therapieansätzen aus dem riesigen Fundus der Volksheilkunde dieser Welt ließe sich so leichter bewerkstelligen und die entsprechenden Möglichkeit wären besser zu integrieren und einzuordnen.

1.6. Die Urprinzipien – ein kurzer Überblick

Mond

Das mütterlich Weibliche, die Welt der Gefühle, Qualität der Empfindungen, das Zyklische, Empfangende, das Unbewusste, Werden und Vergehen.

In der Mythologie vertreten vor allem drei Göttinnen die verschiedenen Aspekte des Mondprinzips: Selene, die Schwester-Gemahlin des Sonnengottes Helios (mit ihm zeugt sie die Horen, die vier Jahreszeiten), ist die Göttin des Wachstums in allen seinen Aspekten; Hera, die Gattin des Zeus, repräsentiert den vollen Mond und zeigt die Fülle weiblicher Macht in allen Aspekten; Hekate, die Göttin des (dunklen) Neumondes, herrscht über Nacht und Finsternis. Sie ist die gefährliche Zauberin und Schutzpatronin der Hexen.

Sonne
Das Selbst und das Ego, Vitalität und Kreativität.

In der Mythologie vertreten durch Helios, den Sonnengott. Er fährt mit seinem goldenen Wagen über den Himmel, nicht zu hoch, damit die Welt noch lebensspendende Wärme bekommt, und nicht zu tief, um die Erde nicht zu verbrennen. Er schenkt sein Licht allen Lebewesen, ohne zu (be)werten.

Saturn
Struktur, Norm, Verantwortung, Karma; die Beschränkung auf das Wesentliche.

Vertreten durch Chronos (Saturn), den Hüter der Schwelle und Gott der Zeit. Er steht am Schnittpunkt zwischen der physisch-materiellen Welt und dem Reich des reinen Geistes. So zeigt er die zweifache Aufgabe: Wir müssen uns in der materiellen Welt verwirklichen, während wir nach geistigen Werten streben.

Jupiter
Sinnfindung, Weltanschauung, Expansion, Toleranz, Erfüllung und Fülle.

Zeus (Jupiter) ist der Herrscher des olympischen Himmels und der irdischen Welt, er regiert beide Bereiche mit salomonischer Weisheit und tief empfundener Gerechtigkeit.

Venus
Harmonie, Ästhetik, Genuss, Ergänzung, Ausgleich der Gegensätze, Balance.

Venus ist die Göttin der Schönheit und Liebe und des sich fortzeugenden Lebens. Sie wird auch die „Wonne der Götter und Menschen" genannt und „Göttin, die das Lachen liebt". Sie ist die Liebe, das Verbindende, das Entzücken, die Sinnenfreude.

Mars
Antrieb, Tatkraft, Aggression.

Mars ist der Gott des Kampfes, der aktive Lebenskraft und aggressive Umweltbeziehungen symbolisiert. Er ist der Impulsgeber, der Pionier, der auszieht, um sich in neuen Lebensräumen durchzusetzen und unerforschte Gebiete zu erobern.

Merkur
Vermittlung, sprachlicher und schriftlicher Ausdruck, Analyse, Intellekt, Verstand.

Hermes (Merkur), der Götterbote, vermittelt die Nachrichten zwischen Göttern und Menschen. Als Seelenführer geleitet er die Seelen der Toten in die Unterwelt. Er ist der Gott der Straßen und Wege und des Handels, aber auch der Diebe und Lügner. Beweglich wie der Wind, nimmt er es mit der Moral nicht sehr genau. Merkur fungiert als Brückenbauer zwischen Himmel und Erde, zwischen den Göttern und Menschen untereinander, ist er Herr über fassbare und unfassbare Kommunikation.

Neptun
Auflösung aller sichtbaren Strukturen, damit Hintergründe wahrnehmbar werden; das Grenzüberschreitende, das Numinose.

Das Reich des Meeresgottes Neptun überschreitet in seiner Vielfältigkeit unser Vorstellungsvermögen. Und wie uns die Tiefe des Meeres nur schwer zugänglich ist, ist es auch mit den unendlichen Tiefen unserer Seele, deren Inhalte wir erahnen und nur langsam ans Licht des Bewusstseins bringen können.

Uranus
Das Unerwartete, das Sprengen aller Fesseln, Befreiung und Unabhängigkeit.

Uranus ist der Urahn aller Götter, der Herr des Himmels. Er herrscht über das Reich des Geistes. Aber erst in der Vereinigung mit Gaia, der Erde, wird seine Schöpferkraft in Form seiner Kinder sichtbar.

Pluto
Das Stirb-und-Werde-Prinzip, Metamorphose.

Hades (Pluto), der Gott der Finsternis, regiert das Totenreich und repräsentiert die nach innen gerichteten Energien, die „Unterwelt" im Menschen, die Untergründe seiner Seele. Als Gott der Unterwelt leitet Pluto das Gericht der Toten, die von ihm nicht nach ihren Handlungen, sondern nach ihren Beweggründen beurteilt werden. Pluton (= der Reiche) ist auch Gott des (inneren) Reichtums.

2. Medizin in der heutigen Zeit

2.1 Medizin am Scheideweg: Was nützt und hilft in der Medizin – und wer entscheidet darüber?

Nach Ansicht der Schul- und Universitätsmedizin sollten sich alle auf deren Urteil verlassen. Das würde aber bedeuten, dass praktisch alle naturheilkundlichen und Hausmittel wie auch die Homöopathie unter den Tisch fallen würden. Laut Schulmedizin helfen und nützen sie alle nicht. Diesbezüglich sind viele Menschen aus persönlicher Erfahrung ganz anderer Meinung.

Richtig ist sicher, dass all diese Mittel den Interessen der Schulmedizin und ihrer Vertretern insbesondere aus dem Bereich der Pharmaindustrie nicht nützen. Die Universitätsmedizin vertritt selbst einen Alleinvertretungsanspruch und maßt sich recht unbescheiden das Monopol auf die Wahrheit an. In Ordnung ist demnach eigentlich nur, was aus ihrer eigenen Forschung stammt. Selbst die über Jahrtausende bewährten Methoden und Mittel der tibetischen, indisch-ayurvedischen und chinesischen Medizin gelten demnach nichts. Solches Selbstbewusstsein ist auch insofern erstaunlich als die Halbwertszeit schulmedizinischen Wissens recht kurz ist. Während die Mittel der traditionellen Medizin schon seit Jahrtausenden und zumindest Jahrhunderten unverändert empfohlen werden können, muss die Schulmedizin ständig Mittel wegen akuter Gefährdung der Patienten zurückziehen.

Inzwischen finden immer mehr einzelne Patienten heraus, dass ihnen die von Schulmedizinern empfohlenen Mittel nicht immer nützen und manchmal sogar schaden. Allein in der Bundesrepublik Deutschland sterben ca. 17.000 Menschen pro Jahr an Fehlern von Medizinern und 25.000 an Nebenwirkungen von Medikamenten der Pharmaindustrie. Zusammengenommen ergibt sich daraus eine führende Position in der Todesursachen-Statistik.

Andererseits erleben zunehmend Menschen bei vielen jener Mittel, die der naturheilkundlichen Tradition entstammen, dass sie zwar sehr wohl helfen, aber von der Schulmedizin nicht nur nicht empfohlen, sondern sogar diffamiert werden. Das schafft Verunsicherung und ein weites Feld für eigenartige Konkurrenzkämpfe, die insgesamt nur schaden. Lässt man die Betroffenen selbst entscheiden wie 2009 in der Schweiz, werden diese sogenannten Methoden rasch in den Bereich der Kassenleistungen aufgenommen.

Auch wenn häufig wohl wirklich nur Konkurrenzneid dahinter steckt, wird es aber andererseits auch nicht selten daran liegen, dass die Beurteilung solcher Mittel mit den Methoden der Universitätsmedizin gar nicht möglich ist. Die inzwischen für viele Millionen Menschen unbestreitbar wirksame Homöopathie ist zum Beispiel den Doppelblindversuchen der Schulmedizin gar nicht zugänglich, weil sie eine durch und durch individuelle Methode darstellt. Jeder Patient braucht genau sein persönliches Mittel, das seinem individuellen Typ und Charakter entspricht. Eine Versuchsreihe, in der alle Patienten einer Gruppe dasselbe Mittel bekommen, dessen Wirkung dann gegen ein Placebo, also ein Scheinmittel, getestet wird, ist also völlig sinnlos.

Wenn Schulmediziner die Homöopathie dadurch testen wollen, dass sie den Mittelinhalt rein quantitativ auf seinen chemischen Gehalt hin untersuchen, können sie das Wesentliche der Homöopathie niemals finden. Das liegt auf einer energetischen Ebene, da das Mittel die Struktur des Wassers verändert, nicht aber dessen chemische Zusammensetzung. Solche Untersuchungen verraten lediglich etwas über den beschränkten Horizont der Untersucher, aber nie über die klassische Homöopathie.

Wer auf Grund solcher Untersuchungen behauptet, Homöopathie sei ein Schwindel, weil in den Mitteln gar nichts drin sei, wird diesem altbewährten Ansatz mitnichten gerecht. Er gleicht demjenigen, der versucht, mit Messer und Gabel eine Suppe zu essen und zu dem Schluss kommt, Suppe sei als Nahrung ungeeignet.

Die Probleme sind aber noch vielfältiger, denn bei manchen Mitteln haben wir noch gar keinen Schimmer, warum sie wirken, aber sie tun es ohne Zweifel. Geistheilung etwa zu verdammen, weil man ihren Wirkungsmechanismus nicht versteht, bedeutet zugleich die Heilige Schrift in Zweifel zu ziehen, denn immerhin hat Jesus ja mittels Handauflegen seine eigene Art von Geistheilung betrieben. Offensichtlich auch so erfolgreich, dass noch 2.000 Jahre später davon überall auf der Welt die Rede ist. Trotzdem haben wir – wissenschaftlich gesehen – noch immer keinen Schimmer, was bei der Geistheilung wirklich abläuft. Leidenden Menschen ist es offenbar ziemlich egal, ob die erfolgversprechenden Methoden wissenschaftlich abgesichert sind oder auch nur rationale Erklärungen auf ihrer Seite haben. Die Mehrheit der Patienten will

Hilfe, und zwar möglichst wirksam und schnell – ohne Nebenwirkungen und leider auch meist ohne eigenen Einsatz.

Ähnliches könnten wir sagen, wenn wir das Fasten betrachten: Wer – wie viele Schulmediziner – eine so alte und bewährte Methode abwertet, setzt sich in Widerspruch zu ziemlich allen Weltreligionen, vom Hinduismus und Judentum über Buddhismus und Islam bis zum Christentum. Schulmediziner haben oft diesen Mut, der sich meist aus Unkenntnis sowohl des Fastens als auch der Heiligen Schriften speist. Immer wieder lese ich erstaunt in schulmedizinischen Veröffentlichungen, wie gefährlich Fasten sei. Nun leite ich seit 30 Jahren Fastenseminare und betreue noch länger Fastende während unserer vierwöchigen Psychotherapien. Ich habe schon so viele erstaunliche und manch wunder-volle Heilung erlebt, sogar einige wirkliche Wunder, und vor allem kenne ich eine Vielzahl von Menschen (mich selbst eingeschlossen), die regelmäßig fasten und sich dadurch bei guter Gesundheit halten. Sind wir alle blind und dumm, oder hat die Schulmedizin hier ein Interesse, die Wahrheit zu boykottieren oder noch andere obskure Absichten?

Denn natürlich wird jemand, der seine Krankheitsbilder im Sinne von Symbolen selbst deutet und seine eigenen Antworten findet, immer unabhängiger von Therapeuten. Wer gar seinen „Inneren Arzt" findet, neigt naturgemäß dazu, äußere Ärzte eher weniger aufzusuchen und irgendwann meist ganz auf sie zu verzichten.

Eigentlich müssten Ärzte wie sonst nur Priester darauf zielen, sich überflüssig und die Patienten gesund zu machen. Das aber würde eine Selbstlosigkeit voraussetzen, die dieser ganzen modernen Gesellschaft inzwischen fremd ist. Wer heute als Priester dafür sorgt, dass jemand Christus in seinem Herzen und das Himmelreich in sich findet, wie es die Bibel nahe legt, macht sich tendenziell überflüssig, denn solche Menschen brauchen anschließend weder Priester noch Kirche. Wenn Sie Christus im eigenen Herzen spüren, erleben und sehen Sie ihn auch in allen anderen und überall, und die Schöpfung wird ihnen insgesamt zu einem heiligen Ort.

Ein Kassenarzt könnte sich solch eine Haltung in Übereinstimmung mit den alten Arztidealen eines Hippokrates oder Paracelsus schlicht nicht leisten, denn wenn er die Patienten seiner Umgebung zu Gesundheit in Eigenverantwortung animierte, machte er sich damit tendenziell arbeitslos. Sein Ziel muss im Gegenteil sein, möglichst alle Patienten immer wieder zu sich zu holen. Die Zahl der Krankenscheine markierte lange

Zeit sein Einkommen. Dass er selbst dabei jetzt noch mit einem Wust von Bürokratie schikaniert wird und durch eigenartige Abrechnungsstrukturen genötigt wird, Diagnosen zu übertreiben und somit Angst und in der Folge selbst Elend zu verbreiten, ist für mich makaber.

Wem aber – wäre zu fragen – nützt ein Gesundheitssystem, in dem der Arzt für seine therapeutischen Erfolge bestraft und für sein Versagen langfristig belohnt wird?
Dem Arzt, könnte man meinen, aber das stimmt nur sehr bedingt, denn ein System, das ihn zu Methoden verführt, die im Widerspruch zu allen Idealen der Medizin stehen, werden ihn – genau wie seine Patienten – auf die Dauer deprimieren und krank machen.

Als Gastredner bei einer Tagung niedergelassener Ärzte in Österreich fiel mir erschreckend auf, in welch beängstigendem Gesundheitszustand die Kollegen selbst waren. Die Fünfminutenmedizin macht nicht nur die Patienten nicht gesund, sie macht die Ärzte auch krank und lässt sie jedenfalls unbefriedigt. Ganz abgesehen davon, dass das Kassenarztsystem in Deutschland zum Betrug an diesem System selbst und am Arztsein animiert. Auf die Dauer aber nimmt der Betrüger seelisch größeren Schaden als der Betrogene. Insofern müssten nicht nur die Patienten vor diesem System geschützt werden, sondern auch die Mediziner.

Wenn aber neben den Patienten auch die Ärzte vor allem unter dem herrschenden Gesundheitssystem leiden, wäre wieder die Frage: Wem nützt es dann überhaupt? Hier fällt einem schnell die Pharmaindustrie ein, die natürlich ebenfalls kein Interesse an Gesundheit haben kann, da mit dieser absolut kein Geschäft zu machen ist. Auch gesundheitserhaltende Maßnahmen bringen der Pharmaindustrie naturgemäß nichts, weshalb sie auch kaum noch gefördert werden von einer Politik, die längst am Tropf der Industrie hängt.

Nun ist Geldverdienen durchaus nichts Ehrenrühriges und sogar das erklärte Ziel fast aller Aktivitäten in unserer Gesellschaft. Also kann man diesen Punkt der Industrie und auch der Pharmaindustrie nicht übel nehmen. Selbstverständlich leben Ärzte und Pharmaindustrie vom Elend der Menschen, das war immer so und wird so bleiben. Dass sie aber von einem System angehalten werden, das Elend zu fördern und zu verstärken wie mit übertriebenen Diagnosen, mit Mitteln für Syndrome, die es noch gar nicht gibt, mit überflüssigen und schädlichen Medikamenten, das geht doch recht weit.

Aber wir sollten im Auge behalten, dass in einer Gesellschaft, in der das Geld immer mehr die Macht und Herrschaft übernimmt, die Gesundheit mit der Zeit immer mehr untergeordnet und allmählich sogar den Zielen des Geldes geopfert wird.

Das ist auch anderswo so. Im Sport herrscht z.B. inzwischen überall und auf der ganzen Linie das Geld. Heute sind praktisch alle Spitzensportler Profis und damit auch käuflich. Es gilt inzwischen als völlig normal, wenn Ski- und andere Sportartikelfirmen sich ihre Sportler kaufen. Wie weitgehend auch die offiziellen Funktionärsgreise von Olympia inzwischen käuflich geworden waren, weiß jeder, der sich dafür interessiert.

Dass es in der Medizin kaum anders ist, schreckt dagegen noch immer viele Menschen. Es wäre besser, wir stellten uns dieser Tatsache. Immer wieder werden so genannte Skandale aufgedeckt, bei denen Ärzte der Industrie zuliebe nach entsprechendem Schmiergeldfluss willfährig nur bestimmte Herzklappen einbauen oder entsprechende Medikamente verschreiben. Der einzige Unterschied zum Sport ist wohl, dass es noch heimlich und inoffiziell geschieht. Allerdings bekommt dieses über Jahrzehnte bewährte lukrative System nun immer mehr Probleme – vor allem durch bewusste Ärzte und Apotheker, die dazwischen pfuschen und das Geschäft verderben.

Immer mehr Menschen spüren in unserer Zeit, dass noch mehr Chemie für noch mehr Probleme keine Lösung ist und sie eher kränker als gesünder macht. Zum Teil ist die Argumentation der schulmedizinischen Seite auch zu eigenartig und zu leicht durchschaubar. Da wird einerseits zum Beispiel die Eigenurintherapie als grober Unfug getadelt, andererseits enthalten viele dermatologische Präparate Harnstoff, den Hauptbestandteil des Urins. Hier will man uns also im Namen der Wissenschaft weismachen, dass eigener Urin zwar nutzlos sei, der von fremden Personen in entsprechenden Präparaten aber durchaus nütze. An solchen Punkten unterschätzt man die Intelligenz der Patienten. Zunehmend mehr Menschen merken doch, woher der Wind weht und wess' Geistes Kind die Pharmaindustrie ist.

Natürliche Hilfsmittel stellen insofern eine echte Gefahr für das Interessenkartell aus Pharmaindustrie und den von ihr abhängigen Medizinern dar. Inzwischen gibt die Bevölkerung Milliardensummen für Naturheilmittel aus. Das stört die Pharmakonzerne noch weniger, denn sie können sich auch hier einkaufen, um so auch auf diesen Wegen mitzuverdienen. Der eigene Urin ist da schon ein besonders ungünstiger Konkurrent, gegen den man – abgesehen von den leicht durchschaubaren Diffamierungskampagnen – gar nichts machen kann, zumal er auch einfach nichts kostet.

Zusammenfassend bringen demnach genau die Medikamente (vom Lateinischen Wort re-medium) etwas, die dem Patienten helfen, zurück in seine Mitte zu finden – unabhängig von Kosten oder vermeindlichen Entscheidungsträgern.

2.2. Die moderne Anti-Medizin

Nichts liegt dem Menschen näher als das, was ihm widerstrebt, zu bekämpfen. Obwohl die großen Religionen sich einig sind, dass darin keine Lösung liegen kann, hat sich diese Antihaltung weitestgehend durchgesetzt. Die moderne Medizin ist über weite Strecken eine Antimedizin, die sich die Bekämpfung allen möglichen Übels zum Ziel gesetzt hat. Darin gleicht sie im Übrigen unserer Politik, die ebenfalls diesem allopathischen Konzept mit entsprechend wenig Erfolg folgt.

Mit Antibiotika versucht die Schulmedizin der Bakterien Herr zu werden, mit Antihypertensiva dem hohen Blutdruck beizukommen, mit Antidepressiva hellt sie die Stimmung verstimmter Menschen auf, mit Antihistaminika unterdrückt sie den Juckreiz, durch Antikoagulanzien hindert sie das Blut am Verklumpen, mit Antiepilektika blockiert sie die Krampfbereitschaft, und mit Antirheumatika hofft sie, der Volkskrankheit Rheuma Paroli zu bieten. Diese Anti-Kette ließe sich beliebig verlängern. Ergänzt wird sie durch die verschiedenen Hemmer und Blocker, von Säurehemmern gegen die Magensäure bis zu Betablockern gegen heraufdrängende Emotionen. Wo die Medizin es nicht schafft zu unterdrücken, zu hemmen oder zu blockieren, versucht sie wenigstens noch Stillstand zu erreichen – etwa mit Virostatika gegen Viren.

Unsere Anti-Haltung ist inzwischen so verbreitet, dass Bezeichnungen wie Heilmittel fast antiquiert wirken. Heil hat mit Vollständigkeit zu tun, meint letztlich „ganz werden". *Mittel* deutet im Wort noch die Mitte an, das lateinische „Remedium" zielte noch ausdrücklich zurück zur Mitte. Heute scheinen viele Menschen für solche aufwendigen Konzepte, die homöopathisches Denken und Handeln voraussetzen, weder Zeit noch Geduld zu haben.

Zu denken könnte uns in dieser Situation geben, dass der Versuch eines Direktfluges ins Heil unter Umgehung der Aussöhnung mit dem Schatten in keiner Tradition vorkommt. Christus macht uns zur Aufgabe, die Feinde zu lieben, nicht sie zu bekämpfen, zu hemmen oder zu blockieren. Allopathischer Kampf ist somit nicht nur ein „unchristlicher" Ansatz, er ist auch letztlich, was das Heil angeht, völlig verkehrt, führt er doch über Verdrängung zum Unheil.

Verdrängung des eigenen Schattens führt nicht zur Heilung

Tatsächlich funktionieren aber allopathische, d.h. kämpferische Konzepte kurzfristig sehr gut. Stört uns ein Ausschlag auf der Haut, ist er mit Cortisonsalbe am schnellsten „beseitigt". Doch schon dieses Wort könnte uns zeigen, wie kurzsichtig dieser Ansatz ist. Beseitigtes ist eben nur zur Seite gedrängt. Alles Verdrängte aber wird irgendwann drängen. Von der Haut gleichsam weggezaubert, schlägt sich das Krankheitsgeschehen auf innere Organe, in diesem Fall mit Vorliebe auf die Lunge. Auch unangenehme seelische Erscheinungen lassen sich mit solch allopathischen Mechanismen kurzfristig verdrängen, allerdings auch nur, um sich langfristig in tieferen Schichten der Seele bemerkbar zu machen. Trotzdem setzten sich diese Verdrängungsspiele in der spirituellen Szene weitgehend durch, und allenthalben werden positives Denken und Affirmationen verbreitet.

Das allopathische Denken, das auf Gegnerschaft setzt, funktioniert vordergründig und kurzfristig allerdings so gut, dass es sich wohl weiter großer Beliebtheit erfreuen wird. Gefährlich wird es, wo wir diesem Denken die Zukunft opfern. Sowohl die eigene als auch erst recht die kollektive sind zu schade dafür. Nicht umsonst propagieren alle Religionen den Weg durch das Schattenreich. Im christlichen Glaubensbekenntnis heißt es „hinabgestiegen in das Reich des Todes, am dritten Tage auferstanden von den Toten". Ausdrücklich in dieser Reihenfolge. Der Direktflug in Licht und Gesundheit ist dem unbewussten Bereich der Esoterikszene und der Schulmedizin vorbehalten, die beide der Wirklichkeit und den „Schicksalsgesetzen" nicht gerecht werden.

2.3. Früherkennung statt Vorbeugung

Schon immer war es wohl ein Traum der Ärzte, die Menschen im vorhinein so zu betreuen, dass sie erst gar nicht erkranken. Die alten Medizintraditionen, wie etwa die chinesische, formulierten dieses Ideal ganz ausdrücklich. Die Schlagworte „Präventivmedizin" und „Vorbeugung" waren aber auch bei uns immer populär.

Allerdings ist die moderne Medizin an diesen Bereichen in der Praxis erstaunlich uninteressiert. Bei genauerer Betrachtung stellt man unschwer fest, dass sie gar keine echte Vorbeugung kennt, sondern stillschweigend Früherkennung als solche verkauft. Natürlich ist Früherkennung ungleich besser als Späterkennung, aber mit Vorbeugung hat sie gar nichts zu tun.

Um wirklich vorzubeugen, müsste man sich vorher freiwillig beugen, eben noch bevor das Schicksal einen beugt. Dazu müsste man aber wissen, wovor es sich zu beugen gilt. Entscheidend wichtig wären Urprinzipien, um so grundlegenden Dingen wie Vorbeugung gerecht zu werden. Ohne Urprinzipienverständnis ist nichts zu erreichen, wie die eher beschämenden Versuche der Schulmedizin offenbaren. Seit es Medizin gibt, bemüht sie sich um rechtzeitige Verhinderung von Krankheit im Sinne von Vorbeugung, selten aber war sie davon wohl so weit entfernt wie im Moment. Vom alten China heißt es, die Ärzte wurden überhaupt nur so lange bezahlt, wie die Bevölkerung bei guter Gesundheit war. Heute lebt die Ärzteschaft dank eines bedenklichen Systems gerade dann am besten, wenn große Teile der Bevölkerung ihr die Krankenscheine regelmäßig zukommen lassen, was von Seiten der Patienten als krankheitsbedingter Hilferuf zu deuten ist, von vielen Ärzten aber lange Zeit als Aufforderung zur Selbstbedienung missverstanden wurde. Wenn die Kassenärzte stolz auf ihren hohen „Krankenscheinbesitzstand" sind, ist das ein zumindest eigenartiger Stolz, verrät er doch, dass die Patienten immer wieder kommen, weil sie offenbar nicht gesund werden. Auch wenn es den niedergelassenen Ärzten heute vergleichsweise viel schlechter geht als in den goldenen Selbstbedienungszeiten und sie inzwischen obendrein mit einem unglaublichen Wust an Bürokratie überzogen wurden, sie also allmählich wirklich Mitleid verdienen, bleibt der grundsätzliche Umgang mit Krankheit und die Unfähigkeit zur Vorbeugung weiterhin ein systemimmanentes Problem unseres Gesundheitswesens.

In dieser überall in der Ärzteschaft gespürten, aber kaum wirklich öffentlich diskutierten Not hat die moderne Medizin bezüglich ihrer Vorbeugungspleite einen Etikettenschwindel der besonders gefährlichen Art begonnen. Sie erklärt einfach ihre Früherkennungsmaßnahmen zur Vorbeugung und sogenannter Prophylaxe. Einfachste Überlegungen zeigen, wie sehr man damit neben dem Ziel liegt, allerdings lassen sich große Teile der Bevölkerung noch immer und fast bereitwillig täuschen.

Wenn z.B. eine Frau, deren Mutter und Großmutter an Brustkrebs erkrankten, Angst vor eben diesem Krebs hat, ist das nahe liegend. Genauso nahe liegend ist es, wenn sie daraufhin häufig zur so genannten Krebsprophylaxe tendiert. Wenn diese beunruhigte Frau dreimal im Jahr eine Mammographie begehrt und das 20 Jahre lang, wird ihr Brustkrebsrisiko durch 60 Mammographien deutlich gesteigert. Sie aber mag sich durchaus sicher fühlen, da sie ja nur die überall propagierte „Vorbeugung" in Anspruch nimmt, und Vorbeugung bekanntlich besser ist als heilen und jedenfalls nie schaden kann. Inzwischen gibt es eine schwedische Studie, die auf dem Boden der sogenannten „evidence based medicine" von Archibald Cochrane belegt, wie gefährlich Mammographien sind. Diese Variante der modernen Medizin wendet endlich wissenschaftliche Kriterien zur Untersuchung der eigenen Maßnahmen an. Dabei kommt heraus, dass die allermeisten der schulmedizinischen Vorsorgeuntersuchungen mit großer Vorsicht zu beurteilen sind. In England wurde die männliche Vorsorge-Untersuchung bereits vor Jahren ersatzlos gestrichen. Die Hamburger Medizinprofessorin Hofmeister warnt inzwischen öffentlich vor anderen Methoden.
Früherkennung ist zwar unvergleichlich besser als Späterkennung, sie kann aber – wenn sie übertrieben wird – durchaus schaden. Vor allem aber hat sie nichts mit Vorbeugung zu tun.

Es ist natürlich schwer, sich einzugestehen, dass die Schulmedizin zu Vorbeugung grundsätzlich nicht in der Lage ist und auch gar nicht sein kann. Wo keinerlei Verständnis für das Wesen von Krankheitsbildern, sondern nur (allopathischer) Kampf dagegen herrscht, kann Vorbeugung nicht klappen. Die krasse Antihaltung verhindert ein Verständnis für das urprinzipielle Wesen von Krankheit und damit auch die Möglichkeit zu wirklicher Prophylaxe.

Inzwischen wird in obiger Angstsituation bezüglich Brustkrebs, bei genetisch gesicherter Familienbelastung, sogar vereinzelt schon „vorbeugend" operiert, d.h. gesunde Brüste werden amputiert, um dem Krebs so zu entkommen. Solch makabre medizini-

sche Vorbeugungs-Maßnahmen, denen in Wirklichkeit jedes Maß fehlt, machen deutlich, wie verfahren die Situation ist und wie weit sich die Schulmedizin in ihrem krampfhaften Verschleierungsbemühen hinsichtlich ihrer eigenen Vorbeugungs-Unfähigkeit bereits verirrt hat. Würde man diese Richtung konsequent weiterverfolgen, müsste man nach und nach wohl alles wegschneiden, bis zum Schluss nur noch ein Gehirn in Nährlösung übrig bleibt, das aller Wahrscheinlichkeit nach immer noch unter schrecklicher Krebsangst wegen möglicher Gehirntumore leiden würde.
Lediglich ein sicheres Verständnis des dem jeweiligen Krankheitsbild zu Grunde liegenden urprinzipiellen Geschehens könnte echte Vorbeugung ermöglichen. Die betroffenen Frauen müssten sich des seelischen Musters bewusst werden, das Brustkrebs fördert und sich freiwillig so verhalten und einstellen, dass die notwendigen Themen im Bewusstsein umgesetzt werden, anstatt sie dem Körper zuzuschieben.

Als ich zusammen mit Prof. Zahn, Professor der Münchner Universität und Chef einer großen gynäkologischen Klinik in Bayern und meiner Frau das Buch „Frauen-Heil-Kunde" veröffentlichte, brachten wir viele Gynäkologen ziemlich auf die Palme. Sie drückten ihren Ärger darüber aus, dass wir die Frauen solcherart „aufhetzten". Keiner aber behauptete, die Darstellungen seien falsch. Anstatt über die beschämende Faktenlage blass zu werden und umzudenken, suchten sie ihr Heil im Kampf gegen diejenigen, die den Skandal offenlegten, anstatt sich mit denen auseinanderzusetzen, die ihn verursachten. Das notwendige und überfällige Umdenken wäre ein tiefgehender Einschnitt.

In „Frauen-Heil-Kunde" haben wir auf dem Boden der Krankheitsbilder-Deutung aufgezeigt, wie wirkliche Vorbeugung bei drohendem Brustkrebs aussehen könnte. Damit Mediziner uns auf diesen Wegen folgen könnten, wäre das eigene bisherige Weltbild zu überdenken und die Rückholung nicht nur von Psychologie, sondern vor allem von Philosophie in die Medizin von Nöten.

Erst wer das Wesen eines Krankheitsbildes erkennt, kann sich schon von vornherein so verhalten, dass die darin zum Ausdruck kommende Thematik auf anderen bewussteren und weniger körperlichen Ebenen ausgelebt wird. Das ist das Thema von „Krankheit als Symbol", und es hat sich in der täglichen Praxis der letzten dreißig Jahren bewährt.

Wer so weit mitgeht, wird unweigerlich auf die nächste drängende Frage stoßen: Wie kann ich mich bezüglich der riesigen Anzahl möglicher Krankheitsbilder vorbeugend verhalten? In der Arbeit mit der Krankheitsbilder-Deutung hat sich hier die Archetypen- oder Urprinzipienlehre bewährt. Anstatt mich mit allen möglichen Symptomen zu beschäftigen, ist es viel naheliegender, die Urkräfte, die dahinter stehen, zu erkennen und mit ihnen umgehen zu lernen. Das ist durchaus im Sinne von Plato gedacht, wobei C. G. Jung dem für unsere Zeit in seiner Archetypenlehre noch viel deutlicher Ausdruck verliehen hat. Am klarsten wird diese Philosophie in der Urprinzipienlehre der hermetischen Tradition.
Um es an einem wichtigen und leicht durchschaubaren Beispiel klar zu machen: Wir haben nicht die Wahl, ob wir uns mit dem Tod (dem Urprinzip des Saturn) beschäftigen oder nicht, wir können lediglich die Ebene wählen. Das Prinzip der Sterblichkeit gehört in jedes Leben. Auch wenn wir noch so sehr auf Slogans wie „Forever Young" setzen, sollte doch jedem denkenden Menschen einleuchten, dass es sich hierbei um den Verkauf von Illusionen handelt. Alter und Tod lassen sich durch derlei Scherze nicht unterkriegen.

Wir können uns aber durchaus aussuchen, ob wir uns mit unserer Sterblichkeit auf der Ebene von Religion und Philosophie auseinandersetzen wollen wie etwa die Tibeter, oder auf der Krankheitsebene wie immer mehr westliche Menschen. Denn was schon ca. acht Millionen Deutsche in Form von Depressionen (er-)leben, ist nichts anderes als eine schrecklich unreife Auseinandersetzung mit dem Sterben, schließlich kreisen die Gedanken vieler Depressiver ganz konkret um Selbstmord, was primitiv und schrecklich ist gegenüber der religiös-philosophischen Beschäftigung mit dem Thema. Dass die allermeisten archaischen Gesellschaften, die wir so fälschlich primitiv nennen, und z.B. solche, die sich auf den Vajrajana-Buddhismus gründen, gar keine Depressionen kennen, könnte uns als weiterer Hinweis dienen. Die tiefgehende persönliche Beschäftigung mit dem tibetanischen Totenbuch ist tatsächlich Vorbeugung im echten Sinn.

Diese Art von Vorbeugung täte uns und unserer in anderer Hinsicht so brillanten Medizin bitter Not. Der Weg dorthin scheint aber so weit, dass man heute das Heil lieber in einer breitangelegten Prävention sucht, in dem Sinne, dass man Krankheitsbilder unmöglich machen will.

Das heißt – aus Sicht der hermetischen Philosophie – die Macht des Schicksals gewaltig zu unterschätzen.

Allein schon die Existenz von Erbkrankheiten, die offensichtlich und auch für materialistisch-naturwissenschaftlich eingestellte Menschen eindeutig mit in dieses Leben gebracht werden, könnte uns eines Besseren belehren. Die Schulmedizin hegt und nährt aber gerade hier ihre größten Hoffnungen, die sich bei näherer Betrachtung als Illusionen entpuppen. Man glaubt allen Ernstes, durch Maßnahmen wie die Früherkennung mittels Amniocentese das Schicksal austricksen zu können. Dabei würde uns das Schicksal bereitwillig belehren, wenn wir nur hinschauen wollten. Wenn sich ein Elternpaar ein Kind mit Chromosomenschaden mittels rechtzeitiger Abtreibung erspart und danach ein autistisches oder auch „nur" an starker Neurodermitis erkranktes bekommt, kann man unschwer erkennen, dass das Schicksal mit seiner Aufgabenstellung am längeren Hebel sitzt. Rechtzeitige Abtreibung wie auch rechtzeitige Amputation unterliegen demselben kurzsichtigen Denken.

Hier nährt die Schulmedizin die Hoffnung, dass wir uns Lernaufgaben ersparen können. Alle Erfahrung und insbesondere die der Reinkarnationstherapie lehrt das genaue Gegenteil. Letztere ist hier besonders hilfreich, weil durch die überschaubar gemachten langen Zeiträume und Ketten von Leben solche Zusammenhänge noch viel klarer zutage treten.

Wir können uns nicht alles ersparen, wie uns die mitgebrachten Aufgaben der Erbkrankheiten zeigen. Wir müssen uns aber auch nicht alles antun und in jedes Fettnäpfchen treten. Oft haben wir die Wahl, auf welcher Ebene wir etwas erleben und erlösen.
Wer sich alles ersparen will, dem bleibt nichts erspart, wer sich nichts ersparen will, dem bleibt zwar auch nichts erspart, aber er ist viel besser darauf vorbereitet und wird so viel weniger unter seinen schicksalhaften Lernaufgaben leiden.

2.4. Impfen: Notwendigkeit oder Fehler?

Eigentlich müssten wir heute über die Maßen gesunde Kinder haben, sind sie doch gegen praktisch alles geimpft. Von den Kinderkrankheiten bis zu den großen Geißeln der Menschheit, den Seuchen: Gegen alles stehen Impfstoffe zur Verfügung und werden – jedenfalls in unseren Breiten – geradezu flächendeckend eingesetzt. Und in der

Tat bekommen moderne Kinder auch praktisch kaum noch eine der klassischen Kinder- und anderen Infektionskrankheiten. Warum aber sind sie nicht wirklich gesünder, sondern insgesamt eher kränklich und anfälliger als vor 40 Jahren? Das könnte und müsste uns zu denken geben.

Ein Teil der Erklärung dürfte darin liegen, dass das Abwehrsystem unserer Kinder heute kaum noch Möglichkeiten bekommt, sich im Kampf zu bewähren und – gleichsam wie eine Armee, die nie kämpfen muss – degeneriert. Jede kleine Infektion wird durch sofortige Antibiotikagaben und fiebersenkende Mittel niedergeschmettert, bevor noch die eigene Abwehr so richtig zum Zuge kommen könnte. Wo bei jeder Gelegenheit fremde Söldner die Kampfaufgaben übernehmen, würde auch eine militärische Armee demotiviert und langfristig geschwächt, da man ihr nichts zutraut. Dass sogar prophylaktische Antibiotikagaben immer noch vorkommen und selbst bei viralen Infekten immer wieder „antibiotisch abgedeckt" wird, wirft ein trauriges Licht auf die Schulmedizin. Letzteres ist nach deren eigenen Erkenntnissen gefährlicher Unfug und macht die ganze Situation noch schlimmer. Der Widersinn jeder sofortigen Fiebersenkung müsste selbst für Schulmediziner zu durchschauen sein, denn es war ja deren Forschung, die die Rolle des Fiebers bei Infektionen erkannt hat. Mit jedem Grad Temperaturerhöhung steigt die Stoffwechselrate um mehr als das Doppelte. Damit erhöht sich die Abwehrkraft ganz erheblich. Wenn wir Fieber senken, fallen wir also dem Körper bezüglich seiner eigenen Abwehranstrengungen in den Rücken.

Neben solchen offensichtlichen Gründen der Abwehrschwächung sprechen aber noch eine ganze Reihe anderer Gründe gegen die moderne Impforgie mit Mehrfachimpfungen ab Geburt.
Ein positives Argument für die Impfung könnte man bei der mit abgeschwächten Erregern durchgeführten Immunisierung im Üben der körpereigenen Abwehr sehen. Tatsächlich scheint es sich hier aber um einen Trick zu handeln, der nicht zur Abwehrstärkung führt. Der Organismus wird zwar zur Antikörperproduktion animiert, aber ohne kämpfen zu müssen. Das aber scheint sein Immunsystem und dessen Kampfkraft eher zu verwirren, denn Vielgeimpfte neigen zu deutlich mehr allergischen Reaktionen als Ungeimpfte.

Das Wort „impfen" geht auf das Lateinische „imputare" zurück, was soviel wie „aufpfropfen" und in diesem Zusammenhang dann auch „veredeln" bedeutet. Allerdings stellt sich da schnell die Frage, in wieweit Krankheitsstoffe veredelnd wirken können, denn die Impfstoffe bestehen ja vor allem aus veränderten Erregern, Toxinen und manchmal auch Eiter. Eher dürfte hier das Thema der Aufpfropfung eine Rolle spielen. Auf der anderen Seite könnte man argumentieren, dass ja auch die Homöopathie mit Krankheitsstoffen wie etwa den Nosoden arbeitet und verblüffende Erfolge aufweisen kann. Ja, man könnte den Gedanken der Impfung sogar in die Nähe der homöopathischen Simile-Idee rücken, denn die leicht veränderten Erreger und entschärften Toxine sind ja mit ihren bedrohlichen Ursprüngen nicht mehr identisch, sondern nur noch ähnlich. Dieser Vergleich hinkt aber insofern, als die Homöopathie bei Nosoden nie mit Urtinkturen arbeitet, sondern vor allem mit Potenzen, die über der D23 liegen und folglich mit großer Sicherheit materiell gar keinen ursprünglichen Stoff mehr enthalten. Das ist genau der Punkt, der den Homöopathen immer wieder von Schulmedizinern vorgehalten wird. Selbstbewusste Homöopathen antworten auf diesen gebetsmühlenartig wiederkehrenden Vorwurf dann auch sehr entspannt:

„Das Vergiften der Patienten überlassen wir eben den Allopathen. Wir arbeiten bewusst nur mit Information und nicht mit Materie."

Paracelsus hat bereits unüberhörbar darauf hingewiesen, dass allein die Dosis das Gift ausmache. Er formulierte auch bereits den Grundsatz der Homöopathie „Similia similibus curentur", Ähnliches möge Ähnliches heilen. Das Potenzieren und damit Reduzieren der Arznei auf ihren Informationsgehalt durch wiederholtes Verschütteln verdanken wir aber erst Samuel Hahnemann.

Hier ergibt sich natürlich sogleich der Gedanke einer homöopathischen Impfung, die ja auch längst existiert. Allerdings ist sie meines Wissens nie wissenschaftlich geprüft worden, was leicht wäre, da man ja nur etwaige Antikörper nachweisen müsste. Die Prüfungen in der Praxis haben Unterschiedliches ergeben. Während immer wieder Homöopathen wie Ravi Roy davon ausgehen, dass nach solchen Impfungen ein verlässlicher Schutz besteht, habe ich leider schon Erkrankungsfälle trotz homöopathischer Impfung z.B. bezüglich Malaria erlebt. Allerdings ist hier zu bedenken, dass es ja durchaus auch nach schulmedizinischen Impfungen noch Erkrankungen gibt, was von verantwortlicher Seite nur zu gern verschwiegen wird.

Hier eröffnet sich nun das ganze unerfreuliche Kapitel des schulmedizinischen Umgangs mit Impfungen, ihrem behaupteten Schutz und ihren zumeist verschwiegenen Schäden. Wenn immer wieder behauptet wird, die großen Seuchen und auch die kindlichen Infektionskrankheiten seien durch die Massenimpfungen zurückgegangen, ist das schlicht und einfach falsch und mit den epidemiologischen Daten der Schulmedizin selbst zu widerlegen. Weder bei Tuberkulose, Diphtherie und Kinderlähmung, noch bei Keuchhusten und Wundstarrkrampf lässt sich dieser Zusammenhang aus den Erkrankungskurven belegen. Im Gegenteil zeigen diese ganz andere Zusammenhänge. Offensichtlich waren es vor allem die sozialen Errungenschaften, die den Hunger erfolgreich bekämpften und dann vor allem auch die hygienischen Maßnahmen, die zum Rückgang der Seuchen führten. Die Erkrankungen waren, wie für Pocken, TBC und Diphtherie nachweisbar, in einem steilen Prozess der Abnahme begriffen, als die Impfungen einsetzten. Deutlich kann man an den TBC und Diphtheriekurven erkennen, wie sie vor allem durch den Ersten Weltkrieg wieder anstiegen. Die Einführung der Impfungen aber brachten die sowieso schon zurückgehenden Erkrankungszahlen nicht zu einem noch schnelleren Abfallen, sondern scheinen den Rückgang zum Teil sogar verlangsamt zu haben. Besonders bei der alten Polioimpfung (Virelon-Impfstoff) führte das Einsetzen der Impfung sogar zu einem neuerlichen Anstieg der Erkrankungen.

Was nun den behaupteten sicheren Schutz angeht, schaut die Sache leider auch nicht besser aus. Schon in den Anfängen der Pockenimpfung zeigten das die amtlichen Statistiken. Im Jahre 1871 erkrankten in Düsseldorf 1968 Geimpfte an Pocken, aber nur 210 Ungeimpfte, in Berlin 15.478 Geimpfte und 4.670 Ungeimpfte, in ganz Bayern 29.429 Geimpfte und 1.313 Ungeimpfte. Wer nun glaubt, das sei heute besser geworden, muss sich durch moderne Erfahrungen leider eines Besseren belehren lassen. Gleich nach dem Zweiten Weltkrieg ereignete sich 1947 noch einmal einer von elf Pockenausbrüchen in Deutschland. Die Erkrankten waren alle pockenschutzgeimpft und das gilt in ähnlicher Weise bis heute, wobei die letzte Pockenepidemie 1977 in Somalia auftrat. Der letzte Betroffene war laut WHO ebenfalls geimpft.

Es kommt leider sogar noch schlimmer. Laut WHO-Untersuchung in Bezug auf Polio wurden in den Jahren 1970 bis 1974 von 360 untersuchten Poliofällen 205 direkt oder indirekt durch die Impfung hervorgerufen. Dass Impfungen das Immunsystem nicht stärken, sondern sogar schwächen, ist inzwischen belegbar. Aids z.B. kann bei nicht erkrankten, aber infizierten Menschen durch Mehrfachimpfungen oder eine Pockenschutzimpfung zum Ausbruch gebracht werden, stellte 1987 das New England Journal of Medicine, eine der angesehenen Wissenschaftszeitschriften, fest.

Es scheint tatsächlich so zu sein, dass Impfungen gar nicht so selten genau die Krankheitsbilder hervorrufen, vor denen sie schützen sollen. Hinzu kommt, dass Geimpfte auch noch zu Überträgern des Krankheitsbildes werden. In den USA haben sich auf diesem Weg ab 1969 in den folgenden acht Jahren 34 Mütter bei ihren mit Poliolebendimpfstoff behandelten Kindern die Kinderlähmung geholt. Die Weltgesundheitsorganisation hat diese Gefahr oft beschrieben, was aber zu keinem vernünftigen Überdenken der Impfpraxis geführt hat, sondern im Gegenteil zu eher absurden Maßnahmen, wie der Durchimpfung ganzer Familien einschließlich der Großeltern gegen Kinderlähmung.

Impfschäden sind auch leider nicht so extrem selten, wie die schulmedizinischen Anhänger es immer wieder behaupten. Lediglich werden sie bei uns mit zum Teil hanebüchenen Argumenten nicht anerkannt. In der ehemaligen DDR, wo in dieser Hinsicht keine Industrielobby hindernd zwischen der Wahrheit und ihrer Anerkennung stand, kam es zu mehr Anerkennungen. Von 1946 bis 1976 wurden 1.755 Fälle (was 93 % entspricht) anerkannt. 1.230 Fälle nach Pockenimpfung, wovon 21 tödlich verliefen, viele zu geistigen Behinderungen wie Imbezillität oder völliger Idiotie führten. Wenn man bedenkt, dass in dieser Zeit kaum noch ein Pockenrisiko in unseren Breiten bestand, sind das schreckliche Ergebnisse einer so genannten Schutzimpfung. Bezüglich Diphtherie und Keuchhusten wurden 161 Fälle, davon 25 tödliche, anerkannt.

Impfung ist die Zufuhr von Krankheitsstoffen in Urtinktur und regt zwar die Antikörperproduktion an, aber die Abwehrlage verbessert sie sicher insgesamt nicht, wie so viele moderne vielfach geimpfte Kinder zeigen. Rechtlich handelt es sich dabei um Körperverletzung, die nur durch die positiven Absichten des Arztes gerechtfertigt erscheint. Viel zu viele Ärzte dürften aber den Werbekampagnen der Industrie aufsitzen und zu wenig sachliche Information bekommen. Slogans wie „Kinderlähmung ist tödlich, Schluckimpfung süß" sprechen von guten Werbekonzepten, mit sachlicher Aufklärung über die Tatsachen haben sie aber nichts zu tun.

Wenn man sich die Mühe macht, wie der deutsche Internist Gerhard Buchwald, die Hintergründe zu durchleuchten und die Zahlen sprechen zu lassen, kommt man zu ernüchternden und zum Teil entsetzlichen Ergebnissen. Auf seinen Recherchen über 35 Berufsjahre beruht heute im Wesentlichen unser Wissen über die Schattenseite des Impfens. Wobei das bisher Zusammengetragene mit nüchternen Zahlen zu belegen ist. Wenn wir uns in den Bereich der Befürchtungen und Ahnungen vorwagen, wird das

Ganze noch schlimmer. Edward Jenner, der englische Erfinder des Impfens, probierte dieses Verfahren gleich an seiner eigenen Familie aus. Bei seinem Sohn, den er im Alter von zehn Monaten impfte, blieb danach die geistige Entwicklung stehen. Er starb im Alter von 21 Jahren, ohne je aus dem schwachsinnigen Zustand wieder aufgetaucht zu sein. Seine schwangere Frau brachte nach der Impfung ein totes Kind zur Welt, dessen Haut mit pockenähnlichen Blasen übersät war. Von daher wäre ein Verdacht diesem Verfahren gegenüber von Anfang an angebracht gewesen. Immerhin hat noch Edward Jenner selbst auf seinem Sterbebett erkannt, dass er mit der Impfung statt einem Segen ein Monstrum geschaffen hatte.

Wer wie die hermetische Philosophie davon ausgeht, dass im Anfang alles liege, wird von diesem Beginn wenig angetan sein. Leider wissen wir heute in der wissenschaftlichen Medizin noch recht wenig über die Zusammenhänge zwischen den Organsystemen. Diesbezüglich waren uns schon die alten Chinesen mit ihrem Denken in Funktionskreisen voraus. Über die Zusammenhänge zwischen Körper und Seele weiß die Universitätsmedizin noch weniger, wie die etablierte Psychosomatik jederzeit offenbart.

Allerdings geben Schulmediziner mit ihrer Forderung nach Doppelblind-Studien indirekt zu, wie hoch sie den Einfluss der Psyche auf den Körper einschätzen. Denn warum dürfen denn bei diesen Studien weder die Patienten noch die Mediziner wissen, wer mit Placebo und wer mit wirklichen Mitteln behandelt wird? Aus einem einzigen Grund: Weil die Wirkung der Selbstheilungskräfte auf Seiten der Patienten und die Droge Arzt so starken Einfluss auf die Seele der Patienten haben.

Natürlich können wir davon ausgehen, dass Impfen dem Wunsch folgt, sich die Krankheitsbilder der entsprechenden Infektionskrankheiten zu ersparen. Da es sich dabei ausnahmslos um entzündliche Erkrankungen handelt, deren Thema von der deutenden Medizin im Sinne von „Krankheit als Symbol" als in den Körper gesunkener Konflikt entlarvt wird, enthüllt sich im Impfen eine gewisse Konflikt- bzw. Aggressionsfeindlichkeit.

Von daher könnten wir uns anregen lassen, nachzuforschen, ob im Zusammenhang mit zunehmendem Impfen und dem darauf zurückgeführten Zurückgehen der Infektionskrankheiten andere Krankheitsbilder, die mit den Themen Konflikt und Aggression verbunden sind, zugenommen haben.

Das ist leider tatsächlich und sogar in erheblichem Ausmaß der Fall. Wenn wir nun nachschauen, wie und seit wann sich die Allergien entwickelt haben, treten verblüffende und erschreckende zeitliche Parallelen zur Impfentwicklung hervor. Eine der häufigsten Allergien, der Heuschnupfen, wird erstmals 1819 von dem englischen Arzt Bostok erwähnt. Der englische Arzt und Homöopath Blackley schließlich konnte 1873 zeigen, dass dieses Heufieber auf Pollen zurückgeht. Dass das Heufieber in England entdeckt wurde, könnte damit zusammenhängen, dass es hier wirklich begonnen hat. Auf jeden Fall haben hier die Impfungen im Jahre 1796 mit Edward Jenners Entdeckung der Pockenimpfung begonnen und damit die Einbringung fremden Eiweißes in Bereiche menschlichen Bindegewebes und damit des Immunsystems.
Dass das Heu bei alledem nur eine untergeordnete Rolle spielte, war von Anfang an klar, denn die Landbevölkerung hatte zwar am meisten mit dem Heu, aber am wenigsten mit dem Heufieber zu tun. Und sie war in deutlich geringerem Maß geimpft worden als die Stadtbevölkerung, die viel mehr an Heuschnupfen litt. Dass der Heuschnupfen anfangs am häufigsten in den Teenagerjahren begann, hat nach meiner psychosomatischen Auffassung mit dem Durchbruch der Sexualität in dieser Zeit zu tun, findet aber auch eine Parallele mit der zweiten Pockenimpfung im 12. Lebensjahr. Ab 1875 hatte in Deutschland das Reichsimpfgesetz diese Vorgehensweise sanktioniert. Damals gab es nur die Pockenimpfung, heute gibt es eine Vielzahl so genannter Schutzimpfungen und sie werden früh gegeben und wir haben immer mehr Allergien nicht nur gegen Pollen schon in der Kindheit. Viele einzelne Beobachtungen und Untersuchungen verweisen auf diesen Zusammenhang. Anfang des 20. Jahrhunderts war der Heuschnupfen, wie bereits erwähnt, noch äußerst selten, besonders unter der Landbevölkerung. Am meisten trat er in den Städten auf und hier bevorzugt bei Kindern aus den besseren Kreisen. Das aber waren auch genau die damals bevorzugt Geimpften. Denn trotz gesetzlicher Regelungen gab es immer noch ein Stadt-Land-Gefälle und auch eines in sozialer Hinsicht.

Einige Untersucher belegen, dass der enorme Anstieg der Heuallergien unter Kleinkindern in die 1960er-Jahre fällt, in denen „zufällig" auch die Mehrfachimpfungen eine Massenbasis fanden.
Das hier für Heufieber ausgeführte gilt aber in ähnlicher Weise auch für die Situation bei der Neurodermitis, unter der angeblich immerhin zwei Millionen Menschen in Deutschland leiden.

Wie innerhalb des Aggressionsprinzip Symptome verschoben werden können, enthüllt eine schulmedizinische Studie, die belegt, dass Kinder, die in den ersten beiden Lebensjahren eine Antibiotika-Kur bekamen, ein um mehr als 50 % erhöhtes Allergie-Risiko aufweisen. Das Wort Allergie bedeutet „anders reagierend“. Es geht auf das Griechische allos = anders, fremd zurück. Wobei aus den oben angedeuteten und keineswegs bewiesenen Zusammenhängen auch noch nicht hervorgeht, ob dieses immer häufiger werdende Andersreagieren großer Bevölkerungskreise auf das Einbringen fremden Eiweißes oder all der an der Impfung hängenden Bestandteile zurückgeht. Immerhin werden so eine Fülle von Zusatzstoffen mit den Impflüssigkeiten in den Körper gebracht, die eben die Erreger abschwächen und oft auch entsprechenden Reaktionen vorbeugen sollen. Jahrelang erklärte die entsprechende Industrie, dass das von Homöopathen häufig beschuldigte quecksilberhaltige Thiomersal harmlos sei. Erstaunlicherweise wurde es inzwischen mit großem finanziellen Aufwand durch andere Trägerstoffe ersetzt. Von einigen anderen wie Formaldehyd ist bekannt, dass sie nicht nur Allergien, sondern auch Krebs mitauslösen können.

Die Zunahme der Allergien in den letzten dreißig Jahren kann ich selbst aus der Praxis bestätigen, in Zahlen liest sich das so: Als ich Examen machte, musste ich wissen, dass ca. jeder zehnte Bundesbürger allergisch reagiert. Heute geht man bereits davon aus, dass jeder Dritte betroffen ist. Aber es ist eben nicht nur an die Allergien, sondern auch die Autoimmunerkrankungen zu denken, die ebenfalls einen unerklärlichen und erschreckenden Aufwärtstrend aufweisen. Hinzu kommen noch all die im seelischen Bereich sich häufenden Aggressionsprobleme bei Kindern.

Heute nehmen bereits anderthalb Millionen Kinder in Deutschland Psychopharmaka wegen so genannter Hyperaktivität ein. Auf der Ebene urprinzipiellen Denkens wäre ein Zusammenhang zur Aggressionsvermeidung im gesellschaftlichen Leben, das sich eben auch in den Impforgien spiegelt, durchaus denkbar und nahe liegend. Allerdings ist zu bedenken, dass der Zeitraum der zunehmenden Impfungen und Allergien auch genau dem der zunehmenden allopathischen Therapien entspricht. Auch in der Zunahme dieser Unterdrückungsmaßnahmen könnte eine Erklärung für die rasante Allergisierung der Bevölkerung liegen.
Mit dem Aggressionsthema hat auch die staatliche Durchsetzung des Impfzwanges zu tun. In Italien wurde die Zwangsimpfung lange Zeit mit Polizeigewalt erzwungen, später wurden nicht geimpfte Kinder von der Schule ausgeschlossen. In Deutschland, wo der Pockenschutzimpfzwang erst 1983 aufgehoben wurde, avancierte die Polizei jah-

relang ebenfalls zum Helfer der Gesundheitsämter und der Impfstoffe produzierenden Industrie. Heute werden in Österreich Kinder von Wandertagen ausgeschlossen, wenn sie nicht gegen FSME („Zecken") geimpft sind. In der Alpenrepublik blicken wahre Zeckenmonster von Werbeflächen auf die Bevölkerung hernieder und lehren sie das Fürchten bzw. Impfen.

Manchmal gibt es Hoffnungsschimmer. Die Impfung für Kinder gegen FSME wurde von der Herstellerfirma wegen immer wieder auftretender schwerer Fieberschübe zurückgezogen. Selbst die Firma hat erkannt, dass der Schaden durch die Impfung größer ist als der zu erwartende Nutzen und hat Konsequenzen gezogen. Da insbesondere bei kleinen Kindern überhaupt keine Gefahr bestehe, könne man auf die frühe Impfung verzichten, erfuhren die Eltern nun. Erstaunlich, dass das vorher niemandem aufgefallen war, denn bekannt war ja immer, dass es keine Erkrankungen bei Kleinkindern gab.

Im von der Pharmaindustrie unabhängigen deutschen „Arznei-Telegramm" war 1991 zu lesen: „Einem Risiko von 1 : 78.000 durch Erkrankung nach Zeckenbiss in ‚Endemiegebieten' steht nach unseren Daten – ohne Berücksichtigung der erheblichen Dunkelziffer – ein Risiko von Impffolgen unterschiedlichen Schweregrades von 1 : 32.000 gegenüber." Demnach ist die Chance auf eine Nebenwirkung bei der Impfung doppelt so hoch wie die Erkrankungswahrscheinlichkeit nach einem Zeckenbiss.

Ähnliches haben wir vor langer Zeit mit der Polio-Schutzimpfung erlebt: Vor 40 Jahren war die Salk-Impfung die einzige Möglichkeit und wurde Land auf Land ab empfohlen. Obwohl bekannt war, wie gefährlich diese Impfung war, wurde sie weiter von der Ärzteschaft und der Pharma-Industrie verteidigt. Erst als die neue Schluckimpfung zur Verfügung stand, wurde die Gefährlichkeit anerkannt und die Salk-Impfung abgeschafft. Schon damals warnten Kritiker vor der neuen Schluckimpfung, die mit lebenden Erregern arbeitete, dass dadurch noch weit größere Gefahren drohten. Aber sie wurden überhört und ihre Argumente ignoriert. Drei Jahrzehnte später konnte die Weltgesundheitsorganisation WHO die Liste der Gefahren, die bis zu Todesfällen an Polio reichten, nicht mehr länger ignorieren und zog die Schluckimpfung endlich, aber zu spät, zurück.
Zur größten Verblüffung naiver ärztlicher Gemüter wurde nun die alte Salk-Impfung wieder ausgepackt und für ganz harmlos erklärt. Dabei hatte sich am Impfserum nichts geändert, sondern nur die Argumentation der Impfanhänger. Bei dieser Art von irrwit-

ziger Logik verlässt sich die Pharmaindustrie auf das schlechte Gedächtnis der Mediziner und gibt indirekt zu, dass ihre Mittel häufig nur im Vergleich zu noch gefährlicheren sicher seien. Ehrliche Pharmazeuten geben wenigstens zu, dass die Ungefährlichkeit lediglich relativ ist, etwa verglichen mit den Gefahren der Kinderlähmung. Besonders wo wir die Langzeitwirkungen von Impfungen nicht abschätzen können und die Schulmedizin auch kaum Interesse hat, mit den Impfungen auch noch ihre einzige als Vorbeugung zu verkaufende Strategie zu verlieren, wäre Vorsicht geboten. Natürlich ist es peinlich, wenn die moderne Schulmedizin statt Vorbeugung nur Früherkennung zu bieten hat. Aber darum einfach die Problematik des Impfens zu ignorieren, ist keine akzeptable Lösung. Gerade in einer so ungeklärten Situation wäre es ein Gebot der Sicherheit, auf alle kritischen Stimmen zu hören. Im Kreise der Homöopathen gibt es seit langem schlechte Erfahrungen mit Impfungen und ihren Nach- und vor allem Spätfolgen. Sie einfach zu ignorieren, wie alles, was aus Homöopathie-Kreisen kommt, ist gerade in einem Gebiet mit so wenig sicheren Erfahrungen mehr als leichtsinnig.

Immerhin gibt es auch aus schulmedizinischen Kreisen, etwa der Epidemiologen, Hinweise auf einen zeitlichen Zusammenhang zwischen dem massenhaften Auftreten von Autismus und der massenhaft eingesetzten Keuchhustenimpfung in den USA: Daraus haben einige Beobachter auf einen inhaltlichen Zusammenhang zwischen beiden geschlossen. Natürlich ist es immer gefährlich, solch kausale Schlüsse zu wagen. Schließlich wissen wir auch, dass es eine Korrelation zwischen steigendem Benzinverbrauch und Bronchialkrebs gab, ohne dass hier ein innerer Zusammenhang vorlag. Es besteht also immer die Möglichkeit, dass eine bedeutungslose Synchronizität einen inhaltlichen Zusammenhang vortäuscht. Aber auffallend bleibt der Zusammenhang und ist Grund genug, vorsichtiger mit dieser Impfung umzugehen. Immerhin ist Keuchhusten kein lebensbedrohliches Krankheitsbild, während Autismus ein ganzes Leben in nachhaltigste Weise beeinträchtigen kann.

Wie kaum ein anderes Krankheitsbild ist der Autismus geeignet, uns das Fürchten und Staunen zugleich zu lehren: Die Betroffenen leben ganz in ihrer eigenen inneren Welt, sie suchen sozusagen Asyl in ihrem Innern, während das äußere Asyl zu ihrer Verwahrung lediglich die Antwort einer hilflosen Gesellschaft ist, die es grundsätzlich schlecht verträgt, wenn sich jemand von ihr abwendet. Auf der anderen Seite lassen uns Autisten staunen, wenn sie virtuos im Garten pythagoräischer Zahlenwelten beliebig leicht jonglieren. So sind Autisten Versager im Großen und Ganzen und nicht selten Genies in den schmalen Nischen ihrer Zahlenwelten.

Insofern mag es weniger erstaunen, wenn moderne Therapieansätze mit Hilfe des Computers ihnen manchmal wieder zur Kommunikation verhelfen können. Mag es die digitale Welt und innere Zahlenmagie des Computers sein oder die Möglichkeit, Gesetze und Worte in einzelne Buchstaben zu zerlegen und sie umgekehrt aber auch wieder zusammen zu setzen, die die Brücke zwischen den Autisten und unserer Welt für Momente schlägt. Schulmedizinisch wissen wir einfach nicht, was hinter dem Phänomen Autismus steckt, es gibt nicht einmal überzeugende Arbeitshypothesen.

Zurück zum Anfang und den Problemen und Verdachtsmomenten gegen Impfungen: Möglicherweise ist die Einschätzung vieler Homöopathen, die schwere Impffolgen in Körper und Seele finden, Ausdruck eines über lange Zeit wirkenden Phänomens, das dazu beiträgt, Kindern das Leben in dieser Welt schwer zu machen. Vielleicht werden Impfungen von heranwachsenden Organismen als Angriff auf ihre Unversehrtheit und ihre Entwicklungschancen erlebt. Vielleicht laden wir damit unseren Kindern schwerere Hypotheken auf als wir uns im Moment noch vorstellen können.

Nicht Edward Jenner, sondern Ignaz Semmelweis und den Sozialreformern muss unser Dank bezüglich der verbesserten Situation hinsichtlich der großen Seuchen gelten. Relativ sicheren Schutz bieten anstelle der Impfungen körperliche Abhärtung im Sinne eines gut trainierten Immunsystems und eine engagierte Auseinandersetzungsbereitschaft hinsichtlich seelischer und gesellschaftlicher Entwicklungsprobleme. Bezüglich der Abhärtung wäre z.B. an die Kneipp'schen Anwendungen zu denken. Was die Bereitschaft zu mehr Auseinandersetzung mit anstehenden Themen angeht, gibt es keine Rezepte. Empfehlenswert wäre eine Haltung der Offenheit bezüglich der großen Übergänge und Krisen auf dem Lebensweg. Da auch denjenigen, die sich alles ersparen wollen, nichts erspart bleibt, wie das Leben immer wieder so anschaulich vorführt, ist die umgekehrte Einstellung dringend zu empfehlen.

Wer seine Kinder aus solchen und ähnlichen Überlegungen nicht impft, sollte aber unbedingt andere Konsequenzen ziehen, wie sie in dem Impfkapitel des Buches „Krankheit als Sprache der Kinderseele“ beschrieben sind. Hier wird noch ausführlich der Widersinn der modernen Gebärmutterhalskrebs-Impfung abgeleitet. Das allgemeine Thema Impfen ist ausführlich in einem eigenen Kapitel von „Aggression als Chance“ behandelt. Zu den besser und vor allem sicherer schützenden Maßnahmen gehören die in „Aller guten Dinge sind drei“ und auch in diesem Buch in der Rubrik „Säu-

len der Gesundheit" abgehandelten Kapitel über Ernährung, Bewegung und Entspannung.
Trotz der dargestellten kritischen Haltung zu Impfungen würde ich bei einem Mädchen vor der Pubertät immer einen Rötel-Titer bestimmen lassen und – so noch kein Rötelkontakt vorhanden war – zur Impfung als dem kleineren Übel raten.

2.5 Gefahr für Naturheilmittel

In den spirituellen Traditionen der Welt geht man davon aus, dass das Ganze mehr ist als die Summe seiner Teile. Das widerspricht dem Vorgehen der Naturwissenschaft, die jeweils bestrebt ist, das Ganze in möglichst viele seiner Einzelteile zu zerlegen, um so die am besten und stärksten wirkende Komponente zu isolieren. Diesem Weg ist die allopathische pharmazeutische Forschung bis heute verpflichtet, die uns eine (gefährliche) Überfülle von in Deutschland im Augenblick über 80.000 Medikamenten beschert. Diese enorme, für den einzelnen Arzt gar nicht mehr zu überschauende Menge ist allerdings ein eher zufälliges beziehungsweise der Gesetzeslage geschuldetes Phänomen.

Wesentliche Inhaltsstoffe gibt es weit weniger: Mit 2.000 Einzelstoffen ließe sich eine eher bessere Allopathie betreiben, wie die Bespiele einiger Länder gezeigt haben, die sich hier weise Beschränkung auferlegten. In den Ländern, die auch hier reiner Marktwirtschaft huldigen, kommt es auf folgendem Weg zu der ausufernden Fülle: Verschiedene Firmen erforschen, isolieren oder synthetisieren wirksame Einzelstoffe und lassen sich ihre Entdeckungen patentieren. Aus Konkurrenzgründen wollen sie sich aber darauf nicht beschränken und mischen die solcherart aufwendig isolierten Einzelbestandteile wieder zusammen, um so gleichsam künstlich „neue" Medikamente zu schaffen. Diese Mischungen haben sich selten bewährt, steigern aber den Umsatz. Andererseits machen sie das Rezeptieren für Ärzte schwieriger und fast unüberschaubar, zumal nicht nur sinnvolle, sondern auch höchst widersinnige Mischungen von der rührigen Industrie geschaffen werden.

Dem versuchten die Gesetzgeber u.a. auch in Deutschland entgegen zu steuern und verboten – aus gegebenem Anlass und gutem Grund – schlicht Mittel mit zu vielen

Einzelstoffen beziehungsweise behinderten deren Zulassung auf dem Arzneimittelmarkt. Damit wurde zwar einem Missbrauch entgegen gewirkt aber – wohl unabsichtlich – das Kind mit dem Bade ausgeschüttet. Denn alle Naturmittel sind ja letztlich unendlich umfangreiche Mischungen aus Gottes unüberschaubar großer Apotheke. Nun sind zwar Präparate aus einzelnen Pflanzen durchaus noch zulassungsfähig, obwohl diese ja auch aus einer im Einzelfall gar nicht zu durchschauenden Fülle von Einzelkomponenten bestehen, aber die vielfältigen Mischungen der alten Medizintraditionen finden keine Gnade mehr vor den strengen Augen der Zulassungsbehörden. Obwohl sich die entsprechenden Gesetze ursprünglich gar nicht auf diesen Bereich der Naturmittel bezogen, behindern sie ihn heute massiv. So kommt es z.B., dass das weit und breit einzige Mittel, das wirklich spürbar und nachweislich gegen Durchblutungsstörungen hilft und der Arteriosklerose, der Volkskrankheit Nummer eins, entgegen wirkt, Padma 28, in Deutschland praktisch kaum Zulassungschancen hat. Es ist eine Mischung – eben die Mischung Nr. 28 – aus dem uralten Schatz der tibetischen Volksmedizin. Ein Glück, dass Länder wie die Schweiz hier weiter denken und das Mittel so überhaupt, wenn auch nur auf Umwegen, erhältlich ist.

Die tibetischen Medizinlamas gingen einen gänzlich anderen Weg als die schulmedizinischen Forscher:

Anstatt wie diese zu versuchen, Gottes Schöpfung zu verbessern, sie in ihre Bestandteile zu zerlegen und dann nach eigenem Gutdünken wieder neu (und meist weniger günstig) zusammen zu mischen, vertrauten sie darauf, dass Seine Schöpfung vollkommen ist und alles enthält, was wir brauchen, um uns gesund zu erhalten beziehungsweise wieder gesund zu werden. Ganz dem Denken eines Paracelsus entsprechend, der wusste, dass gegen jedes Leiden ein Kraut gewachsen sei, verließen sie sich darauf, die richtigen Kräuter zu finden und – in einem Zustand tranceartiger Innenschau – in der richtigen Mischung zusammen zu stellen. Ähnlich machen es fast alle Vertreter archaischer Volksmedizin-Systeme wie die Cuanderos Lateinamerikas.
So entstanden Mittel, die über die Jahrtausende ihre Wirksamkeit bewiesen und auf der Fülle der natürlichen Pflanzen und ihren unüberschaubar vielen Inhaltsstoffen beruhen. Anstatt solche Mittel, die in der Regel deutlich billiger sind, weil sie von alleine wachsen und nicht mit komplizierten Analysen und anschließenden ebenso aufwendigen industriellen Verfahren synthetisiert werden müssen, zu fördern, werden sie heute (jedenfalls in Deutschland) behindert.

Dabei ist ihre Überlegenheit oft nicht nur eine finanzielle, sondern eine ausgesprochen grundsätzliche:

Während nämlich die Halbwertzeit des schulmedizinischen Wissens ausgesprochen kurz ist, kann die tibetische wie auch die indisch-ayurvedische oder die chinesische Medizin auf eine ungebrochene Tradition durch die Jahrtausende zurück blicken und somit auf eine enorm lange Halbwertszeit ihres Wissens verweisen. Würde ich dagegen heute noch die schulmedizinischen Mittel verschreiben, die ich vor gut 30 Jahren herunterbeten musste, um mein Examen zu bestehen, würde ich mich wenn nicht strafbar, so doch schuldig machen. Vieles ist davon inzwischen wegen erwiesener Schädlichkeit und entsprechenden Todesfällen längst wieder aus dem Verkehr gezogen. Das als positiven Beleg für die Geschwindigkeit unseres Fortschrittes zu sehen, ist naiv, denn genauso gut könnte man sagen: „Was heute geschluckt wird, ist morgen verboten, aber heute schon schädlich."
Wer erlebt hat, wie ihm als Kind bei der Schuhanprobe die Füße geröntgt wurden oder wer in der Schulzeit wiederholt vor Durchleuchtungsschirmen sekunden- bis minutenlang hochenergetischen Strahlen ausgesetzt wurde, sollte sein Vertrauen zu den schulmedizinischen Methoden und Pharmaka überdenken, ohne es allerdings grundsätzlich aufzugeben. Vorsicht ist allemal besser als Nachsehen.

Am Anfang wird von schulmedizinischer Seite fast immer der Nutzen neuer Verfahren und Mittel über- und deren Gefahrenpotential unterschätzt. Nur so ist es zu verstehen, wie sorglos jahrzehntelang mit Röntgen- und anderen hochenergetischen Strahlen herumgespielt wurde oder wie lange ein Mittel wie Contergan noch verabreicht wurde, nachdem der Verdacht auf kindliche Missbildungen schon im Raum stand.

Auch die Argumentationsstrategien der Schulmedizin und ihrer Pharmaforscher sind durchaus bedenkenswert: Als Beispiel sei hier nochmals die alte Salk-Impfung gegen Kinderlähmung erwähnt, die seinerzeit wegen ihrer hohen Problematik durch die angeblich völlig harmlose Schluckimpfung ersetzt wurde. Nachdem diese nun in zwei Jahrzehnten ihrer geradezu heftigen Propagierung Zeit bekam, ihre erhebliche Gefährlichkeit unter Beweis zu stellen, wurde sie endlich und viel zu spät von der WHO wieder zurückgezogen. Was aber noch erstaunlicher anmutet, ist, dass jetzt wieder die alte Salk-Impfung ausgepackt und natürlich als harmlos hingestellt wird. Das ist nur insofern verständlich, als bei entsprechender Ehrlichkeit der Ärzte wohl keine Mutter ihr Kind einem Impfstoff aussetzen würde, den die Schulmediziner vor 20 Jahren selbst als ausgesprochen problematisch einschätzten. Diese – milde gesagt – fragwürdige Strategie wird mit Sicherheit und hohem Werbeetat der Pharmaindustrie in Bezug auf die Ärzte so lange durchgehalten, bis ein Unternehmen wieder eine Alternative bietet, die anfangs bestimmt als völlig harmlos hingestellt wird, bis sich nach einigen Jahrzehnten und somit wieder viel zu spät als das Gegenteil herausstellt.

Dass bei uns noch Mittel auf dem Markt sind, die in den USA mit ihren strengeren Bestimmungen seit Jahren wegen „erwiesener" Gefährlichkeit und Todesfällen verboten sind, ist nur der großen Macht der Pharmaindustrie zu danken, die (un-)verständlicherweise ihre Produkte bis zum Letzten verteidigt.
Verständlich ist das aus wirtschaftlicher, unverständlich aus humanistischer Perspektive. Verglichen mit dem relativ schnellen Wechsel der jeweils gültigen Wahrheiten in der Schulmedizin sind die alten Medizin-Traditionen von beeindruckender Verlässlichkeit. So ist es nicht verwunderlich, wenn sich immer mehr Menschen von der Schulmedizin abwenden und verlässlichere Hilfe bei diesen Traditionen suchen, die die Schöpfung respektieren, anstatt sie verbessern zu wollen, die mit der Natur statt gegen sie arbeiten. Dass die Gesetzgebung selbst noch über Wege, die eigentlich die gröbsten Auswüchse der Praktiken der Pharmaindustrie beschneiden sollten, diese Ansätze behindert, ist eigentlich nur als Ironie zu verstehen. Nicht selten aber findet sich hinter solchen Ironien und scheinbaren Zufällen bei genauerer Betrachtung dann doch noch System. Das Beruhigende an der heutigen Situation ist, dass sich die Wahrheit in einer Zeit der Globalisierung immer schneller durchsetzt und die Durchlöcherung der Grenzen Auswege eröffnet.

Das in Indonesien seit Jahrhunderten bei schweren Krankheitsbildern erprobte tiefrote Bua Merah Öl, das dort schon eine unendlich lange Kette von wundervollen Ergebnissen gebracht hat und selbstverständlich anerkannt wird, ist in der EU „natürlich" verboten. In großer Höhe in Papua Neuginea wachsend, ist dieses intensivste und roteste Öl, das ich je gesehen und geschmeckt habe, natürlich nicht patentierbar und damit für die Pharmaindustrie uninteressant und eher konkurrenzmäßig bedrohlich. Aber ein geschickter österreichischer Unternehmer, der schon Stevia ursprünglich als Lampenöl eingeführt hatte, konnte es nun doch als Ritualöl, das es tatsächlich auch ist, einführen. Als solches ist es dank Internet überall in Europa zu bekommen.

Was sich Deutsche im eigenen Land nur erschwert beschaffen können, kommt – wie auch im Fall der tibetischen Padma-Produkte – natürlich doch herein, ganz abgesehen

davon, dass man sich jedes ausländische Mittel auch über die heimische Apotheke beschaffen kann, auch wenn die dann manchmal Phantasiepreise dafür berechnet und dabei auch noch das Recht auf ihrer Seite hat.
Noch beruhigender aber erscheint mir die Tatsache, dass sich allmählich die Ansicht der spirituellen Traditionen bei immer mehr Menschen durchzusetzen scheint, dass es nämlich nicht darum geht, die Schöpfung zu überarbeiten und zu verbessern, sondern sie in ihrem Wirken zu durchschauen und zu respektieren. Langfristig haben sich nämlich Gottes Mischungen noch immer als die besseren erwiesen, gefolgt von denen, die Menschen zusammenstellten, die versuchten, sich Gott zu nähern und seine Wege nachzuvollziehen, wie etwa die erwähnten Medizinlamas oder Cuanderos.
Das homöopathische Mittel Carduus marianus, die Mariendistel etwa, hat sich lange Zeit bei bestimmten Menschen und ihren bestimmten Leberproblemen bewährt, und es besteht natürlich aus einer Verschüttelung der ganzen Mariendistelpflanze. Als eine Firma daran ging, es zu analysieren und das wichtigste Alkaloid daraus zu isolieren, um es als Legalon auf den Markt zu bringen, hatte die Schulmedizin endlich auch ein Lebermittel, das wenigstens ein bisschen half. Dass die ganze Silberdistel (als homöopathisches Carduus marianus) ungleich mehr vermag, wenn sie in der richtigen Situation und der richtigen Potenz gegeben wird, weiß jeder Homöopath. Dass Schulmediziner das manchmal bestreiten, geschieht in der Regel aus Unwissenheit, denn während alle homöopathischen Ärzte auch Schulmedizin studiert haben (müssen), versteht kaum ein Schulmediziner etwas von Homöopathie. Verstünde er etwas davon, wäre er – aller Erfahrung nach – schon gar kein Schulmediziner mehr. Das hindert letztere aber oft nicht, trotzdem darüber zu reden, und besonders dreiste Medizyniker bringen ihre von keinerlei Wissen getrübten Gedanken bezüglich Homöopathie sogar zu Papier.

Das widerfährt inzwischen auch zunehmend den uralten und eigentlich ehrwürdigen Medizintraditionen alter Kulturen. Leider gibt es noch immer medizinische Zeitungen, die jedem Arzt unaufgefordert und unabstellbar ins Haus flattern, wahre Müllberge verursachen und es nicht für nötig halten, Vertreter der jeweiligen Tradition über dieselbe berichten zu lassen, sondern Schulmediziner – meist im Professorenrang – ermuntern, sich diesbezüglich zu blamieren. Dass das noch immer möglich ist, mag bedeuten, dass noch immer eine Mediziner-Mehrheit unfähig ist, solch einfache Zusammenhänge zu durchschauen.
Vielleicht heißt es aber auch nur, dass inzwischen schon eine Mehrheit der Kollegen die entsprechenden Zeitungen ungelesen entsorgt – dann aber hätten wir hier ein bedenkenswertes Umweltverschmutzungsthema.

Abgesehen von solchen Überlegungen droht den Naturheilmitteln ständig Gefahr, einfach weil Mutter Natur keine Lobby hat, die ihre Interessen vertritt. Der sogenannte Codex alimentarius wäre solch eine Möglichkeit, rasch und flächendeckend die Natur-Heil-Medizin zu be- und sogar zu verhindern.

Die Frage ist:

Warum lassen wir es uns gefallen, dass diese erprobten verlässlichen und vergleichsweise nebenwirkungsarmen Heilmittel in regelmäßigen Abständen in Frage gestellt und bedroht werden, obwohl über 80 % der deutschen Bevölkerung laut Umfrage auf naturheilkundliche Hilfen großen Wert legen? Hier zeichnet sich nicht nur ein Medizin- sondern auch ein Demokratieproblem ab.
Eine Abstimmung in der Bevölkerung würde der Schulmedizin sicher das gleiche Desaster wie in der Schweiz bescheren. Was aber, wenn plötzlich alles bezahlt würde oder später dann – aus Kostengründen nichts mehr? Über 80 % der Menschen wollen heute schon ganzheitliche Methoden bei sich angewandt wissen. Und die Patienten stimmen schon jetzt mit den Füßen ab. Während die Schulmediziner in diesen schweren Zeiten ächzen, tun sich diejenigen mit ganzheitlichen Ansätzen persönlich gesundheitlich, aber auch wirtschaftlich viel leichter.

2.6. Die Grippewelle rollt und rollt

Alle Jahre wieder verkünden Presse, Funk und Fernsehen eine neuerliche Grippewelle, und Millionen machen fast regelmäßig mit. Um diesem höchst unerfreulichen Geschehen entgegenzuwirken, wäre es notwendig, das zu Grunde liegende Prinzip zu verstehen.

In den letzten Jahren kam es sogar noch zu einer erheblichen Steigerung der Hysterie. Nach SARS, der gefährlichen asiatischen Lungenentzündung, die wir vor einigen Jahren nur knapp überlebt haben, der Vogelgrippe, der wir haarscharf entronnen sind, indem wir uns des Vögelns mit Vögeln komplett enthielten, hat sich die Zunft der Panik-Macher Neues einfallen lassen: Die Schweine-Grippe. Immerhin ist diese nun von Mensch zu Mensch übertragbar und man muss nicht mehr – wie noch bei der

Vogelgrippe – am Verstand der Panikmacher zweifeln. Ob uns dieses neue, an alle verfügbaren Wände gemalte Grauen wirklich bedroht, darf bezweifelt werden. Sicher bedrohlich ist dagegen die akute Angstkampagne, die – wie die vergangenen – den Effekt hat, Menschen nicht nur gefügig für die (Impf- und Pharma-)Politik der Angstverbreiter zu machen, sondern auch immunologisch anfälliger.

Ein paar schlichte Fakten: In „normalen" Jahren sterben jährlich in Deutschland zwischen 5.000 bis 8.000 Menschen an „normaler" Grippe. Die Grippewelle Anfang 2005 hat – laut Robert Koch-Institut – in Deutschland 15.000 bis 20.000 Leben gekostet. In Mexiko gab es Wochen nach dem Beginn des medial verkündeten Infernos gesichert 43 Tote, in Kanada einen. Bei der Kanadierin ist sicher, dass sie vorher schon chronisch krank war, bei den Mexikanern ist all das unklar.
Dem stehen jährlich 17.000 Todesfälle durch vermeidbare Fehler im Krankenhaus gegenüber, neben 25.000 Tote durch Nebenwirkungen von schulmedizinischen Medikamenten allein in Deutschland. All diese – über 40.000 – Menschen wären hierzulande nicht gestorben, hätten sie diese Medikamente nicht genommen und die Mediziner diese Fehler nicht gemacht.
Darauf könnte man von Seiten der Presse auch mal hinweisen, aber macht es überhaupt wirklich Sinn, Angst und Panik zu schüren? Ärztlich gesehen keinesfalls! Was wir bräuchten, ist im Gegenteil besonders in Grippezeiten Abwehrsteigerung.

Jeder hat bei Grippewellen – den medial inszenierten oder den alljährlich gewohnten – seine Schuldigen: Für die Schulmediziner sind es die gemeingefährlichen Viren, vor denen sie uns nur unter größtem Einsatz ihres Arsenals an Impfungen und Medikamenten wie Tamiflu gerade noch immer knapp retten können. Wie bereits geschildert, sagte einer der behördlichen Prüfer bei der Zulassung von Tamiflu, „ein Placebo mit gefährlichen Nebenwirkungen". Der Mann konnte natürlich sofort ersetzt werden.
Die Leute von Attac fanden ihren Schuldigen in einer großen mexikanischen Schweinemästerei, wo unter unmenschlichen Bedingungen Tiere zur Schlachtreife gequält werden und wo sich – bei großem Aufwand an Chemie – rascher Resistenzen und Mutationen ergeben.

Aber ganz unabhängig von den Schuldigen wäre die Lösung eigentlich doch einfach: Nach BSE, Vogelgrippe, Schweinepest und –grippe könnten wir aufhören, (zumindest in diesem Ausmaß) Fleisch zu essen. Damit ersparten wir uns auch gleich all die Stress- und Angsthormone, die bei der üblich gewordenen Großschlachtung im Fleisch stecken. Die Tiere sehen dem Elend ihrer Artgenossen lange ins Auge bis sie selbst dran kommen. Sie sterben in der größten vorstellbaren Angst. Hier dürfte ein wesentlicher Beitrag zu den vielen modernen Panikattacken liegen. Moderne Menschen essen Angst ohne es zu ahnen. Wer es jetzt weiß, könnte es immerhin nun einfach lassen. Ich persönlich verzichte seit 35 Jahren auf Fleisch und die Teilnahme an Grippewellen. Wobei es für letzteres noch andere Gründe gibt und braucht.

Wir könnten unsere Situation bessern und die Abwehrkraft erheblich steigern, wenn wir wegen der unübersehbaren Nebenwirkungen – wo immer möglich – die Pharmaka der Schulmedizin meiden, aber auch ihre Impfungen und das Industriefutter der Nahrungsmittelindustrie, wie auch auf Panik spezialisierte Presseorgane. Stattdessen sollten wir uns und unserem Immunsystem gut tun, für Entspannung sorgen und Regeneration, regelmäßige Fastenzeiten einplanen und all die Übergänge des Jahres mit Festen und bewussten Ritualen feiern.

Ein paar einfache Tipps zur Vermeidung von Grippe in den Übergangszeiten: Halten Sie Mittagsschlaf oder – besser noch –"Tiefenentspannung". Sorgen Sie überhaupt für genug Regenerations-Zeit. Sehr gut wäre auch eine tägliche halbe Stunde Bewegung im Sauerstoffgleichgewicht. Bringen Sie genug Wachstumshormon (HGH) in Ihr Leben, in dem Sie nächtlich 12 Stunden fasten: also nach dem Abendessen nichts mehr knabbern! Sorgen Sie für ausreichend Wohlfühlhormon Serotonin mit dem morgendlichen Löffel der weiter entwickelten Rohkost „Take me" auf nüchternen Magen (www.heilkundeinstitut.at). Lernen Sie die Spielregeln im Spiel des Lebens, fangen Sie an zu deuten und verstehen Sie ihre Symptome als Chancen, seelisch zu wachsen. Wenn Ihre Stimmung, Ihr Erfolg und Ihre Zufriedenheit steigen, wächst auch die Abwehrkraft. Und das ist es, was wir in Grippezeiten bräuchten.

Lassen Sie uns nach dieser herben Einstimmung zur „normalen" Grippe zurückkehren, aber was ist schon „normal". Eigentlich gehört die Grippe nicht zu den Lebensübergängen. Bisher ist die Frage schulmedizinisch ziemlich ungeklärt, warum immer wieder dieselben Leute bei der Grippewelle mitmachen. Und andererseits natürlich auch, warum andere kaum je oder nur ausnahmsweise daran teilnehmen.
Die Schulmedizin stellt derartige Fragen tatsächlich gar nicht und wird folglich auch keine Antworten darauf finden. Man verlässt sich auf die Grippeimpfung beziehungsweise preist sie praktisch als das Heilmittel schlechthin. Noch zu Zeiten meines Studiums erschien dieses Vorgehen besonders lächerlich, da die Medizin damals mit den

Erregern der letzten Grippeepidemie impfte, was die Erreger der jeweils akuten Welle natürlich nicht im Geringsten berührte. Zu diesen Zeiten nützte die Grippeimpfung also prinzipiell und ausschließlich Medizinern und der Impfstoff produzierenden Industrie. Heute wird dank Mithilfe der WHO immerhin gegen die aktuell zu erwartenden Grippeerreger immunisiert. Leider nützt auch das der großen Mehrheit der Menschen wenig, wie ein Blick in die Praxen zeigt. Es erkranken Geimpfte wie auch Ungeimpfte, letztlich einfach alle, die die Nase voll haben, beziehungsweise verschnupft sind. Vor allem liegt das daran, dass die Allermeisten gar nicht an der echten Grippe, gegen die geimpft wird, erkranken, sondern an harmlosen Erkältungen. Zum anderen nützt auch diese Impfung, wenn überhaupt, viel weniger als sich ihre Befürworter gerne einbilden. Impfen ist – wie schon besprochen – generell problematischer als wir uns eingestehen.

Der beste Effekt der auf breiter Front und im großen Stil propagierten Impfkampagnen liegt noch im Glauben der Leute, dass sie dadurch geschützt seien. Der Glaube kann bekanntlich Berge versetzen, und so haben wir hier eine Art Placebowirkung, die generell in der Medizin unterschätzt wird. Sie kann uns natürlich nur recht sein.

Bei genauerer Betrachtung hat die landläufige Erkältung weniger mit physischer Kälte zu tun als der Name annehmen lässt. Denn wäre es äußere Kälte, die krank machte, müssten Skifahrer im Januar praktisch immerzu erkältet sein. Wäre es der häufig ebenfalls beschuldigte Zug, machte er wohl Windsurfer und Segler zu ständigen Opfern von Erkältungen. Tatsächlich sind sie aber – jedenfalls solange ihnen ihr Sport Spaß macht – geradezu zauberhaft geschützt. Schließlich müssten auch frisch Verliebte, die häufig – nur mangelhaft bekleidet – recht lange miteinander in freier Natur verweilen, ständig unter Schnupfen leiden. An ihnen aber wird besonders klar, warum das nicht und eigentlich nie der Fall ist. Solange sie nämlich heiß aufeinander sind, kann ihnen die äußere Kälte gar nichts anhaben. Kälte und Zug werden erst gefährlich, wenn eine entsprechende innere Situation hinzukommt. Fühlt man sich in der Kälte allein oder draußen im Zug stehen gelassen, kann diese Situation sehr wohl in eine Erkältung münden.

Der springende Punkt liegt in der inneren Einstellung zum Leben. Solange jemand auf jeden neuen Tag brennt und Feuer und Flamme für die Themen seines Lebens ist, kann ihm kein Erkältungsvirus etwas anhaben. Wenn ihn aber sein Leben kalt lässt, wird den Erregern Tür und Tor geöffnet und das Terrain bereitet. „Die Nase" im übertragenen

Sinne „voll" zu haben und „verschnupft" zu sein, ist geradezu eine Einladung an die verschiedensten Erkältungs- beziehungsweise Rhinoviren.

Die Sprache ist diesbezüglich sehr ehrlich: „Ich habe mir die Grippe geholt" oder noch direkter „Ich habe mir da etwas aufgeschnappt". Hier drängt sich die Frage auf: Warum holen sich Menschen scharenweise etwas derart Unangenehmes? Die Antwort im Sinne von „Krankheit als Symbol" ist einfach: Wer sich seine seelische Situation nicht eingesteht, sich nicht bewusst macht, wie kalt ihn sein momentanes Leben lässt, zwingt unbewusst seinen Körper dazu, einzuspringen und zur Bühne für jene Stücke zu werden, die im Bewusstsein verweigert werden.
Auf dieser Körperbühne kann er – im Rahmen der Krankheitsbilder-Deutung – ablesen, was mit ihm los ist: Er hat die Nase voll und kann nicht(s) mehr riechen. Es schmeckt ihm auch nichts mehr, weil er das Aroma nicht mehr über die Nase wahrnehmen kann. Sein Hals schwillt zu bzw. die Mandeln an, er kann nichts mehr schlucken, oder jedenfalls tut ihm jedes Schlucken weh. Seine geröteten und angestrengten Augen würde er am liebsten zumachen, um nichts mehr sehen zu müssen. Die Ohren sind wie belegt, weil ihre Verbindung zum Rachenraum zuschwillt, und am liebsten würde er auch gar nichts mehr hören. Die Decke über den Kopf, sich verkriechen und nichts mehr hören und sehen, lautet die uneingestandene Devise.
Das einzige, was aus dieser Situation von Rückzug und Verbarrikadierung noch nach draußen dringt, sind aggressive Äußerungen wie etwa lautes Husten und Niesen. „Jemandem etwas husten" heißt nichts anderes als seine Aggressionen auszudrücken und den Betreffenden die Meinung zu sagen, wie der ehrliche Volksmund bekennt. Hustenstöße und bellender aggressiver Reizhusten enthüllen die Thematik hinter diesen explosionsartigen Entladungen. Lautes Schnauben beim Putzen der laufenden Nase zeugt nicht von bewusster Wut, aber von jenem Sekret, das die Nase und damit den „guten Riecher" restlos blockiert. Hier hat jemand die Witterung verloren und ist damit in Gefahr, von der Fährte seines Lebensweges abzuweichen.

Wenn beim Niesen unzählige Tröpfchen die Nase mit der Geschwindigkeit von Gewehrkugeln verlassen, wie Schulmediziner dankenswerter Weise nachmessen ließen, liegt das Aggressionsthema – im wahrsten Sinne des Wortes – in der Luft. Jemanden anzuniesen oder zu husten, ist immer ein aggressiver Akt, ob man es sich eingesteht oder nicht. Mancher Grippepatient wird sich auch wie nach einer Schlägerei fühlen, so zerschlagen fühlt sich sein ganzer Körper an. Obendrein klingt die Stimme, als hätte ihr Besitzer wie am Spieß gebrüllt. Zerschlagenheitsgefühl und Heiserkeit vertiefen den Eindruck unbewusster aggressiver Äußerungen zusätzlich. Die Schulmedizin spricht in diesem Zusammenhang von durch Erreger – zumeist so genannten Rhinoviren – ausgelösten Entzündungen.

Schauen wir auf das Geschehen dahinter, finden wir bei Entzündungen unbewusste Konflikte, schließlich handelt es sich um einen Kampf der körpereigenen Abwehr mit den Erregern.
Im Nasenbereich handelt es sich um eine Rhinitis, auf der Mandelebene um eine Tonsillitis, im Rachenraum um Pharyngitis, im Kehlkopf um Laryngitis. Selbst die Bronchien können im Sinne der Bronchitis mitbetroffen sein und so verdeutlichen, dass sich auch im Austausch- und Kontaktorgan Lunge ein Konflikt verkörpert hat und ein Stellvertreterkrieg tobt. All diese lateinischen Ausdrücke haben gemeinsam, dass sie wenig erklären und gar nichts lösen, aber doch immerhin zeigen, dass es sich hier in allen Fällen grundsätzlich um dieselbe Aggressionsthematik handelt.
Konflikte, beziehungsweise ihre körperliche Entsprechung der Entzündungen, deuten an, wie wenig bewusst gekämpft wird und wie sehr der Körper als Arena für die aggressiven Themen herhalten muss. Das Ausmaß der Beteiligung an der jeweiligen Grippewelle zeigt, wie wenig Konfliktbereitschaft insgesamt in einer Gesellschaft vorhanden ist. In einem Land wie Deutschland sind – unabhängig von ihrer politischen Ausrichtung – die meisten konservativ und hoffen, dass nichts passiert. Das aber würde bedeuten, dass alles so weitergeht wie bisher. Die Wirklichkeit läuft aber gänzlich anders. Schon der griechische Philosoph Heraklit erkannte mit seinem berühmten *panta rhei*:, dass alles fließt. Wer sich seinem Lebensfluss anvertraut und folglich in ihm geborgen ist, bleibt denn auch vor Erkältungen verschont – ihn macht das Leben mit seinen Veränderungen geradezu an.

Bei vielen scheint aber schon der Wechsel der Jahreszeiten zu genügen, um dichtzumachen und sich beleidigt (auf die Grippeposition) zurückzuziehen und solcherart das (eigene) Leben zu boykottieren. Wie verbreitet diese Konfliktfeindlichkeit ist, wird der erleben, der sich zu einer weiten Reise in die äußere oder etwa im Rahmen einer vierwöchigen Intensiv-Psychotherapie auch in die innere Welt aufmacht. Die zu Hause Bleibenden werden ihm zum Abschied fast einstimmig wünschen: Hoffentlich passiert nichts! Dann bräuchte er allerdings gar nicht erst zu reisen – weder nach außen noch erst recht nach innen.
Wer sich vom Leben und seinen Herausforderungen nicht mehr erregen lässt, läuft Gefahr, sich stellvertretend Erregern zu öffnen.

Wo heiße Themen und brennende Konflikte vorhanden sind, brauchen sie Ausdrucksmöglichkeiten. Wenn wir sie ihnen nicht freiwillig einräumen, wird der Körper zur Bühne für jene Stücke, die das Bewusstsein nicht wahrhaben und erst recht nicht spielen will.
Wie sehr die Erkältung mit der Bewusstseinsebene der Verschlossenheit, des Rückzuges und des innerlichen Erkaltetseins zu tun hat, zeigen indirekt unsere Abwehrmaßnahmen. Kaum haben wir uns etwas „aufgeschnappt", führen wir allerlei bewährte Hausmittel ins Feld. Angefangen von heißem (Jager-)Tee über Glühwein bis zum steifen Grog reicht die Phalanx der bewährten trinkbaren Grippewaffen. Gesundheitsbewusstere Menschen neigen zu ansteigenden Fußbädern und holen sich die fehlende innere Wärme über die Reflexzonen der Füße herein, um der Grippe solcherart Paroli zu bieten. Die sicherste Methode im Kampf mit der Kälte des Lebens ist aber das innere Feuer der Begeisterung. Kaum wird man in eine heiße Diskussion verwickelt oder in ein begeisterndes Konzert geschleppt, lässt die schlimmste Erkältung schlagartig nach. Oft reicht schon die letzte Folge einer Fortsetzungsserie im Fernsehen, um die so genannte „Grippe" zu vertreiben. Man wechselt die Bewusstseinsebene von „Nase voll" auf „Feuer und Flamme" und schon passt sich der Körper – fast beliebig – der neuen Situation an. Die Atemwege öffnen sich jetzt wieder bereitwillig, weil man neuerlich in Kommunikation mit der Welt tritt und sich von irgendeinem Aspekt des Lebens begeistern lässt. Kaum ist aber der Film zu Ende, erinnert man sich seiner ursprünglichen Grippesituation mit ihrer Verschlossenheit gegenüber der Welt, und schon kehren die Symptome – meist in Sekundenschnelle – wieder zurück.

Nun sind all die hier angeführten Methoden zwar erfolgreich, aber ihrem Wesen nach allopathisch. Im Sinne von „Krankheit als Symbol" wäre es noch sinnvoller, die drohende „Grippe" als Hinweis auf ein seelisches Verschnupftsein zu deuten und sich dort dem Konflikt zu stellen, wo er ansteht, etwa in der Firma oder in der Partnerschaft. Wenn ich mir dort Luft und Raum verschaffe und mutig und ehrlich zu meinen Bedürfnissen stehe, ist die Chance, echte Vorbeugung zu betreiben, groß, und die Wahrscheinlichkeit, an der nächsten Erkältungswelle teilzunehmen, geht zurück. Wenn ich mich über die Begeisterung für die Partnerin oder den anstehenden Urlaub aus der Erkältung davon stehle, habe ich zwar kurzfristig meine Ruhe, aber langfristig ändert sich nichts (z.B. an einer entwicklungsfeindlichen Arbeitssituation). Es wäre viel wirksamer und auch ehrlicher, denjenigen etwas zu husten, denen man schon lange die Meinung sagen wollte, als das Thema in die eigene Lunge zu verschieben. Auch ist es zielführender, um den eigenen (Lebens-)Raum offensiv und mutig zu kämpfen, als sich die Herausforderungen scheinheilig vom Leib zu halten nach dem Motto: „Komm mir nicht zu nahe, ich bin erkältet", oder indem man Burgen aus Papiertaschentüchern auf dem Schreibtisch baut, um so alle Zudringlichen abzuschrecken. Das Konzept der Abschreckung wirkt zwar – fast so sicher wie die Pestkreuze früherer Zeiten – aber es hat natürlich weder einen grundsätzlichen noch einen dauerhaften Effekt auf weitere anstehende Konfliktsituationen in der Zukunft.

Auf Dauer kann man sich Herausforderungen kaum vom Leibe halten.

Wer sich dagegen anstehenden Herausforderungen bereitwillig stellt und Lösungen geradezu entgegenfiebert, wird seinem Immunsystem entsprechende Kämpfe auf Körperebene ersparen. Es spricht alles dafür, dass eine mutige und offene Lebenseinstellung das Abwehrsystem in verblüffender Weise stärkt. Eine starke Armee braucht erfahrungsgemäß kaum zu kämpfen, und wer wirklich stark ist, braucht das auch nicht dauernd unter Beweis zu stellen. Insofern wäre also eine seelische Grippeimpfung durchaus möglich und sogar verblüffend wirksam. Niemand müsste an Grippewellen teilnehmen, und so wie man jederzeit aussteigen kann, wäre es auch möglich, schon gleich gar nicht mehr darauf einzusteigen.

Gesundheit kann genauso ansteckend sein wie Krankheit und ist vielmehr eine Sache der inneren Einstellung als der äußeren Umstände.

Diese sind oft schwieriger zu ändern als die Haltung zu ihnen, und die Erreger gehören natürlich auch hier her. Wären die Erreger die entscheidende Ursache, müssten alle praktischen Ärzte immer erkältet sein, da ihnen ja ständig von ihren Patienten genügend Grippeviren mitgebracht werden. Aber auch praktische Ärzte erkälten sich zum Glück nur, wenn sie die Nase voll haben und verschnupft sind.

An einem scheinbar so banalen Thema wie der landläufigen Grippe lässt sich also eine Menge über eines der zentralen Probleme unserer Zeit erfahren: Aggression und unseren Umgang damit. Wir verabscheuen die ganze damit im Zusammenhang stehende Thematik und tun alles dafür, sie aus unserem Leben zu verbannen. Bei genauer Betrachtung aber haben wir eben nur die Wahl, ob wir die Konflikte in Gestalt von Auseinandersetzungen im sozialen Bereich oder eben auf der Ebene des Körpers als Entzündung leben wollen. Der Gedanke, das Aggressionsthema ganz zu beseitigen, verkennt dessen urprinzipiellen Charakter.

Und wie jedes Urprinzip hat auch das der Aggression erlöste und weniger erlöste Ebenen. Ohne gesunde Aggression gäbe es beispielsweise keine Geburt und keinen Frühling, keine Neuanfänge und keine Entscheidungen. Wer mutig die heißen Eisen in seinem Leben anpackt, die sich ergebenden Herausforderungen konfrontiert und die anstehenden Aufgaben in Angriff nimmt, lebt seine Aggression in erlöster Form. Wer das allerdings verweigert, muss damit rechnen, dass sie sich auf unerlösten Ebenen Geltung verschafft. Die Erkältung ist da noch eines der harmloseren Symptome. Wenn solch an sich wenig schwere Krankheitsbilder konsequent unterdrückt werden, neigt der Organismus dazu, das Problem in Richtung schwerer Infektionen oder Schmerzzustände weiter eskalieren zu lassen. Je weiter wir ein Urprinzip wie das der Aggression verdrängen und aus unserem Bewusstsein verbannen, desto unberechenbarer wird es und desto gefährlicher eskaliert es.

Insofern wäre es nahe liegend, sich gleich bei der ersten Aufforderung mutig zu stellen. So kann uns bereits ein vergleichsweise kleines und medizinisch unbedeutendes Krankheitsbild wie die Erkältung in die Geheimnisse der Aggression und der Urprinzipien im Allgemeinen einführen.

2.7. Die Haut und ihre Be-Deutung

Auch wenn die Haut gar nicht zu übersehen ist, wird doch oft übersehen, dass sie unser größtes Organ darstellt. Sie ist darüber hinaus unsere Visitenkarte, die wir der Welt präsentieren und notgedrungen bei jeder Gelegenheit jedem zeigen. Dabei macht sie uns in beeindruckender Weise ehrlich.

All unsere Außen- und Innenbereiche sind von Haut in Form von äußerer Epidermis und innerer Schleimhaut ausgekleidet. Ohne Zweifel ist die Haut auch eines der am meisten strapazierten Organe. Im physischen Sinne unterliegt sie wahren Zerreißproben etwa bei Unfällen, wenn erhebliche mechanische Belastungen von ihr ertragen werden müssen. Aber auch die immer brisanter werdende Sonnenstrahlung setzt ihr zu, wie auch eine wahre chemische Giftflut in Form von Detergentien und Umweltgiften, die ja immer zuerst unsere – in diesem Sinne wirklich – „arme Haut" und die dazuzurechnende Schleimhaut treffen. Mit ihren Anhangsgebilden, den Haaren und

Nägeln, ist sie darüber hinaus eines unserer aussagekräftigsten Organe. Ausdrücke wie „eine ehrliche" oder eben „eine arme Haut" sollen gleich den ganzen Menschen charakterisieren und tun es nicht selten in offensichtlicher Weise.

Mit der Fähigkeit, ihre Farbe zu ändern über die Variation ihres Durchblutungszustandes, signalisiert sie uns und allen, die es sehen wollen, wie es um unsere Vitalität steht. Ein leichenblasser Teint mit einem Stich ins Grünliche verrät eine ganz andere Lebensstimmung als das, was die Umgangssprache mit „gesunder" oder gleich wertend mit „guter Farbe" umschreibt. Die gute Farbe auf der Haut ihrer Kinder beruhigt Mütter zumeist mit Recht in ihrer Sorge um den Gesundheitszustand des Nachwuchses. Blässe hingegen weist schon lange nicht mehr auf Vornehmheit hin, sondern steht heute eher als Anzeichen für den immer drohenden Tod, weswegen sie mit allen und zum Teil auch sehr fragwürdigen Mitteln bekämpft wird. Das ebenso banale wie verbreitete Phänomen des Errötens kann den ausdrücklichen Signalcharakter der Haut, zugleich verbunden mit ihrer auffallenden Ehrlichkeit, enthüllen. Rot wird unser Gesicht bei körperlicher Anstrengung, vor Zorn oder Scham.
Die Unterscheidung zwischen den drei Auslösungsmöglichkeiten ist aus dem Zusammenhang zumeist sehr einfach. Die Haut verrät uns und somit jedem, der es sehen will, was mit uns los ist. Sie spiegelt gleichsam inneres Erleben nach außen und macht es damit für die Umwelt sichtbar. Wenn es sich um uneingestandene Inhalte handelt, kann das recht unangenehm werden. Die Folge ist, dass an keinem Organ so viel herumgedoktert wird, sowohl von den Besitzern selbst wie auch von Ärzten, wie an der „armen Haut". An ihr werden alle schnell zum eigenen „Hautarzt" und suchen ihr Heil im allopathischen Zudecken. Pickel werden zwar noch vorher (mit großer Hingabe) ausgequetscht, dann aber wird der Arbeitsplatz schnell mit dem Mantel des Schweigens bzw. der entsprechenden Kosmetik überdeckt, zu ehrliche Farbschattierungen übermalt und durch ganz andere Farbtöne ersetzt.

Teile der Kosmetikbranche leben nicht schlecht davon, dass die Ehrlichkeit der Haut zunehmend als störend empfunden wird.

Statt zu fragen „Wofür steht mein leichenblasser Teint?" wird darübergemalt und zur Tagesordnung übergegangen. Selbst Leute, die sich den ehrlichen Ausdruck ihres bedenklichen Zustandes in Bräunungsstudios übergrillen lassen, nehmen danach dankbar Komplimente entgegen bzgl. ihrer „guten Farbe". Aber: Was von einem untherapeutischen Blickwinkel fast amüsieren mag, sieht bei richtiggehenden Krankheitsbildern anders aus.

Die Haut zeichnet sich immer durch ihre Ausdrucksstärke aus und verrät nicht selten auf den ersten Blick, wenn in der Tiefe etwas nicht stimmt. Bei Krankheitsbildern wie der Gelbsucht ist das schon vom Wort her klar, bei Allergien tobt das Geschehen in erheblichem Ausmaß auf unserer Oberfläche oder doch zumindest auf den Innenflächen der Schleimhäute. Aber ganz abgesehen von typischen Hautkrankheiten mit ihren Effloreszenzen, den Erblühungen, wie Ärzte sie lateinisch nennen, zeichnet auch alles innere Geschehen seine Zeichen und Symbole auf die äußere Haut. Fast wie bei Indianern und anderen archaischen Völkern in deren Kriegs- oder Trauerbemalung, wird auch bei uns noch einiges auf der Haut sichtbar, wenn wir es heute auch nur noch selten deuten. Wenn uns etwas *auf der Haut* oder *unter den Nägeln brennt*, wenn wir *aus der Haut fahren* wollen oder uns *ihrer* nur *mit Mühe erwehren* können, lässt schon die Sprache keinen Zweifel an der psychosomatischen Doppeldeutigkeit unseres größten Organs.

Wo uns etwas juckt, reizt uns etwas, und nicht selten machen Kratzspuren deutlich, dass wir versucht haben, unsere körperliche Grenze mit den Resten unserer Krallen aufzureißen, statt in den Tiefen unserer Seele zu forschen, was uns da wirklich juckt und so rabiat gegen uns selbst werden lässt.
Dieses einfache Beispiel könnte eigentlich jedem zeigen, dass die Bearbeitung solcher Themen auf der körperlichen Ebene letztlich ein hoffnungsloses Unterfangen bleiben muss. Gerade wenn wir den Körper und in diesem Fall seine Haut in ihrer Ausdrucksstärke wichtiger nehmen würden, könnten wir ihn bzw. sie von Aufgaben entlasten, mit denen beide in letzter Konsequenz überfordert sind.

Die Haut kann uns wie auf einer ausgedehnten Leinwand Themen präsentieren. Insofern wäre die Bereitschaft sinnvoll, sie anzuschauen und zu deuten. An wenigen anderen Organsystemen kann uns die Notwendigkeit, „Krankheit als Symbol" zu verstehen, so deutlich werden. Selbst bei Neugeborenen ist die Haut kein unbeschriebenes Blatt, wenn wir etwa an Muttermale oder die typische Neugeborenen-Gelbsucht denken. In früheren Zeiten war den alten Ärzten dieses Thema schon in Ermangelung anderer Diagnosemöglichkeiten ziemlich vertraut. Der ärztliche oder klinische Blick wurde noch geschult, und seine Beobachtung galt nicht nur, aber vor allem der Haut. Heute ist der ärztliche Blick weitgehend degeneriert und fristet bei den letzten Haus-

und Landärzten ein von der medizinischen Wissenschaft eher belächeltes Dasein. Diese verlässt sich auf immer bessere und neuere Diagnosemethoden und hat dabei die Ebene der Bedeutung fast vollständig aus den Augen verloren.
Die Gefahr dabei ist, dass sie tendenziell in dem Maß auch selbst an Bedeutung verliert, in dem sie für die Patienten immer bedeutungsloser wird. Heute braucht sich der Patient kaum noch auszuziehen, selbst das berühmte und eigentlich berüchtigte Kassendreieck kommt aus der Mode. Beim Arzt musste noch Haut gezeigt werden, beim modernen Mediziner ist das kaum noch notwendig. Dabei war und ist es auf dem Boden der Krankheitsbilder-Deutung noch immer recht einfach, die Botschaften zu entschlüsseln, die die Seele auf die Haut malt.

Ausschläge deuten – in des Wortes wörtlicher Bedeutung – auf Aggressionen hin, die nach außen durchschlagen. Die Schuppenflechte dagegen spricht von einer Panzerung, die auf Körperebene durchaus problematisch ist. Ob die Energie von innen nach außen drängt oder ob der Organismus versucht, seinen Innenraum nach draußen abzuschotten, macht durchaus einen großen Unterschied. Auf der archetypischen Ebene ist die Haut zwei Urprinzipien gleichermaßen verpflichtet. Das Saturnprinzip repräsentiert sie in ihrer Funktion als Grenz-, das Venusprinzip in der fast entgegengesetzten als Kontaktorgan.
Die Pubertätsakne zielt z.B. mit ihren unzähligen kleinen Vulkanpickeln deutlich auf die Durchbrechung der Grenze von innen nach außen und verkörpert damit die Ambitionen der pubertären Sexualität, der es darum geht, die Grenze zum anderen Geschlecht zu überwinden. Wer sich aber nicht über die eigenen Grenzen hinauszugehen traut, muss nicht selten erleben, wie dieses Thema auf der Körperbühne seiner Haut zum Ausdruck kommt. Bei der Schuppenbildung der Psoriasis, bei der die Betroffenen einen wesentlichen Anteil ihres Körpereiweißes in die Aufrüstung des Schuppenpanzers stecken, zu dem sie ihre Haut ausbauen, ist der Saturnaspekt im Vordergrund. Homöopathisch gedacht, müssen sie nicht ausschlagen lernen, wie z.B. der allergische Neurodermitispatient, sondern vielmehr Wege finden, sich ihrer Haut auf weniger körperliche Weise zu erwehren. Statt sich wie ein Ritter zu panzern, ginge es eher darum, sich auf verbale Art zu verteidigen etwa mit treffenden Ant(i)worten und zündenden Argumenten, lieber scharfzüngige Auseinandersetzungen zu führen als sich im eigenen Innern hinter Hornbarrieren zu verschanzen.

Die Haut bietet von allen Organen durch ihre Sichtbarkeit die schnellsten Zugänge zu Be-Deutungen von Krankheitsbildern. Wie auf einer Landkarte können wir auf ihr lesen, was sich bei uns an Grenz- und Kontaktproblemen abspielt. An ihrem Beispiel lassen sich auch die gedanklichen Schritte der Krankheitsbilder-Deutung sehr leicht nachvollziehen, da sich hier einige jederzeit reproduzierbare Beispiele geradezu aufdrängen. Wenn man etwa ein Thema wie die Sexualität nicht bewältigt hat und zu seinen diesbezüglichen Wünschen nicht stehen kann, wird die Haut das sehr ehrlich und manchmal recht peinlich nach draußen spiegeln. Kaum hört man einen Witz, der diesen verdrängten Aspekt zum Thema hat, wird sich das einschlägige Problem für jedermann sichtbar im Erröten auf der Haut darstellen. Statt das Blut in dieser Angelegenheit in die dafür vorgesehenen Schwellkörperräume des Unterleibes fließen zu lassen, strebt es stellvertretend in die Gefäße der Gesichtshaut und zeigt über die so produzierte „rote Birne", dass da ein Problem verschoben wurde. In diesem Fall bleibt das Thema aber für fast jedermann leicht zu durchschauen.

Bei anderen Krankheitsbildern ist das viel schwerer, da der urprinzipielle Zusammenhang in der Volksweisheit nicht so offensichtlich durchschaut wird und die inneren Organe den Blicken und oft auch dem Empfinden entzogen sind. Wenn sich etwa ein Konflikt um den Lebenssinn auf die Leber schlägt, die mit Ausnahme ihrer Kapsel nicht von sensiblen Nerven versorgt ist, werden wir das noch eher über die Haut und die dort auftretende Gelbfärbung wahrnehmen als über Leberschmerzen. Was aber an der Haut so leicht einsichtig ist, kann über ein Verständnis der Urprinzipien bis zu therapeutischer Relevanz vertieft und natürlich auch auf andere Organe übertragen werden. Ja, es kann auf alle möglichen Themen bezogen werden, denn wer die Grundgesetze und ihre Auswirkungen über die Urprinzipien im Organismus und der Seele durchschaut, wird das allmählich z.B. auch auf den Organismus der eigenen Arzt-Praxis übertragen, der ja denselben Gesetzen unterworfen ist und denselben Urprinzipien gehorcht. Das aber gilt natürlich für jede Firma und überhaupt jedes Gemeinwesen mit all seinen zwischenmenschlichen Bezügen, seinen wirtschaftlichen und sozialen Ausformungen. Auch da könnten wir bereits an der Oberfläche erkennen, was sich in der Tiefe abspielt. Wer die Oberfläche durchschauen lernt, wird so auf allen Ebenen mehr Tiefe ernten. Das aber hat den Vorteil für die Gesundheit, dass sich dann wie von selbst auch mehr Achtsamkeit für die Probleme der Tiefe ergibt.

Dem einschlägig Geübten verrät die Haut obendrein noch über all die Reflexzonen, die in der wachsenden Ganzheitsmedizin-Szene eine immer größere Rolle spielen, was in der Tiefe gespielt wird. Letztlich kommt auch die bioelektronische Funktionsdiagnostik von der Elektroakupunktur bis zur Decoderdermographie nur über die Haut zu ihren

Ergebnissen. Die inneren Organe spiegeln sich und ihre Probleme über Schmerzen und Empfindlichkeiten so deutlich nach draußen auf die Haut, dass selbst die ansonsten wenig sensible Schulmedizin es auf die Dauer nicht übersehen konnte. In den Head´schen Zonen verfügt sie über ihr eigenes, allerdings sträflich vernachlässigtes Reflexzonensystem.
Die Naturheilkunde kann dagegen in den Ohren und an den Füßen, entlang der Wirbelsäule und in den Handflächen und jedenfalls immer auf der Haut viel differenzierter ablesen, was in der Tiefe nicht stimmt. Vor allem durch die Hornhaut des Auges blickt sie in die Iris und hat damit den einzigen Zugang zum Bindegewebe in der Irisdiagnostik zu einem wundervollen Diagnoseprinzip ausgebaut.

So wie der Körper ganz allgemein zur Bühne der Seele werden kann, ist die Haut nicht nur ihre ausgedehnteste, sondern auch eine der aussagekräftigsten und -willigsten Darstellerinnen. Von den Effloreszenzen der Kinderkrankheiten bis zu den Altersflecken, die das älter werdende Fell markieren, lässt die Haut auf ihrer Oberfläche aufblühen, was uns ansprechen will. Nehmen wir noch ihre Anhangsgebilde, die Krallen der Finger- und Fußnägel und die Haupt- und anderen Haare dazu, ist das Repertoire dieses Organs wirklich umfassend. Auf ihr lesen, d.h. ihre Botschaften empfangen zu lernen und daraus entsprechende Behandlungsschritte abzuleiten, ist eine der vielen Möglichkeiten, die sie uns bereitwillig schenkt.

2.8. Autoaggressions-Krankheiten am Beispiel Allergie

Bei den Autoagressions-Krankheiten handelt es sich um verschiedene Krankheitsbilder, die auf den ersten Blick exotisch wirken mit Namen wie Lupus erythematodes oder Hashimoto Thyreoiditis und als selten gelten. Bei genauerer Betrachtung gehören aber eigentlich auch das Fingernägelbeißen und die Allergien hierher. Wer sich seine Krallen selbst abbeißt, richtet ganz offensichtlich die eigenen Waffen in Gestalt der Zähne gegen sich selbst und wird also autoaggressiv tätig. Auch der Asthmaallergiker, der in seinem aussichtslosen Kampf gegen seine bevorzugten Feinde, z.B. irgendwelche Pollen, sein eigenes Leben in Frage stellt, ist autoaggressiv. Zwar richtet sich sein Kampf primär gegen die Pollen, aber den Hauptschaden trägt er ja doch in seiner Lunge selbst davon.

Wenn wir die Autoaggression so weit fassen, gehört mit der Allergie plötzlich das am schnellsten zunehmende Krankheitsbild zu unserem Thema, und wir sind mitten in einem gesamtgesellschaftlichen Problem von größter Tragweite. Ähnlich wie individuelle Symptombilder Probleme und Lernaufgaben der Betroffenen zeigen, enthüllen Krankheitsbilder, die große Bevölkerungsteile treffen, einiges über den Zustand der betroffenen Gesellschaft. Wenn auch meist (noch) nicht lebensgefährlich, haben die zunehmend bedrohlicher werdenden Allergien die mit Abstand höchste Zuwachsrate aller Krankheitsbilder. In den letzten zwanzig Jahren haben sie sich mehr als verdreifacht, so dass inzwischen nach internistischen Schätzungen jeder dritte Bundesbürger darunter leidet.

Insofern stellen Autoimmunerkrankungen heute eines unserer Hauptprobleme dar. Sie haben den Infektionskrankheiten längst den Rang abgelaufen und man könnte sie gleichsam als Eskalationsstufe der Entzündungen betrachten. Das körperliche Geschehen verläuft bei den Allergien ähnlich wie bei Infektionen, bei denen potentiell gefährliche Erreger in den Körper eindringen und sich mit dessen Abwehr ein mehr oder minder erbittertes Gefecht liefern. Allerdings sind die Allergene im Gegensatz zu den Erregern meist harmlose Stoffe. Ein weiterer Unterschied ist die Reaktionszeit, die bis zur einsetzenden Gegenwehr vergeht. Zumindest bei einer Infektion mit Bakterien haben wir erst die so genannte Inkubationsszeit, wohingegen bei der Allergie der Krieg sofort ausbricht. Während das Abwehrsystem im Falle der Entzündung bei den Angreifern erst Maß nehmen muss, um mit dieser Information in seinen Waffenschmieden gezielt seine Lenkwaffen, die Antikörper, zu produzieren, ist es bei der Allergie jeweils spontan schlagfertig. Das aber heißt nichts anderes, als dass der Allergiker schon vor dem Kontakt mit seinem „Feind" hochgerüstet ist. Bekommt er Kontakt zu seinen Allergenen, kann er sich auf ein vorbereitetes Arsenal spezifischer Lenkwaffen stützen, die gezielt diese Allergene angreifen, um in einer tödlichen Umarmung mit ihnen zusammen zugrunde zu gehen. Ein weiterer Unterschied zur Entzündung liegt noch darin, dass der Kampf des Immunsystems beim Allergiker etwas Hoffnungsloses hat. Kein Pollenallergiker und auch nicht das Millionenheer der Pollenallergiker gemeinsam kann hoffen, die Zahl der Pollen auch nur unwesentlich zu dezimieren oder gar sie definitiv niederzuringen. Ein diesbezüglicher Erfolg der Pollenallergiker wäre im Übrigen das Ende jeden Frühlings und allen pflanzlichen Wachstums auf dieser Erde. Wir können den Pollenallergikern also ehrlicherweise gar keinen Erfolg bei ihrem Kampf wünschen. Sie bekämpfen mit den Pollen etwas für uns alle Lebenswichtiges und letztlich Gesundes. Viele Menschen kaufen sich ihrer Gesundheit zuliebe sogar Pollen in Reformhäusern.

Andererseits möchte die Gesellschaft den Betroffenen beistehen, doch weil das im Kampf mit den Allergenen praktisch unmöglich ist, empfiehlt sie eine Vermeidungsstrategie. Im Frühjahr hören wir dann nach den Nachrichten und dem Wetterbericht eine Art Kriegsberichterstattung für Allergiker. Die Nachricht vom Pollenflug in bestimmten Regionen soll die Betroffenen offenbar dazu animieren, solche Regionen zu meiden oder in die Keller zu flüchten. Wie man vor mehreren Jahrzehnten vor feindlichen Bomberverbänden Schutz suchte, geschieht es nun vor den Allergenen.

Diese langfristig zum Scheitern verurteilte Vermeidungsstrategie hat bei uns schon früher einmal medizinische Triumphe gefeiert, als man die Allergiker in so genannte allergenfreie Kammern steckte, wo sie fern von allem Lebendigen ein isoliertes, aber allergenfreies Leben fristeten, um besonders gefährliche Zeiten zu überstehen. Die Amerikaner haben diesen Aus- bzw. Fluchtweg weiter ausgebaut, und so treffen sich jenseits des Atlantiks bereits Allergiker zu Wüstenurlauben in ihren allergenfreien Mobil homes. Bereits wenige Bilder von solchen Arrangements machen das Groteske dieses Ansatzes deutlich.
Dabei fühlen sich Allergiker auf eigenartige Weise im Recht. „Nehmen Sie die Katze weg, ich bin allergisch!" fauchte mich einmal ein Allergiker an, als unsere Katze ins Wartezimmer eingedrungen war. Als ich ihm erklärte, dass die Katze ganz in Ordnung und hier zuhause sei, sie auch gewiss keinerlei böse Absichten ihm gegenüber hege, und das Problem ganz einseitig bei ihm läge, reagierte er völlig überrascht. An sich war er gewohnt, mit der Projektion seines Problems auf Katzen durchzukommen.

Zusammenfassend können wir feststellen: Allergiker sind hochgerüstete Menschen, die – unbewusst – unter einem Aggressionsstau leiden, den sie bei jeder Gelegenheit gegen einen objektiv zumeist harmlosen, gleichsam eingebildeten Feind loslassen. Dieses eingebildete innere Bild ihres erklärten Feindes muss den Schlüssel zu Ihrem Aggressionsproblem enthalten, denn objektiv geben die Allergene wenig Erklärungsansätze her für solch bedrohliche Feindschaften.
Leider existiert mittlerweile eine unübersehbare Vielzahl von Allergenen, so dass es beinahe keinen Stoff mehr gibt, der nicht irgendeinem Allergiker als Feind dient. Um das Wesen hinter diesen vielfältigen Kriegen im Körper bzw. an seinen Grenzen und Eintrittspforten transparenter zu machen, bietet es sich an, zuerst einmal nur die klassischen Allergene zu betrachten, jene Stoffe, die traditionell als Allergene verrufen sind wie Pollen und Hausstaub, Katzenhaare und Erdbeeren, Penicillin und Äpfel. Die Lösung im Bild des Allergens zu suchen, erscheint sogar wissenschaftlich sinnvoll, denn

wir wissen heute, dass auch schon Bilder, etwa das einer rauchenden Lokomotive, allergische Reaktionen wie Asthma auslösen können. Darüber hinaus wissen wir, dass Bewusstsein wichtig für die Allergieentstehung ist. In tiefer Narkose verschwindet die allergische Reaktionsbereitschaft, ebenso wie häufig bei Psychosen.

Selbst für das Immunsystem geht es um die äußere Erscheinungsform der Allergene, denn seine Antikörper stellen und schießen sich auf die Außenstrukturen der feindlichen Stoffe, also auf das Bild, ein.
Die Symbolik der Allergene lässt sich mit Hilfe urprinzipiellen Denkens schnell entlarven: So stellen etwa Blütenpollen den Samen der Pflanzen und damit Befruchtungsmaterial dar. Die Katze, deren Haare so häufig allergisch bekämpft werden, ist als Schmusekatze bekannt und in Form der Wildkatze auch häufig Symbol für eine besonders offensiv-attraktive Frau. Bei der falschen Katze kann sich auch noch ein negativer Beigeschmack dazu mischen. Die Kuscheltiere unserer Kinder wären ohne weiches Fell undenkbar, das uns in seiner animalisch erotischen Ausstrahlung auch in Pelzmänteln begegnet. Frauen, die Fell nur gegen die Kälte tragen, wie einige in diesem Zusammenhang schamhaft behaupten, müssten die haarige Seite dann schon wie Eskimos nach innen nehmen. Im Übrigen dürfte die Existenz von Felldessous das Wärmeargument ins richtige Licht rücken. Ist bei der Katze die venusisch-verspielte Komponente mehr im Vordergrund, geht es bei Hundehaaren eher um das marsische Prinzip, den Gegenpol des Venusischen. Der scharfe Hund, der mehr als einen scharfen Zahn sein eigen nennt, kann bei aller Liebe seinem wölfischen Stammbaum entsprechend auch recht aggressiv werden, während das Pferd für die Triebhaftigkeit steht, die der Reiter so gekonnt zwischen seinen Schenkeln beherrscht. In diesen Bereich des Geschlechtlich-erotisch-sexuellen gehören auch eine Frucht wie die Erdbeere, auch wenn wir es ihr auf den ersten Blick vielleicht nicht ansehen. Immerhin ist sie eine recht pralle auffällige Erscheinung, in der Venus und Mars gemeinsam Farbe bekennen. Manches *Früchtchen* hat auch weniger einen botanischen als erotischen Hintergrund und kann als solches dann Stoff liefern für Gedichte wie bei Francois Villon „Ich bin so wild auf deinen Erdbeermund..."
Nun erscheint die Erdbeere vielen Menschen nicht als erotisches Symbol. Entweder reagieren sie dann auch nicht allergisch darauf, oder die Symbolik ist ihnen unbewusst. Die Tatsache, wie vehement sie in der Erdbeerallergie bekämpft wird, ist sogar Indiz, dass sie nicht bewusst in ihrer Symbolik erkannt wird. Das ist für die Allergie geradezu typisch, macht das Problem aber für die Deutung komplizierter.

Bei der Penicillinallergie ist den meisten Menschen z.B. überhaupt nicht bewusst, dass es sich um den Schimmelpilz, Aspergillus penicillinum, handelt. Selbst kleine Kinder können auf dieses Symbol für Schmutz reagieren – immerhin ist Schimmel wie etwa auch Hausstaub, der Kot der entsprechenden Milbe, erklärter Feind vieler Hausfrauen. Mit Sicherheit kennen sie den botanischen Hintergrund des gebräuchlichsten Antibiotikums nicht. Ihr Unbewusstes aber weiß um diesen Zusammenhang und nutzt ihn zur Darstellung einer erworbenen oder mitgebrachten Lebensaufgabe. Wichtig zur Auslösung eines allergischen Geschehens ist, dass im kollektiven Bewusstsein der jeweiligen Gesellschaft das entsprechende Wissen existiert.

Ganz allgemein lassen sich auf der Grundlage symbolischen Denkens die allermeisten Allergene zwanglos unter den Überbegriff „Schmutz" und unterweltliche Kräfte schlechthin subsumieren. Am einleuchtendsten ist hier natürlich der Hausstaub. Allergene aus dem Bereich des Geschlechtlichen lassen sich aber ebenfalls hier einordnen, denn – wie Psychotherapien zeigen – bekämpfen Betroffene in den entsprechenden Symbolen ihr Thema, das sie unbewusst als schlecht und schmutzig ablehnen. Dass sie das bewusst nicht durchschauen und den Zusammenhang nicht selten sogar vehement bestreiten, ist eher typisch. Ein Thema sinkt ja erst dann in den Körper, wenn es aus dem Tagesbewusstsein, das wir so locker für das Bewusstsein schlechthin halten, verdrängt wurde.
Das Unbewusste funktioniert nicht logisch und nicht einmal chrono*logisch*, sondern ana*logisch* und orientiert sich einzig am Symbolischen. So wird z.B. das Thema Schmutz problemlos auch im Gegenpol „Waschmittel" erkannt, da für unser Tiefenbewusstsein Gegensätze zwei Seiten der selben Medaille sind.

So ist es auch zu erklären, dass viele der neuen Allergien ganz unlogisch anmuten. Vor 20 Jahren, zu einer Zeit, in der Lebensmittel noch kaum wirksam auf Schadstoffe kontrolliert wurden, gab es kaum Lebensmittelallergien. Heute, da Kontrollen strikter gehandhabt werden, und deshalb manche Nahrungsmittel schon wieder Lebensmittelqualität erreichen, gibt es dagegen eine Fülle von Allergien. Es herrscht ein breites Bewusstsein für die Verschmutzung und Bedrohung von Esswaren und dieses ist die Basis der Allergieentstehung.

Ähnlich ist es mit Arzneimitteln, die in letzter Zeit eher strenger auf Nebenwirkungen und Verunreinigungen kontrolliert sind als noch vor Jahren. Jetzt aber gibt es die zunehmende Fülle von Allergien auch in diesem Bereich. Die industrielle Luftverschmutzung in den großen Städten war ebenfalls vor 20 Jahren stärker, heute aber gibt es gerade hier zunehmend Pollenallergien. Denn nicht etwa auf dem Land, wo es noch wirklich Heu gibt, sondern in den Städten nimmt der Heuschnupfen beängstigend zu. Pollen fungieren nicht nur als Geschlechtssymbole, sondern auch als Staub- und Schmutzfänger. Unter dem Mikroskop lässt sich erkennen, wie sie dreckbeladen noch ganz andere Nachrichten transportieren. Ein ähnlicher Zusammenhang ergibt sich bei Farben und Lösungsmitteln, die – inzwischen weniger gefährlich – immer mehr allergische Probleme heraufbeschwören.

Der entscheidende Punkt ist immer das herrschende Bewusstsein, und das beschränkt sich keinesfalls auf den dem einzelnen zugänglichen Wissensspeicher. Aus vielen Therapien wissen wir, dass das Unbewusste Zugang zum kollektiven Wissen hat und sich hier reichlich bedient, um uns unsere Themen aufzuzeigen. Was wir an der Be-Deutung von Krankheitsbildern erkennen können, ist uns im Übrigen aus dem Bereich der Traumdeutung schon länger vertraut.

Auf der Suche nach dem persönlichen Lebensthema findet der einzelne Allergiker zusätzliche Hinweise in seiner speziellen Allergie, denn natürlich hat Asthma bronchiale eine andere Bedeutung als Neurodermitis. Während ersteres mit dem überblähten Brustkorb und der Tendenz nur noch einzuatmen eine Machtthematik verkörpert und den Versuch vor lauter Nehmen das Geben zu vergessen, geht es bei letzterer um ein viel direkteres Kontaktproblem. Beide Krankheitsbilder betreffen unsere zwei wichtigsten Kontaktorgane und finden hier wieder eine Gemeinsamkeit, die fast alle allergischen Symptome vereint.
Kontakt ist ein weiteres zentrales Thema bei Allergien, denn auch Lebensmittelallergien treffen noch die Haut, wenn auch die innere Schleimhaut.

Bei jeder einzelnen Art von Allergie ist weiter zu hinterfragen, wann sie zuerst begonnen hat und worum es damals im Leben gerade ging. Wichtig ist auch, bei welchen Gelegenheiten sie heute besonders auf sich aufmerksam macht, was sie verhindert und wozu sie einen zwingt. Die Frage: „Warum passiert gerade das, gerade mir, gerade jetzt zu diesem Zeitpunkt? Woran hindert es mich und wozu zwingt es mich bzw. was will es von mir?“ kann zur tieferen Bedeutung führen.

Auch wenn es keine zwei gleichen Allergien gibt, haben sie doch alle als Grundthema die verdrängte Aggression, die sich unbewusst in einem frustranen Kampf gegen den

Schmutz dieser Welt austobt. Vergeblich ist dieser Kampf schon deshalb, weil das Dunkle genauso in die Welt gehört wie das Helle und mit dessen Ergänzung überhaupt erst Ganzheit ermöglicht. Dass die Bekämpfung der Geschlechtlichkeit keinen Sinn macht, liegt auf der Hand. Würden die Allergiker in ihrem Kampf siegen, müsste mit dem Frühling nicht nur alles Wachstum ausfallen, das Menschengeschlecht würde auch in Kürze aussterben.

Hatten wir bei der Infektion wenigstens noch gefährliche äußere Feinde in Form der Erreger zur Bekämpfung durch das Immunsystem, sind es bei der Allergie bereits harmlose, wenn auch recht symbolträchtige Stoffe. Hier zeigt sich also noch deutlicher, dass das (Aggressions-) Problem nicht bei den Allergenen, sondern beim Allergiker liegt, auch wenn der dazu neigt, es recht frech nach draußen zu projizieren, und die Gesellschaft ihn darin auch noch unterstützt.

Bei den auch von der Schulmedizin so genannten Autoaggressionskrankheiten wie etwa dem Lupus erythematodes geht die Eskalation der Aggressionsproblematik noch ein Stück weiter. Hier sind es nun nicht nur harmlose, sondern auch noch körpereigene Strukturen, die vehement bekämpft werden. Vieles spricht dafür, dass hier archetypisch die plutonische Komponente immer mehr in den Vordergrund tritt, während es sich bei den Infektionskrankheiten noch um ein primär marsisches oder aggressives Geschehen handelt.
Auch bei den Autoaggressionskrankheiten muss die Symbolik der „Feinde" gedeutet werden, will man Zugang zur seelischen Bedeutung des Geschehens bekommen. Beim Lupus wird u.a. die eigene Haut attackiert. Nun ist zu unterscheiden, ob sie in ihrer Rolle als Grenze, was archetypisch einer Saturnproblematik entspräche, oder in ihrer oben schon angedeuteten Funktion als Kontaktorgan gemeint ist, das z.B. auch alle sexuellen Berührungen vermittelt.

Heute scheinen auch die Autoaggressionskrankheiten immer weiter zuzunehmen, so dass schon eine große Zahl körpereigener Strukturen als Feinde herhalten muss.
Wie schwierig das Eingeständnis der Aggressionsproblematik für den einzelnen Patienten ist, mag der Vergleich mit dem entsprechenden Thema im Makrokosmos erhellen. Auch kaum ein Volk gesteht sich die eigene Aggression ein. Die zahlreichen Kriege in dieser Hälfte des Jahrhunderts wurden und werden von Verteidigungsministern geführt. So ergibt sich natürlich die politisch naive Frage, warum sich ein russischer Verteidigungsminister in Afghanistan verteidigen musste, warum seine amerikanischen

Kollegen in Vietnam? Warum ist die Welt so waffenstarrend, wo doch alle Menschen und die sie repräsentierenden Politiker angeblich nur Frieden wünschen. Nachdem die Bundesdeutschen jahrzehntelang gegen eine waffenstarrende Volksarmee gerüstet hatten, mochten wir, nachdem diese der Bundeswehr eingegliedert und weit und breit kein Feind mehr in Sicht war, nicht wirklich und ernsthaft abrüsten. Warum nur? Warten sie, bis sich wieder ein Gegner finden lässt, oder sind sie unbewusst so aggressiv, dass sie dem nur durch wahnwitzige Rüstung und den dritthöchsten Rüstungsexport der Welt Ausdruck verleihen können? Schon die Namen machen ehrlich: Reichswehr – Wehrmacht – Bundeswehr. Hier ist der Etikettenschwindel lediglich besonders offensichtlich, betrieben wird er überall. Wobei wir natürlich immer noch hoffen dürfen, dass aller guten Dinge drei sind und die Bundeswehr nun im dritten Anlauf ernst mit dem Anspruch in ihrem Namen macht.

Dabei wäre es eigentlich so einfach: Wer rüstet, ist aggressiv! Nur mag das niemand erkennen, alle Welt projiziert die Aggression lieber auf eingebildete oder vorhandene Gegner. Darin aber gleicht alle Welt dem einzelnen Allergiker. Auch er erkennt zur Not überall Aggression, nur kaum bei sich selbst. Es ist so viel leichter, das Problem jenseits der eigenen Grenzen zu sehen.

Dass wir so im Widerstand mit dem Aggressionsprinzip sind, hat damit zu tun, dass wir bei dem ihm zugrundeliegenden Urprinzip Mars nur noch Schattenseiten erkennen und erst recht bei der archetypisch weiblichen Aggressionskomponente Pluto, deren Kräfte sich im Gegensatz zu den marsischen Energien mehr nach innen als nach außen richten. Wo aber Schatten ist, muss auch Licht sein. Bei Mars erkennen wir das nur noch in seltenen Momenten. Einer davon ist der Frühling. Obwohl hier die Bäume ausschlagen, die Knospen ihre Hüllen sprengen, Milliarden von gefährlich spitzen Keimlingen die Mutter Erde durchbohren und der Salat sogar schießt, feiern wir diese Jahreszeit als Neubeginn und Chance. Zur Zeit des Frühlings können wir Mars, der hier das Feld des Widders beherrscht, noch genießen. Auch in anderen Lebensbereichen ginge es darum, seine positive Kraft zu entdecken und seine erlösten Seiten in unser und insbesondere das Leben von Allergikern und anderen an Aggressionsproblemen Erkrankten zu integrieren. Mit Mut (Mars), die heißen (Mars) Eisen (Mars) im Leben *in Angriff zu nehmen*, wäre das Gebot dieses Urprinzips, von dem Heraklit sagte, es sei der Vater aller Dinge. Als Prinzip allen Anfangs steht ihm diese Bezeichnung sicher zu, wenn auch zu bedenken wäre, dass für den Fortbestand aller Dinge eine Mutter ins Spiel kommen muss. Erst aus dem Zusammenspiel der Gegensätze etwa von Mars und Venus kann Vollkommenes entstehen. Aus dem ganz konkreten Zusammenspiel dieser beiden antiken Prinzipien ist Eros hervorgegangen, der Gott der Liebe, der mit den Waffen seines Vaters Mars, Pfeil und Bogen, das Anliegen seiner Mutter Venus, die Liebe in die Herzen der Menschen *schießt*. In seinem Reich sich mit Genuss (Venus) auszutoben (Mars) wäre eine himmlische Therapie für Allergiker, die sich auch auf Erden verwirklichen ließe – besonders wichtig wäre sie für jene Allergiker, die mit Katzen und Erdbeeren, Pollen und Pferdehaaren *auf Kriegsfuß stehen*. Aber auch Streitkultur, (Kampf-)Sport, Auseinandersetzung, gesunde Konkurrenz und Konfliktbereitschaft statt fauler Kompromisse wären Einlösungen für Mars.

Manche Berufsgruppen leben weitgehend von diesem Prinzip, wie etwa Rechtsanwälte, die als Profistreiter Mars auf gesellschaftlich erträgliche Ebenen heben, oder Zahnärzte, wenn sie mit ihren aggressiven Werkzeugen an unseren maroden Waffen feilen und bohren. Chirurgen, die schneiden und stechen, Journalisten, die „ihren" Storys nachjagen und Reporter, die Prominenten auflauern, um sie mit Ihren Telekanonen abzuschießen, frönen diesem Prinzip. Ihr gezielter Schuss trifft heute auf subtilere Weise als der des traditionellen Jägers – manchmal verletzt er auch noch. Dagegen wirkt die Arbeit der Fußballprofis geradezu erlöst, wenn sie ihre Gegner auf dem kleinen abgegrenzten Spielfeld unter Druck setzen und relativ harmlose Tore *schießen*. Anders Unternehmer, die fremde Märkte erobern und auch vor Handelskriegen nicht zurückschrecken.
Dass dieser Welt auch im Makrokosmos Mut fehlt, die heißen Eisen in Angriff zu nehmen und einen Neuanfang zu wagen, ist vielen Menschen inzwischen bewusst.

Kein Urprinzip lässt sich aus der Welt schaffen und wo wir es versuchen, wird es sich auf unerlösten Ebenen Aufmerksamkeit verschaffen. Wir haben lediglich die Wahl, Mars auf die materielle Ebene abzuschieben, wo wir ihn als Krieg unter unserer Haut oder auf der Erde erleiden müssen, oder ihm im Bewusstsein den Raum zu geben, der ihm zusteht. Dann müssten wir hier die drängenden heißen Themen unserer Zeit mit Mut und Energie anpacken und uns dem Kampf auf dieser Ebene stellen.

2.9. Schmerz

Schmerz ist ein mit vielen Krankheitsbildern verbundenes Symptom und eigentlich nur im Zusammenhang mit dem jeweiligen Umfeld zu verstehen. Für sich allein ist Schmerz ein Warnsignal und als solches sinnvoll, wie die allermeisten Reaktionen unseres Körpers. Trotzdem wird er – wie etwa auch Fieber – heute immer noch häufig als Problem an sich bekämpft. In manchen Gebieten der Medizin, wie der Zahnheilkunde, würde niemand auf die Idee kommen, Zahnschmerzen zu unterdrücken, ohne vorher abgeklärt zu haben, was dahinter steckt. Kopfschmerzen werden dagegen im Allgemeinen mit Schmerzmitteln unterdrückt, ohne nach zugrunde liegenden Ursachen zu forschen.

Schmerz will zuallererst einmal Aufmerksamkeit erregen. Häufig ist er sogar schon zufrieden und legt sich wieder, wenn er diese bekommt. Viele Menschen kennen solche Erfahrungen. Angenommen man verspürt einen geringfügigen Zahnschmerz, um dessentwillen man gar nicht gleich den Zahnarzt aufsucht. Wenn sich der Schmerz aber nicht legt und z.B. der Urlaub naht, wird man doch zum Arzt gehen. Dann kann es einem passieren, dass man – endlich auf dem entsprechenden Stuhl gelandet – gar nicht mehr angeben kann, wo der Schmerz herkommt, weil er nämlich spontan verschwunden ist. Er hat jetzt offenbar die notwendige Zuwendung erhalten und scheint sich, damit zufrieden, zurückgezogen zu haben.

Ähnlich ist die Erfahrung beim so genannten Körperfühlen. Wenn man dem Schmerz – statt ihn zu unterdrücken – Aufmerksamkeit schenkt, wird er häufig nach einer kurzen Phase der Verstärkung leichter und verschwindet dann nicht selten.
Wertfreie Aufmerksamkeit scheint eine Art Heilmittel bei leichten Schmerzen zu sein. Forschungen aus dem Bereich der Psychoneuroimmunologie legen den Verdacht nahe, dass solche Aufmerksamkeit die Durchblutung erhöht und vielleicht über diesen Weg sanfte Heilungsprozesse in Gang setzt.
Bereits im Studium hörte ich in einer Vorlesung, Schmerz sei vor allem ein Hilfeschrei des Gewebes nach Nahrung. Demnach müsste es also nur wieder ausreichend versorgt werden, um die Hilferufe einzustellen. Dieses Modell ist ja vom Kleinkind gut bekannt und funktioniert verlässlich.

Oft braucht der Schmerz aber auch nach der ersten Aufmerksamkeit weitere Zuwendung. Es mag sein, dass er von einem Abszess herrührt. Dann muss sich dessen eitrige Last erst entladen, bevor Ruhe und Schmerzfreiheit einkehren können. Ist ein Nerv

eingeklemmt, muss dieser entlastet werden, bei Wundschmerzen muss die Wunde verheilen, bevor Schmerzfreiheit möglich wird usw.
Wenn Schmerzen nicht nachlassen, liegt der Verdacht nahe, dass die Ursachen nicht behoben sind. Genau das dürfte bei chronischen Schmerz-Syndromen häufig der Fall sein.

Der Körper ist äußerst intelligent und neigt nicht dazu, von sich aus Fehler zu machen, auch wenn die Schulmedizin ihm das immer wieder unterstellt.
Nach meiner Erfahrung sind wir weder im Mikrokosmos noch im Makrokosmos wirklich in der Lage, die Folgen unseres Handelns zu übersehen. Wir müssen davon ausgehen, dass überall in der Natur, der inneren wie der äußeren, Gleichgewichte existieren. Durch unser Eingreifen stören wir diese nicht selten und merken das erst spät und oft zu spät. In der äußeren Natur wird uns das allmählich klarer, wenn wir etwa nicht mehr so recht wissen, ob wir auf eine Treibhaussituation oder eine neuerliche Eiszeit zusteuern, ob wir den Himmel über uns zu einem einzigen Ozonloch machen und an seiner kosmischen Strahlung, oder vorher schon an neu gezüchteten Viren mittels Gentechnologie zugrunde gehen. Da alles mit allem zusammenhängt, haben wir schon längst keinen Überblick mehr und wenn wir ehrlich wären, könnten wir uns eingestehen, dass wir den eigentlich noch nie hatten, sondern immer mehr oder weniger erfolgreich an einzelnen Details herumlaboriert haben, ohne das Ganze zu überblicken.

Gehen wir davon aus, dass der Körper keinen Unsinn macht und als Mikrokosmos genauso sinnvoll funktioniert wie der Organismus der Erde als Makrokosmos, liegt die Vermutung nahe, dass bei therapieresistenten Schmerzen die Ursache nicht behoben ist, sondern weiterbesteht. Wenn keine körperlichen Gründe zu finden sind, müsste sich der Verdacht aufdrängen, dass es sich hier um ein primär seelisches Problem handeln könnte. Da aber Schulmedizin und leider auch weite Teile der naturheilkundlichen Medizin die Seele ignorieren, wird nun oft mit einem ganzen Arsenal von Waffen auf eine Ebene geschossen, die gar nicht im Spiel ist. Es entbrennt sozusagen ein Stellvertreterkrieg.

Und damit sind wir symbolisch auch beim Thema, denn es geht hier um Aggression. Der Patient könnte schreien vor Schmerz. Wenn er es denn täte, erleichterte das nicht selten seine Situation. Klassische Schmerzsyndrome wie die Trigeminusneuralgie enthüllen die seelische Komponente bereitwillig. Schreckliche Schmerzen, die einem das Gesicht verreißen, führen zur begründeten Angst, das Gesicht zu verlieren. Es wird nun durch die Schmerzen zur Qual, weiterhin gute Miene zum bösen Spiel zu machen und das gut antrainierte Keep-smiling zu bewahren. Mit jedem Schmerztag wird es anstrengender und nervenzermürbender, die geordnete Fassade aufrechtzuerhalten und die Gefahr, die Kontrolle zu verlieren, steigt. Genau darauf aber zielt das Symptom. Das lange gehegte Pokerface ist nicht mehr aufrecht zu erhalten. Oft zeigt sich, dass zurückgehaltene Schläge und insbesondere Ohrfeigen bei einem selbst hängengeblieben sind und nun zurückschlagen. Wo hätten sie auch sonst hinkommen sollen? Sie schlagen sich nun auf entsprechend marsische Weise auf den eigenen Wangen nieder, wie sie das seinerzeit auf fremden Wangen hätten tun wollen. Der Patient wäre also gut beraten, nach uneingestandenen Aggressionen zu fahnden und den drohenden Wut(Schmerz)anfall hinter seiner nur noch mühsam stabilisierten Maske beziehungsweise Fassade zu erkennen. Das Symptom zwingt ihn, die Schmerzen bewusst zu spüren, die es bereitet, keine Miene zu verziehen, wenn einem zum Schreien ist.

Für die Gesundheit wäre es sinnvoller, die Maske bewusst fallen zu lassen, den Schmerz hinauszuschreien, den gestauten Aggressionen so Luft zu machen und die lange zurückgehaltenen Empfindungen so offen wie möglich auszudrücken. Statt Vermeidungsstrategie wäre Konfrontation angesagt und Selbstbehauptung ohne Maske zu üben. Die früher zurückgehaltenen Schläge sollten bewusst gemacht und die bis in die Gegenwart festgehaltenen Energien auf erlösteren Ebenen eingesetzt werden. Mutig, die heißen Eisen im eigenen Leben anzupacken, wäre ein guter Rat – ebenso wie alte, lange aufgeschobene Herausforderungen doch noch in Angriff zu nehmen.

Ein Beispiel, das die über den physischen Körper hinausgehenden Zusammenhänge noch deutlicher macht, ist der so genannte Phantomschmerz. Dabei treten Schmerzen an längst verlorengegangenen Gliedmaßen auf. Auch bereits gerissene Zähne können weiter höllische Schmerzen verursachen. Zum Leiden kommt hier noch hinzu, dass die Betroffenen häufig eine lange Odyssee hinter sich bringen, bevor sie ernst genommen werden. Immerhin tut ihnen etwas weh, was gar nicht mehr vorhanden ist. Das sprengt bis heute oft die Vorstellungskraft mechanistisch eingestellter Mediziner. Dabei müsste hier eigentlich dem hartgesottensten Materialisten klar werden, dass seine Weltsicht doch zu eng ist. Stattdessen wird oft der Patient diskriminiert.
Der Hintergrund des Phantomschmerzes ist, dass die verlorenen Strukturen offenbar im Bewusstsein weiter existieren, solange ihr Bild im Energiekörper nicht gelöscht ist.

Nun ist es heute leichter denn je auch im Westen über Dinge wie den Energiekörper zu sprechen, nachdem eine Fülle von Therapieformen wie etwa die Akupunktur und alle Methoden der bioelektronischen Funktionsdiagnostik (EAV, Mora, Bicom, Radionik usw.) sich mit Erfolg darauf stützen. Selbst Schulmediziner lachen kaum noch über Meridiane und Nadis. Mit dem Phantomschmerz hätten sie eigentlich einen unübersehbaren Hinweis, der über die Welt des rein Materiellen hinaus weist.

Nach diesen Grundannahmen ist die Lösung naheliegend. Es ist notwendig, das Erlebnis des Verlustes noch einmal bewusst nachzuvollziehen. Das ist praktisch fast immer möglich, da selbst das Geschehen während Operationen unter Vollnarkose z.B. mit den Techniken der Reinkarnationstherapie wieder bewusst gemacht werden kann. Nach einem bewussten Durchleben des Verlustereignisses kann das physisch längst fehlende Glied häufig auch auf der Bewusstseinsebene losgelassen werden, wodurch es auch im Energiekörper oder im Feld des Patienten gelöscht wird und die Schmerzen verschwinden.

Dieses Beispiel könnte uns auch den Schritt zu der Erkenntnis erleichtern, dass Schmerzen eigentlich immer im Bewusstsein empfunden werden, wo immer sie auch ihren Ursprung haben mögen. Ärzten ist sehr wohl bekannt, dass jeder Patient völlig individuell reagiert, der eine überempfindlich und der andere viel weniger irritierbar, was die Medizin dann ja auch als indolentes Verhalten bezeichnet. Diese Unterschiede sind offenbar in der unterschiedlichen psychischen Struktur begründet. Wir sind also gut beraten, wenn wir Schmerzen nicht nur als Warnsystem des Körpers, sondern des ganzen Organismus anerkennen und ernst nehmen.

Meist wird sich Körperliches und Seelisches parallel zeigen, manchmal steht das eine und manchmal das andere mehr im Vordergrund. Immer aber ist es sinnvoll, beide Seiten und noch besser das Ganze im Auge zu behalten.

2.10. Krebs – Diagnose als Todesurteil

Obwohl nicht das bedrohlichste Krankheitsgeschehen, ist Krebs doch sicher das gefürchtetste. Mehr Menschen fallen Herzinfarkt und -insuffizienz zum Opfer und doch ist Krebs, an dem ungefähr die Hälfte der Deutschen während ihres Lebens erkranken und – laut Angaben der Schulmedizin – ein Viertel auch sterben, weit gefürchteter. Das liegt an den urprinzipiellen Mustern, die hinter dem Krebs stehen. Die Tatsache, dass Krebs fast überall im Körper vorkommt, zeigt, wie universell dieses Krankheitsprinzip zu betrachten ist, das ja nicht nur jeden Ort im Mikrokosmos heimsuchen kann, sondern auch im ganzen Makrokosmos, d.h. annähernd überall auf der Welt anzutreffen ist.

Es geht hier um den ganzen Menschen und um die gesamte Menschheit.

Trotz enormen Forschungsaufwandes tappen wir bezüglich der Krebsentstehung noch immer weitgehend im Dunkeln. Zwar sind bei einigen Krebsarten – wie der der Lunge mit der Zigarette und der des Dickdarms mit der Verstopfung – die Vorstufen entdeckt, doch bleibt selbst in solchen Fällen Wesentliches offen. Warum raucht ein Mensch und warum kann er seinen Stuhl nicht ordnungsgemäß entsorgen? Der ganze Streit um den deutschen Krebsarzt Hamer läuft letztlich auf die Frage hinaus, was geht der Krebsentstehung voraus. Hamer lässt hier im Wesentlichen nur seelische Schockerfahrungen gelten und zieht sich damit den geballten Zorn der Ärzteschaft zu. Die Irrationalität mit der die Debatte geführt wird, zeigt, wie verhärtet die Fronten sind, aber leider auch, wie viel Unsicherheit auf Seiten der Schulmedizin vorliegt. Souveränität würde jedenfalls ganz anders aussehen.
Tatsächlich bekommen nur ca. 2% der Raucher Bronchialkarzinome, aber ein Jahr nach einem schweren Verlust- und Schockerlebnis haben über 60% der Betroffenen Krebs.

Wir können heute davon ausgehen, dass Tumore schon lange Zeit vor ihrer Entdeckung zu wachsen anfangen. Häufig ging eine jahrzehntelange Dauerreizung voraus, fast immer finden wir einen zeitweiligen Zusammenbruch der Körperabwehr. Wahrscheinlich entarten im Organismus recht häufig Zellen zu Krebszellen, können aber von einer intakten Abwehr wieder ausgeschaltet werden. Dieser so zentrale Zusammenbruch der Abwehr kann z.B. durch seelische Schockerlebnisse zustande kommen, und so finden auch wir nicht selten, was Hamer generell als Ursache annimmt. Offensichtlich lässt sich die körperliche Abwehr aber auch durch intensive Verstrahlung so niederdrücken, dass auch die Krebsfälle nach der Katastrophe von Tschernobyl hier einzuordnen wären, was Hamer wiederum nicht wahrhaben will.

Die Bereitschaft zur Entartung wird offensichtlich durch chronische Reize stark gefördert. Diese erste Reizphase kann schon zum Krankheitsbild hinzugerechnet werden. Das Beispiel des Dickdarmkrebses mag diese Sicht verdeutlichen. Die einzelne Darmzelle hat, wenn sie entartet, meist bereits ein schreckliches Martyrium hinter sich. Eigentlich mit einer immer feuchten Schleimschicht überzogen, ist sie durch die drastische Entwässerung des Stuhls bei der Verstopfung extrem ausgedörrt und wird dann zusätzlich pausenlos durch den Kontakt mit der in diesem Fall harten Kotsäule gereizt. Diese wird fortwährend durch im Effekt selten erfolgreiche Peristaltikversuche hin- und hergeschoben. Aus der sumpfig-glitschigen Normalsituation wird bei Verstopften – aus Angst vor dem archetypisch weiblichen Sumpf? – eine urprinzipiell männlich einzustufende Karstlandschaft. Dass die Darmschleimhautzelle diese Tortur überhaupt so lange erträgt, ist an sich bewundernswert, lässt sie sich doch all die geschilderten Gemeinheiten über lange Zeit gefallen. Ohne im Geringsten aufzumucken, hält sie an ihrem Platz durch, hält aus und opfert sich für den Gesamtorganismus. Ihren eigenen legitimen Anspruch auf ein artgerechtes Leben als Darmzelle stellt sie hintan.

Vergleicht man diese „Lebenseinstellung" der Zelle mit dem Bild des zugehörigen Menschen und seiner Seelenlage, finden sich verblüffende Übereinstimmungen. Spätere Krebspatienten sind im Vorfeld häufig als sehr angenehme Zeitgenossen bekannt. Sich und ihre Interessen stellen sie scheinbar ohne Problem zurück, lassen sich viel und häufig viel zu viel gefallen, versuchen mit allen Liebkind zu sein und es allen und jedem recht zu machen. Was der Herr Pfarrer sagt und die Eltern, die Verwandten und die Politiker und vor allem was „man" sagt und die Leute so reden, ist allemal wichtiger als was sie selbst fühlen und spüren. Nach Jahren wissen sie oft schon gar nicht mehr, was sie selbst einmal wollten, sie haben sich so weit von ihrem Lebenstraum und -weg entfernt wie die Dickdarmzelle von ihrer angestammten Lebensweise. Bei Menschen, denen die gute Nachbarschaft, die gute Stimmung und Zufriedenheit der anderen, die Moral und alle möglichen fremden Vorstellungen und selbst noch die „Ideale" der schweigenden Mehrheit wichtiger sind als das eigene Leben und der eigene Weg, spricht der Psychoonkologe Büntig von „Normopathie", dem Erkranktsein an zu viel Normalität.

Die völlige Unterdrückung der eigenen Lebensimpulse geht manchmal so weit, dass sich die Patienten nicht einmal mehr Erkrankungen leisten, die ja auch eine Form des Selbstausdrucks sind. So finden Ärzte nicht selten so genannte leere Anamnesen. Die Unterdrückungsenergie ist so stark, dass weder im Bewusstsein noch auf der Körperbühne zum Ausdruck kommt, was ansteht.

Die lange ignorierten, weggedrängten und im Schatten gestauten Energien sind offenbar in der Lage, den Zusammenbruch oder die Schwächung der körpereigenen Abwehr zu nutzen, um sich auf der Körperbühne viel später Ausdruck in Tumorgestalt zu verschaffen. Im Bewusstsein nicht zum Zuge gekommen, brechen sie sich in symbolisch ganz ähnlicher Weise im Körper Bahn. Was Betroffene schon lange hätten leben sollen und hinter ihrer Dulderhaltung versteckten, schlägt jetzt auf Zellniveau durch.
Die geschundene und von ihrem eigentlichen (Lebens-)Sinn inzwischen weit entfernte Zelle macht sich an Stelle des Patienten auf den Weg. Von einem Moment zum anderen gibt sie alle Rücksicht auf, verzichtet sogar auf die allen Zellen eigene Wachstumshemmung bei Kontakt mit anderen und wächst rücksichtslos, infiltriert fremde Zellterritorien, verletzt alle Grenzen des Zellanstandes, wird aggressiv und offensiv und für ihre Umgebung höchst gefährlich. Ein ungehemmter Egotrip kann seinen Lauf nehmen, weil die immunologische Antwort des Organismus ausbleibt. So kann die entartete Zelle sich rastlos vervielfältigen, selbst eherne Tabuzonen wie die Basalmembranen durchbrechen und ihre ebenso aggressiven wie todbringenden Tochterzellen über Lymph- und Blutbahnen in den Körper aussäen. Das Ziel ist die Übernahme des ganzen Körperlandes im Handstreichverfahren anlässlich einer Schwächeperiode.

Aus seiner Sicht lässt sich Krebs als durchaus erfolgreich bezeichnen, wie er in oft geringer Zeit einen ganzen Organismus übernimmt und in seine Macht bringt.
Im sich aufblähenden Kern, dem Kopf der Zelle, ver*deutlicht* sich ihr Egotrip. Dieser geht so weit, dass sie sich nicht einmal mehr um die Versorgung ihrer Herkunftszellen kümmert und so inmitten der Tumore häufig tote Bezirke, die Nekrosen, bildet. Diese sind geradezu ein Hinweis für die Pathologen, die Krebs ansonsten vor allem über die Größe und Unregelmäßigkeit der Kerne diagnostizieren. Kopflastig schlagen die Zellen über alle Stränge und gehen ihren Weg, wie es ihr menschlicher Besitzer nie wagen würde. Sie werden aber nicht nur radikaler, sondern regredieren auch auf entwicklungsgeschichtlich primitivere Ebenen, etwa, wenn sie von Atmung und Austausch auf die fragwürdige Autarkie der Gärung setzen. An die Stelle der früheren Zusammenarbeit mit anderen Zellen treten nun brutale Ausbeutungsverhältnisse, die sehr an Sklaverei erinnern. Was der betroffene Mensch weit von sich weisen würde, die Krebszellen nehmen es ihm ab und wandeln sich von Duldern zu Schmarotzern, die alles daransetzen, ihren Wirt aufzufressen.

Waren in der Normopathiephase Mensch und Zelle in Übereinstimmung, wechselt die Zelle mit der Entartung in die Kompensationsphase und lebt symbolisch und konkret, was ihr Besitzer verweigert: eine äußerst aggressive Form von Selbstverwirklichung. Neben diesem offensiven Vorwärtsdrang gibt es aber auch eine Regressionstendenz im Krebsgeschehen, die nicht nur im Rückfall auf primitive Stoffwechselwege deutlich wird, sondern auch in der einzigartigen Fähigkeit der Krebszellen, sich über Alterungsprozesse hinwegzusetzen und Unsterblichkeit zu erlangen. Die genetische Altersbegrenzung, die verhindert, dass Menschen über 140 Jahre alt werden, schalten sie ab. Über ihre Entdifferenzierung in Richtung embryonaler Zellen gelangen Krebszellen so zurück zu uranfänglicher Omnipotenz. Wie eine Eizelle, der noch alle Differenzierungswege offen stehen, eröffnet sich die entartende Dickdarmzelle wieder vielfältigste Möglichkeiten des Wachstums und Ortswechsels. Auch in dieser Hinsicht ist die Krebszelle, isoliert gesehen, sehr erfolgreich. Immerhin verwirklicht sie neben der Unsterblichkeit auch annähernd Omnipotenz. Ihr biologischer Egotrip ist gleichsam die Karikatur des geistig-seelischen Entwicklungsweges, der auf den betroffenen Menschen warten würde.

Diese radikale Rückzugstendenz und andererseits bedingungsloses Vorwärtsstürmen scheinen sich vollkommen zu widersprechen, und doch kann ein Blick auf den menschlichen Entwicklungsweg den Widerspruch sogleich lösen. Wir sind gehalten, sowohl vorwärts zu gehen und uns die Welt Untertan zu machen, als auch rechtzeitig umzukehren, um wieder zu werden wie die Kinder. Das offensive Hinausgehen findet sozusagen in der Wahrung der Rückverbindung zum Ursprung im Sinne der Religio(n) seinen natürlichen Ausgleich. Dieser Entwicklungsweg fordert neben Anpassung an bestehende (kosmische) Gesetze auch den Mut, seinen eigenen Weg zu gehen und das eigene Gesetz zu finden. Im Krebsgeschehen ist dieser Weg aus dem Bewusstsein in den Schatten gesunken und hat sich dann verkörpert.

Was der Körper auf diese stellvertretende Weise ausdrückt, sollten Heilungssuchende wieder versuchen, selbst in die Hand zu nehmen, um den Körper zu entlasten und das Drama auf der Körperbühne überflüssig zu machen. Selbstentfaltung und Wachstum müssten wieder auf geistig-seelische Ebenen zurückgebracht werden. Überlässt man diese Themen dem Körper, wird es lebensgefährlich. Im Falle des Krebs gibt es auf der Körperebene keine Chance, die Thematik zu erlösen, die Körperebene scheint lediglich ein letzter Versuch des Schicksals zu sein, den Betroffenen die Situation klar und deutlich vor Augen zu führen.

In dieser Hinsicht wird der medizinische Umgang mit dem Gefürchtetsten unter den Krankheitsbildern immer wichtiger. Dieser ergibt sich aus der typischen Praxis des schulmedizinischen Vorgehens bei Krebs. Während es für Patienten ein Tabuthema ist, muss es den Medizinern notgedrungen sehr geläufig sein. Das führt bereits zur ersten gefährlichen Diskrepanz. Denn wer sehr häufig mit ein und demselben Geschehen konfrontiert ist, entwickelt – ob er will oder nicht – so etwas wie Routine. Das Phänomen kennt jeder von sich selbst. Eigentlich müsste man bei jeder Nachrichtensendung mehrfach in Tränen der Trauer und des Mitgefühls ausbrechen. In Wirklichkeit tut das niemand, weil wir gelernt haben, routiniert mit dem Elend umzugehen. Ähnlich ergeht es wohl Medizinern, wenn sie viel mit Krebspatienten zu tun haben.

Anders ist es kaum zu erklären, wenn sie sich als Schicksalsgötter aufspielen und in Diagnoseform ihr Urteil über Leben und Tod sprechen. Nicht selten gehen sie über das Vorurteil der Bevölkerung, die von den Halbgöttern in Weiß spricht, noch hinaus und pfuschen den Schicksalsgöttinnen direkt ins Handwerk. Diesen oblag in der Antike etwa in der Gestalt der Lachesis die Aufgabe, den Lebensfaden für die Menschen zu spinnen, zu bemessen und ihn schließlich wieder abzuscheiden, wenn die Zeit für die Betroffenen gekommen war. Bei den Germanen hatten die drei Nornen diese Aufgabe inne. Bei uns maßen sich nun Mediziner an, darüber zu entscheiden, wer noch wie lange zu leben habe.

Das wäre schon schlimm genug, aber es kommt noch schlimmer, denn diese Aussagen bekommen in der besonderen Bedrohungssituation bei Krebs noch zusätzlich Gewalt über Leben und Tod. Was die US-Amerikaner „self-fulfilling" prophecy, selbsterfüllende Prophezeiung, nennen, spielt hier herein und gewinnt furchtbare Macht.

Wenn der Arzt die Diagnose – im Rahmen der geforderten Ehrlichkeit – mitteilt und dem Patienten dann seine statistisch noch verbleibende Lebenserwartung von vielleicht einem Jahr darstellt, greift er in einen Prozess ein, den die wenigsten Mediziner wirklich verstehen. Sie, die früher dafür gegeißelt wurden, dass sie mit der Wahrheit viel zu lange hinter dem Berg hielten, haben nun mit dem Schatten bedingungsloser Wahrheit zu ringen. Was statistisch durchaus stimmen mag, bekommt für das einzelne Individuum eine ganz andere Qualität. Im Übrigen stimmen die Voraussagen für den Einzelnen praktisch nie, denn keiner stirbt wirklich genau nach einem halben, einem oder zwei Jahren.

Der Patient ist im genauen Gegenteil einer Routinesituation, er erlebt Momente einzigartiger Angst, wenn er zum Beispiel an einer Stelle einen Knoten tastet, wo keiner

hingehört. Die medizinische Halbbildung der Bevölkerung ist inzwischen so weit gediehen, dass Krebs für fast alle Zivilisationsmenschen eine (un-)vorstellbare Bedrohung und damit ein Damoklesschwert darstellt. Sofort verbinden sich damit Visionen von elendem Siechtum und Verfall, von unerträglichen Schmerzen und Tod. In der Regel verdrängt der Patient all das aber selbst in dieser Situation noch so recht und schlecht und sucht sein Heil und seine Hoffnung in mehrmals täglich stattfindenden Selbstuntersuchungen. So vergehen in der Regel Wochen und manchmal Monate, bis der Patient sich eingesteht, dass der Knoten weiter wächst. Ganz abgesehen von der Tatsache, dass so wertvolle Zeit unwiderruflich verloren geht, fördert das Herumdoktern an Knoten nur die Wahrscheinlichkeit der Ausbreitung des Krebses.
Wenn der Patient sich endlich zum Hausarzt wagt und mit großer Angst die Warteschleife in dessen Wartezimmer hinter sich gebracht hat, wird er mit angstgeweiteten Augen und offenem Herzen an den Lippen des Arztes hängen. Dieser aber wird die Entscheidung vertagen, ohne in der Regel die fast unerträgliche Spannung zu lösen. „Ich kann noch gar nichts sagen, wir müssen noch eine Reihe von Untersuchungen machen", so oder ähnlich lauten die typischen Sätze, die das Leid und die Spannung der Ungewissheit verlängern und so – natürlich unabsichtlich – vergrößern.

Bei jeder der nun folgenden Untersuchungen läuft ein ähnliches, seelisch hochbrisantes Drama ab: Der Patient ist auf's äußerste gespannt und versucht im Gesichtsausdruck der Röntgenassistentin nach seinem Schicksal zu fahnden, er wird versuchen, der MTA im Labor etwas Erhellendes zu entlocken, und selbst wenn er es schafft, an einen der für die Untersuchungen verantwortlichen Fachärzte zu kommen, wird er kaum Glück haben. Alle werden mit bedeutungsschwangerer Miene darauf verweisen, dass die Befunde dem Hausarzt zugestellt würden, der sich dann ein Gesamtbild machen und erst danach die endgültige Diagnose stellen könne.
Was medizinisch durchaus Sinn macht, hat verheerende seelische Konsequenzen, denn die (An-)Spannung im Patienten wächst mit jeder Untersuchung und steigert sich auf dramatische Weise bis zu jenem Moment der Wahrheit, wenn die Entscheidung über Leben und Tod fällt.
Allein schon diese Daueranspannung ist aber das letzte, was der Patient in dieser Situation brauchen kann, denn sie reduziert – wie heute von der Psychoneuroimmunologie bewiesen – seine Abwehrkraft. Diese aber wäre jetzt seine wichtigste Waffe im Kampf mit dem Krebs. Sie zu schwächen, kommt bereits einem schwerwiegenden Kunstfehler gleich.

Das ganze wird aber noch schlimmer, wenn der entscheidende herbeigefieberte und mit Angst gleichermaßen weggedrängte Moment der Wahrheit kommt. Jetzt treibt das Warten die Spannung noch höher, der in seiner physischen Existenz bedrohte Mensch ist einerseits ein Angstbündel und macht sich so eng wie nur möglich, andererseits ist er durch diese lange Vorbereitungszeit so offen und empfänglich wie selten zuvor. Wenn er das jetzt schon fast Foltercharakter annehmende Wartezimmer-Ritual hinter sich hat und vor dem Schreibtisch des Arztes sitzt, hat oft genug sein Stündlein geschlagen. Der Halbgott in Weiß wird nun im wahrsten Sinne des Wortes zum Herrn über Leben und Tod – in mancherlei Hinsicht. Die meisten Mediziner übersehen dieses Bewusstseins-Feld, das sich im Patienten aufgebaut hat und lassen ihren als Diagnose bezeichneten Urteilsspruch recht unbedenklich in diesen wohlbestellten Acker fallen. Die daraus aufgehende negative Saat ist von unübersehbarer Wirkung durch die Art von Selbsthypnose, der sich der Patient notgedrungen unterzogen hat. Sein ganzes Bewusstsein war auf diesen einen Moment fokussiert, offen für die Lösung und ist nun bereit, den ärztlichen Spruch in Realität umzuwandeln.

Aus Hypnoseexperimenten wissen wir, wie enorm wirksam solche Bewusstseinseinengungen sind. Noch die unsinnigsten posthypnotischen Befehle setzen sich durch, wenn vorher die Trance tief genug und das Bewusstsein entsprechend scharf gebündelt war. Solch eine Situation ist hier unabsichtlich entstanden. Daher ist die selbsterfüllende Wirkung der Diagnose so gewaltig. Wenn das Damoklesschwert, das schon so lange über ihm schwebte, herunterrauscht, geht der Schock eines positiven Krebsbefundes tief. Nun braucht es durchaus nicht einen Dr. Hamer, der dieser Art von Diagnosestellung und dem damit einhergehenden Schock geradezu ursächlichen Charakter im Hinblick auf die Metastasenentstehung zuspricht, jeder Arzt und noch mancher Mediziner kann erkennen, wie tief solch ein Schock gehen mag. Manche Patienten brechen darunter gleichsam zusammen – psychisch und in der Folge immunologisch.

Wenn Therapeuten mehr schaden als nützen, handeln sie einem der grundlegendsten ärztlichen Gesetze zuwider: „Nil nocere – nicht schaden!" Nach diesem Grundsatz der alten Ärzte, der noch das Leben meines Großvaters prägte, müsste jede medizinische Handlung vorher darauf überprüft werden, ob sie nicht auch schaden könne. Inzwischen müsste angesichts der Psychoneuroimmunologie und ihrer Ergebnisse auch der Gedanke in schulmedizinische Gehirne Eingang gefunden haben, dass zu jedem Menschen eine Seele gehört. In diesem Fall wäre das „nil nocere" natürlich auch auf die Seele zu beziehen.

Die immer noch viel zu wenigen Ärzte, die sich als Psychoonkologen mit den Zusammenhängen zwischen Krebs und Psyche beschäftigen, finden nicht selten solche Schockzustände vor dem Ausbruch von Krebsgeschehen. Es ist durchaus wahrscheinlich, dass erst der dadurch herbeigeführte Zusammenbruch des Abwehrsystems dem Krebs die Chance gibt, aus der ansonsten strengen Überwachung des Immunsystems auszubrechen. Das dürfte der Punkt sein, den der Chirurg Julius Hackethal anschuldigte, weil er leicht aus einem sogenannten harmlosen „Haustierkrebs" einen brandgefährlichen „Raubtierkrebs" machen kann.

Wie könnte eine bessere Handhabung dieser schwierigen Situation aussehen? Schon anlässlich der Entdeckung des Knotens könnte der Arzt bei einem ersten Gespräch feststellen: Wie groß ist die Angst des Patienten und in wieweit entspricht dieser dem, was immer mehr Psychoonkologen als „Krebspersönlichkeit" entdecken? Der Hinweis der Schulmedizin, dass es so etwas gar nicht gäbe, hat vor allem damit zu tun, dass deren entsprechende Untersuchungen immer erst nach Stellung der Diagnose einsetzen. Die Krebsentstehung reicht aber weit darüber hinaus zurück, wie gerade die Schulmedizin heute mittels ihrer ungezählten Röntgenbilder und anderer Untersuchungsergebnisse selbst belegt.

Wenn sich auf dieser Ebene der Krebsverdacht im Seelenmuster des Patienten bestätigt, könnte das Anlass sein, mit ihm über die Möglichkeit einer Krebserkrankung zu sprechen. Die diesbezüglichen Ängste auszusprechen, ist allein schon Entlastung. Außerdem ließe sich natürlich die Zeit jetzt schon nutzen für eine Psychotherapie auf der Seelenbilderebene, von der Carl Simonton, der amerikanische Radiologe und Psychoonkologe, in einer Doppelblindstudie zeigen konnte, dass sie die Überlebenszeit mehr als verdoppelt. Wenn Patienten auf diese einfache Weise mit einer CD wie „Krebs"* den Kampf gegen ihren Krebs aufnahmen, verdoppelten sie ihre Überlebenszeit gegenüber jenen, die nur schulmedizinisch behandelt wurden. Außerdem hat das den immensen Vorteil, dass der Patient nun schon selbst aktiv ist und sich der Herausforderung stellt. Er ist nicht mehr nur ausgeliefert und Opfer, sondern Handelnder und sein Schicksal Mitgestaltender. Wenn sich der Verdacht nach all den Untersuchungen bestätigen sollte, ist es nun nicht mehr solch ein Schlag. Wo immer ein Patient große Angst vor der Diagnose hat, wird er mit dem Thema zu tun haben. Wo sich der Verdacht körperlich aber nicht bestätigt, sind Erleichterung und Freude umso größer. Die Zeit der Auseinandersetzung war trotzdem keineswegs umsonst, denn das Thema war und ist trotzdem da. Niemand kann im Übrigen sagen, inwieweit diese intensive Beschäftigung mit dem Thema Krebs und der Kampf ums eigene Leben in vorbeugender Hinsicht segensreich und vielleicht sogar notwendige war.

Wo der Verdacht aber auch auf den Körper bezogen berechtigt war und medizinische Eingriffe anstehen, könnte ein wirklicher Arzt die Gelegenheit nutzen und eine Geschichte erzählen, die heilen kann und sich so das aufgebaute Feld im positiven Sinn zu Nutze macht. Das wäre im Idealfall die Lebensgeschichte eines Patienten, der in einer ähnlichen oder sogar noch bedrohlicheren Situation das Ruder noch herumreißen konnte und – trotz aller Widrigkeiten – seinen Weg in die Gesundheit gefunden hat. Darüber hinaus ist es jetzt von unschätzbarem Wert, wenn die bereits eingeschlagene Strategie nun auf beiden Ebenen weitergeführt werden kann. Ob Chirurgen versuchen, möglichst viel vom Tumor herauszuschneiden, sein Gewebe mittels Strahlen- oder Chemotherapie zu dezimieren, es ist immer von Vorteil, wenn die geistig-seelische Ebene mit von der Partie ist.

Das Ungeschickteste sind sich widersprechende Absichten. Wenn ein verängstigter Patient mit angstgeweiteten Augen auf eine Infusionsflasche hoch starrt und jeden Tropfen des Zytostatikums, das in den Spiegel fällt, innerlich ablehnt und bekämpft, ist es die denkbar schlechteste, leider aber häufigste Situation. Nun kämpft die Seele gegen die Maßnahmen der Mediziner. Wenn lediglich die Infusionen nach einer ausführlichen Aufklärung über die negativen Nebenwirkungen der Chemotherapie angehängt werden, werden die Patienten natürlich Angst um ihre Haare haben, Blutungen und Übelkeit fürchten und die ganze Palette der Grausamkeiten in Gedanken ängstlich vorwegnehmen, die mit dieser Behandlung einhergehen können.

Während die Krebszellen chemotherapeutisch bekämpft werden, wird die eigene Abwehr durch die erzeugte Angst unterminiert und so der Krebsausbreitung wiederum Vorschub geleistet. Von daher ist das eigentlich als Kunstfehler zu bezeichnen. Angst schwächt nachweislich das Immunsystem, Panik ist diesbezüglich noch kontraproduktiver. Ideal wäre dagegen folgende einfache Möglichkeit: Noch bevor der Arzt die Infusion anhängt, könnte er die Patienten mittels eines Audioprogramms auf CD oder MP3 über eine geführte Meditation in Trance schicken. Ein Programm wie z.B. die erste Reise der CD „Krebs", bei dem die Patienten, während sie immer tiefer in die Entspannung sinken, den Tumor Zelle für Zelle bekämpfen und ihm so auf der inneren Bilderebene das Wasser abgraben, animiert zum Kampf Seite an Seite mit den Medizinern. Dann kämpfen – idealerweise – Seele und Abwehrsystem einerseits und die

Zytostatika oder gegebenenfalls auch die Strahlen andererseits für dasselbe Ziel: Gesundheit. Dadurch wird das Immunsystem eher gestärkt als geschwächt.

Bedenkt man, dass diese zweite Säule der Krebstherapie, wie sie bei uns seit 30 Jahren und von Carl Simonton oder Wolf Büntig ebenfalls seit langer Zeit mit ähnlichem Erfolg eingesetzt wird, so einfach und so billig ist, bleibt es noch unverständlicher, warum manche Schulmediziner sich noch immer dagegen sträuben und Patienten diese Chance vorenthalten. Aber auch intelligente Schulmediziner wehren sich noch in der Öffentlichkeit des Fernsehens gegen so einfache und so hilfreiche Unterstützungsmaßnahmen. Man muss befürchten, dass sie schon so unter den Einfluss der Pharma-Lobby geraten sind, dass sie langsam überall deren Konkurrenz als eigenen Feind annehmen.

Es wäre sicherlich ein Kunstfehler, wollte man Krebs nur auf seelischer Ebene bekämpfen und zum Beispiel die Möglichkeiten körperlicher Abwehrsteigerung ganz außen vor lassen, es ist aber genauso ein Kunstfehler, die seelische Komponente zu ignorieren und so zu tun, als wäre der Mensch eine Maschine und Krebs ein mechanischer Defekt.

Lippenbekenntnisse, die die Einheit von Körper, Geist und Seele beschwören und immer mehr auch von schulmedizinischer Seite zu hören sind – etwa zur Einleitung von Büchern und Kongressen – reichen nicht aus. Wer in der anschließenden Praxis die Seele in ihren Bedürfnissen und Reaktionsmustern völlig übersieht, schädigt seine Patienten. Wer das nach heutiger Forschungslage auch noch offensiv propagiert, macht sich nach dem strengen Kodex der Ärzteschaft des schlimmsten Vergehens schuldig. Er leistet dann dem gesundheitlichen Ruin seiner Patienten vorsätzlich Vorschub. Ärztliche Pflicht aber wäre jenes Nil nocere, wenigstens nicht zu schaden. Ganz abgesehen davon, dass wir heute schon eine Menge über die seelischen Hintergründe der Krebsentstehung wissen und so helfen könnten, die Weichen in jene Richtung zu stellen, die Spontanremissionen, wie die Schulmedizin das Wunder der Genesung in diesem Fall nennt, wahrscheinlicher zu machen. Die Rückkehr zum eigenen Lebensweg, zur Selbst-Verwirklichung zeichnet sich immer mehr als die entscheidende Möglichkeit ab, das Ruder doch noch herumzureißen. Nichts ist in der Krebssituation wichtiger als das eigene Leben zu verwirklichen und sich von allen gut gemeinten und noch so anerkannten fremden Mustern zu lösen zu Gunsten des eigenen Weges.

Hier eröffnet sich die große Chance, mit Hilfe der Archetypen im Sinne von „Krankheit als Symbol" seine eigene Aufgabe und seinen Weg zu finden und dem Körper die Aufgabe der Selbstverwirklichung – wie sie sich in pervertierter Form in der Krebszelle äußert – wieder abzunehmen.

Medizin und Zeitgeist

2.11. Schönheitschirurgie und Anti-Aging

Die Schönheitschirurgie wird zunehmend zu einem Schauplatz moderner Kosmetik. Hier entwickelt sich ein in diesem Ausmaß ganz neuer Teil der Schulmedizin. Besonders die weibliche Brust wird immer mehr zum Modellierobjekt des Zeitgeistes und des von ihm diktierten Geschmacks. Dem Trend der Zeit folgend, wird im gleichen Maß, in dem die Seele ignoriert wird, der Körper überbetont und zur Bühne erstaunlichster Demonstrationen. Wo Bequemlichkeit das Körpertraining behindert und Pillen das gewünschte Ergebnis nicht bringen, tendieren immer mehr Menschen zu mechanischen Eingriffen, um ihrem Schicksals auf die Sprünge zu helfen. Der Ausdruck Schönheitsoperationen ist geradezu eine Einladung an den Schatten, der sich oft auch nicht lange bitten lässt.

Während diese Operationen bei uns erst allmählich selbstverständliche Akzeptanz finden, lassen sich etwa in Italien bereits Politiker geneneralüberholen. In den USA sind solche Aktionen längst salonfähig. Dort ist der Trend schon einen Schritt weiter. Wie jemand, der es sich leistet, seinen Body nicht zu trainieren, milde Verachtung erfährt, weil er dem Zeitgeist trotzt und das Auge des Betrachters beleidigt, ergeht es allmählich auch denen, die die Möglichkeiten der plastischen Chirurgen verschmähen. Tatsächlich hat eine kleine Gruppe von Models sogar schon wieder auf diesen Trend reagiert und wirbt damit, nur natürliche, das heißt nicht zurecht operierte Schönheit zu bieten. Solch kleine, eher belächelte Gegenbewegungen können aber der breiten Strömung nichts anhaben. Wer es sich leisten kann, lässt sich möglichst gut operieren, ansonsten zeigt er oder sie, dass sie es sich eben nicht leisten kann.

Auf diesem Weg ändert sich in den USA bereits das Figurbild. Ist man in Europa noch gewöhnt, dass sich die weibliche Brust beim Hinlegen in ihrer Form verändert, ist das moderne amerikanische Modell beständiger, sowohl was die Lage als auch die Lebens-

dauer angeht. In amerikanischen Sexfilmen, in denen große Brüste eine ebensolche Rolle spielen, findet sich kaum noch eine nicht überarbeitete Darstellerin. Die große Brust symbolisiert das Mütterliche und und das verlockend Weibliche und ist in einer kindlichen bis kindischen von Männern dominierten Gesellschaft besonders hervorspringend.
Auch in Europa immer beliebter wird das so genannte Liften, das sich neben der Brust vor allem dem Gesicht widmet. Dabei wird die müder und welker werdende Gesichthaut – man bekommt sozusagen mit der Zeit mehr Platz in seiner Haut – wieder gestrafft und gespannt, so dass das Gesicht von vorne wie neu ausschaut. Solche Runderneuerungen haben natürlich ihre Grenzen im wahrsten Sinne des Wortes, denn irgendwo kommt der Übergang zum alten Körper mit seiner von den Jahren angestrengten Haut zum Vorschein. Der aber wird genauso ungewollt wie unweigerlich durch die Überarbeitungen an einigen besonders vordergründig sichtbaren Stellen betont. Der Blick von der Seite, zum Hals oder ins Dekolleté kann so überraschende Abgründe der Zeit enthüllen. Die Ganzkörpernachstraffung aber ist noch nicht im Angebot der Operateure. Wir lassen uns mit der Zeit fast überall mehr oder weniger hängen, und der Chirurg soll wieder hochziehen, was wir nicht mehr hochhalten können. Er bleibt aber bis jetzt noch auf Spezialgebiete wie Brust und Gesicht beschränkt, auch wenn diese allmählich regional ausgeweitet werden wie sich an der beinahe zeitlosen Pop-Ikone Cher zeigt.

Was im Übrigen beim ersten Mal noch ganz reizvoll sein mag, wird mit der Zeit und den notwendigen Wiederholungen im Gesicht immer schwieriger. Wenn die Gesichtslage dann schon extrem angespannt ist und langsam die Haut ausgeht, kann es schwer werden, des Nachts noch die Augenlider zu schließen. Das Gesicht ist schon längst zur Maske geworden und enthüllt statt jugendlicher Frische nur noch Peinlichkeit, kann doch spätestens jetzt jeder sehen, dass hier jemand nicht zu seinem Alter steht, keine Reife erlangt und sein Leben nicht bewältigt hat. Ähnlich enthüllend wirkt der pralle Kugelbusen an einem altersmäßig deutlich weiter fortgeschrittenen Körper. Hinter einer ständig überarbeiteten und künstlich hoch gehaltenen Außenfassade wird die innere Leere versteckt.

Wer ein inhaltlich ausgefülltes Leben hatte und innerlich jung geblieben oder wieder geworden ist, kann sich äußerlich die Spuren und Zeichen des Lebens leisten. Eine Indianerin, die eingebunden in ihre Stammestradition den Kreis ihres Lebens in Würde bewältigt hat, wäre beleidigt, wenn man sie deutlich jünger schätzte. Wie zu ihrem

Leben kann sie zu ihrem Alter und Aussehen stehen. Das aber fällt naturgemäß denjenigen schwer, die ein nach außen orientiertes Leben führten, das inhaltlich leer blieb. Die Seele ist dann nicht jung, sondern ohne Erfahrungen, sie hat keinen Reichtum an inneren Bildern angesammelt, sondern ist arm, und diese Armseligkeit verbirgt sich hinter einer eindrucksvollen Außenfassade. Solch ständig renovierungsbedürftige Fassaden, hinter denen sich kein rundes Leben verbirgt, sondern gähnende Leere, die nur die Karikatur jener Leere ist, die Buddhisten erstreben, umgeben uns zunehmend in der vom Jugendkult geprägten modernen Gesellschaft.

Neben dem Gesicht wird an keinem Organ soviel herumoperiert wie an der weiblichen Brust. In unseren Breiten lassen sich nicht wenige Frauen ihren großen Busen verkleinern, weil sie oder ihre jeweiligen Partner sich solch überschwänglicher Weiblichkeit nicht gewachsen fühlen. Beim Gegenteil, der Vergrößerung einer kleinen Brust – in den USA idealgemäß viel häufiger – zeigt sich der Versuch, wenigstens äußerlich das Bild einer mütterlichen Frau oder auch einer Sexbombe hinzuzaubern.
Das Reduzieren einer als zu groß empfundenen Brust ist kaum wieder rückgängig zu machen. Das aber wird nicht selten gewünscht, wenn die Frau innerlich nachgereift ist. Sie kann sich dann zwar einen großen Busen zurechtschneidern lassen, aber ihr eigener ursprünglicher wird es natürlich nicht mehr werden. Das ist nicht nur im Hinblick auf sein natürliches Aussehen und Verhalten problematisch, sondern vor allem, was die Sensibilität angeht. Beim Operieren werden notgedrungen viele der feinen Nervenendigungen in der Haut verletzt und durchtrennt. Letztlich ist es aber diese Sensibilität, die für die Sinnlichkeit und das Lustempfinden entscheidend ist.

Bei all diesen Operationen, gleichgültig wie technisch aufwendig sie sind, ist der äußere Schritt nur auf den ersten Blick einfacher als der entsprechende innere. Das Wesentliche ist auch hier der Inhalt, der die Form füllt. Eine Operation bleibt immer äußerlich und funktional. Manchmal mag sie die innere Entwicklung fördern, häufig wird sich dadurch aber nur die Kluft zwischen innen und außen vergrößern und damit auch das ursächliche Problem.
Wenn eine junge Frau noch nicht zu ihrer Weiblichkeit stehen kann, wird dieses Thema natürlich nicht dadurch erlöst, dass man deren äußere Attribute wegschneidet. Wenn „er" Angst vor dem Weiblichen hat, wird diese nicht dadurch bearbeitet, dass „sie" ihre Brust verkleinern lässt. Wenn eine Frau glaubt, nur mit einer ausladenden Oberweite einen Mann zu bekommen, geschieht das über den Umweg der Operation doch nur unter gefälschten Voraussetzungen. Es ist unwahrscheinlich, dass sie über diesen

Weg findet, was sie letztlich sucht: Einen Partner. Auch wenn die Operation primär dem eigenen Selbstwertgefühl dient, bleibt dieses doch so lange erschlichen, bis die Betroffene innerlich zur Größe ihrer Brust aufschließt.

In den USA hat sich noch eine medizinisch harmlosere Variante des „Herumdokterns" an den Brüsten entwickelt: Auf dem Boden von Mentaltechniken wird mit Suggestionen und Affirmationen versucht, hängendem Gewebe wieder Spannung zu verleihen und Vorhandenes aufzubauschen. Auch dabei handelt es sich natürlich um Eingriffe, wenn auch „nur" in die Psyche. Die Kräfte des Unbewussten lassen sich für solche Spiele einspannen, nur sollte man sich darüber klar sein, dass alles zwei Seiten hat. Wie bei jeder kritiklosen Anwendung des so genannten „positiven Denkens" liegt die Gefahr darin, jenen Teil von sich, den man nicht mag, zu verdrängen. Das aber ist die wirksamste Methode, Schatten zu produzieren.
Mit jeder Suggestion in Richtung eines makellosen Busens suggeriert sie sich indirekt, dass ihr natürlicher Busen nicht in Ordnung ist. Gesteht sie sich ein, dass solche Übungen nichts mit dem Entwicklungsweg zu tun haben, sondern genauso zudeckend arbeiten wie die der Schulmedizin, sind sie dieser gegenüber natürlich vorzuziehen. Die mit Affirmationen erreichbare „Narkose" ist gering, und die chemischen Nebenwirkungen fallen weg. Wenn ein Erfolg in Gestalt des Traumbusens errungen wird, ist dieser natürlicher und besser zu ihr passend als der chirurgisch herbeigezauberte und ist obendrein voller natürlicher Empfindsamkeit.

Versuche aber, die Dinge funktional zurechtzurücken, bleiben so lange zum Scheitern verurteilt, wie „sie" nicht bereit ist, auch inhaltliche Schritte zu wagen. Der Erfolg jeder Schönheitsoperation chirurgischer oder mentaler Art hängt letztlich davon ab. Eine Frau mit ausladendem Busen wird durch dessen Teilamputation noch nicht zu dem knabenhaften Kumpel, den ihr (in dieser Hinsicht gestörter) Partner sich wünschen mag. Ebenso wenig macht der umgekehrte Schritt noch keine Sexbombe aus ihr. Im Gegenteil will die vollständige Annahme des körperfremden Transplantates seelisch erst bewältigt sein. Wenn das alles so einfach wäre, müsste der Einsatz von Lockenwicklern oder einer Dauerwelle aus einem Mauerblümchen eine wilde „verlockende" Frau machen oder das Antrainieren des Lotussitzes aus einem Körperakrobaten einen Erleuchteten. Die wesentliche Lernaufgabe bestünde darin, aus der Körpersprache die anstehenden Themen zu lesen. Demnach weist eine große Brust die Aufgabe zu, der solcherart verkörperten Weiblichkeit gerecht zu werden und ihr im Leben zu entsprechen. Die kleine Brust verkörpert eine Situation, in der es offensichtlich nicht die primäre Lernaufgabe ist, demonstrative Weiblichkeit darzustellen. Über solche von der eigenen Konstitution zugewiesene Lern- und Lebensaufgaben geht der moderne in den USA beheimatete Zeitgeist allerdings mit Siebenmeilenstiefeln hinweg. Die Arbeit mit einem Buch wie „Körper als Spiegel der Seele" zeigt andererseits, wie seelisch wichtig und erleichternd es ist, sich von den eigenen Formen und Figurmustern ansprechen zu lassen. So wie die Brust mit dem nährenden (Mond-)Prinzip und dem lockenden (Venus-)Prinzip zu tun hat, spricht das Gesäß von Themen wie Durchsetzung und der Fähigkeit etwas auszusitzen, die Reithosen-Figur ermuntert, den Schwerpunkt im Leben tiefer in Richtung Mutter Erde und Natur und eben Weiblichkeit zu legen, während der runde Bauch anregt, aus dem eigenen Leben eine runde Sache im übertragenen Sinn zu machen. Ähnlich wie Tausende von Symptomen in „Krankheit als Symbol" spezifische Lernaufgaben verraten, demonstrieren die unterschiedlichsten Aspekte des Körpers Themen, die es zu akzeptieren gilt und die sich manchmal auch beeinflussen lassen.

Die Therapievorschläge und Lernhinweise sind diesbezüglich einfach: Es liegt auf der Hand, dass es sinnvoller und leichter ist, den Partner zu wechseln als die Brust. Trotzdem ist frau nicht zufällig an einen Partner mit dem entsprechenden Problem geraten und könnte sich fragen, in wieweit sie eine Resonanz zu dessen Thema hat. Sie könnte ihr Problem in diesem Fall sinnvoller im Partner als ihrem Spiegel erkennen, als dann später an einer operativ nach seinen Wünschen „gestylten" Idealbrust. Wenn eine ganze Gesellschaft einem verschrobenen Ideal huldigt, wie die US-amerikanische dem Superbusen, hat sie insgesamt dieses Problem, und ihre Frauen werden dazu neigen, sich diesem Ideal mental oder chirurgisch zu beugen. Auf Grund anderer gesellschaftlicher Verhältnisse können wir hoffen, uns in Europa vergleichbares Elend zu ersparen, zumal solch eine Brust durch ihre künstliche Masse vieles an ihren subtilen Qualitäten einbüßt. In den USA haben wir natürlich auch hier das schon bekannte Dilemma, dass die Quantität die Qualität um Längen schlägt.
Dabei ist fast jedem Mann bewusst, um wie viel verlockender die Aussicht ist, die von einem reizvollen Dekolleté ausgeht als von ständig nackt dargebotenen prallen (Plastik-)Kugel(brüste)n. In dieser Hinsicht sind rutschende Träger ausgeschnittener Kleider, auf ebenso geschickte wie (halb)bewusste Weise eingesetzt, von ungleich magischerer Wirkung als vordergründige direkte Angebote, insbesondere wenn diese von Kunstformen ausgehen. Kaum ein Mann kann sich der natürlichen Magie entziehen. Mit dem Träger rutscht sein Intellekt langsam hinweg, und es eröffnen sich ganz andere Einsichten und Zugänge. Letztlich geht es bei künstlich vergrößerten Brüsten immer

um Wirkung auf das andere Geschlecht. Insofern ist es nahe liegend, sich diese in ihren verschiedenen Aspekten bewusst zu machen, um sich so vor voreiligen chirurgischen Aktionen zu bewahren.

Leider bleibt auch bei Schönheitsoperationen der medizinische Schatten nicht aus. Beim Absaugen überschwappenden Fettes um die Leibesmitte werden natürlich auch die Energiekanäle des Körpers, die Meridiane, wie die Chinesen sagen, oder die Nadis der Inder geschädigt, denn sie laufen nicht nur äußerlich auf der Haut, sondern auch im Körperinnern. Bei allen bisherigen plastischen Operationen wird vor allem auf den äußeren Eindruck geachtet, während die innere Wirklichkeit kaum bedacht wird. Bei Brüsten geht es vordergründig und aus männlicher Sicht nur um die Optik, aber für die Frauen ginge es ganz entscheidend auch um das Gefühl in der Brust. Wenn ein reifer Mann im (Liebes-)Spiel ist, wird der Mangel an innerer Empfindung auf Seiten der Partnerin auch für ihn rasch zum Problem. Relativ empfindungslose Kunstbrüste sind für sinnliche Orgien und Liebesfeste offensichtlich kontraproduktiv. Ganz abgesehen von den Risiken und Zwischenfällen der jeweils notwendigen Narkosen und der Vergiftung durch die entsprechenden Mittel, die heute zwar geringer geworden sind, aber natürlich grundsätzlich immer noch bestehen.

Hinter der Welle der Schönheitsoperationen steckt letztlich die Idee des „Mehr scheinen als sein", die im europäischen Wertesystem als durchaus unseriös beleumundet ist. Was aber hierzulande in der klassischen Erziehung lange Zeit verworfen wurde, kommt jetzt als letzter Schrei aus den USA auf uns zurück. Insofern könnte man vermuten, dass dort auch viel europäischer Schatten gelebt wird. Was wir noch Bestechung nennen, heißt dort längst Sponsoring. Was wir als frech empfinden, ist dort schon selbstverständlich und würde geradezu als dumm gelten, wenn es unterbliebe. Der Ehrliche ist in der modernen Welt tatsächlich längst der Dumme.

Wie im Mikrokosmos neigen wir natürlich auch im Makrokosmos dazu, vieles unter den Teppich zu kehren und in Sondermülldeponien und Zwischenlagern zu verstecken, was wir an der Oberfläche nicht ertragen können. Wir versenken im Meer und verbuddeln in der Erde, den beiden archetypisch weiblichen Elementereichen, was der männliche Verstand zwar geschaffen hat, aber nicht lösen und nicht konfrontieren kann. Er will es sich dann wenigstens aus dem Gesichtsfeld schaffen. Das ist eine Politik, die auf beiden Ebenen, im Mikro- wie im Makrokosmos, den Tatsachen nicht ins

Auge schauen und die Konsequenzen der eigenen Lebenswirklichkeit nicht ertragen kann.

Aus der Psychotherapie wissen wir hinlänglich, dass Verdrängung nichts nützt, sondern im Gegenteil die Probleme unter der geschönten Oberfläche nur eskalieren lässt. Da man es in beiden Fällen lange nicht merkt, ist das späte Erwachen dann umso schlimmer. Es führt auf die Dauer kein Weg an der Konfrontation mit der Wirklichkeit vorbei. Wer das weiß, kann sich und seiner Welt jeden Aufschub von vornherein ersparen und damit einiges an überflüssigem Leid. Und natürlich lässt sich auch jede Brustform deuten, wobei hier die kulturellen Unterschiede gewaltig sind. Während zum Beispiel archaische Menschen die hängende Brust als Ausdruck gelebten Frauseins schätzen, ist sie in modernen Gesellschaften, die im Rahmen ihres Jugendkultes gar kein Frauen-, sondern ein Mädchenideal haben, verpönt. So wird es der modernen Frau naturgemäß schwer gemacht, zu ihrer gelebten Figur zu stehen. Trotzdem wäre es die einzige schlüssige Lösung. Denn selbst wenn man äußerlich alles wieder verspannen lässt, vom Gesicht über die Brust bis zum Po, wird der Inhalt davon doch nicht verjüngt, sondern die Kluft zwischen äußerem Schein und innerem Sein wird größer und damit auch die Chance auf Krankheit und Leid. Die eigene Form und Figur zu deuten und anzunehmen, wie in „Körper als Spiegel der Seele" angeregt, bleibt der Entwicklung ungleich förderlichere Weg.

Früher wurde das Alter noch als eine Zeit der Weisheit und Ehre anerkannt. Inzwischen aber herrscht eine derartige Umkehr der Werte, dass der Klimax oder Höhepunkt des Lebens zum Tiefpunkt abgewertet und das nach einer Ausruhphase folgende Alter wie wenig anderes herabgewürdigt wird. Stattdessen greift ein in der Geschichte beispielloser Jugendkult um sich und die Angst vor Alter und vor allem Sterben grassiert unvermindert. So wollen alle alt und sogar steinalt werden, um dem Tod nicht ins Auge blicken zu müssen. Dieser Wunsch nach biblischem Alter wird heute erfüllt, was in ein riesiges Problem mündet. Denn wenn alle alt werden wollen und anschließend niemand alt sein will, werden alle unglücklich, und wir bekommen das aktuelle Dilemma. Es ist das bewährteste Rezept zum Unglücklichwerden, wenn alle etwas werden wollen, was im Endeffekt niemand wirklich will.

Nach dieser Methode inszenieren wir heute ein gesamtgesellschaftliches Elend verblüffenden Ausmaßes. Dass niemand ein dermaßen unerwünschtes Ergebnis zur Kenntnis nehmen will, ist eigentlich logisch. So entwickelte sich parallel zum Jugendkult eine

Anti-Aging-Welle, die irgendwie geradezu konsequent erscheint und doch lächerlicher nicht sein könnte.

Anti-Aging?

„Forever Young" hieß das Motto, mit dem ein deutscher Arzt große Teile der österreichischen und einen gewissen Teil der deutschen Bevölkerung zum Joggen animierte. „Für immer jung" könnte man als die typische Illusion einer ziemlich fertigen Gesellschaft zusammenfassen, die längst jede Philosophie vom Leben und zunehmend auch die religiöse Anbindung verloren hat.

Sie ist fertig auf einer denkbar unerlösten Ebene, denn die eigentlichen Aufgaben des Menschseins hat sie aus den Augen verloren, und sie wird gerade nicht mehr damit fertig. Den gefährlichsten Irrtum des Menschseins aber hat sie zum einzig wichtigen Thema erhoben, das Hängenbleiben an äußeren Dingen. So ist es nicht verwunderlich, dass die allermeisten Menschen vor dem Ende, das sie unvorbereitet und unfertig erleben und folglich durchleiden müssen, große Angst haben.

Eigentlich reicht schon eine unterdurchschnittliche Intelligenz, um den von Werbung und entsprechenden Gurus der Moderne gepredigten Schwachsinn des Kreuzzuges gegen das Altern zu durchschauen. Ganz offensichtlich ist noch niemand für immer jung geblieben, ebenso offensichtlich widerspricht das allen Gesetzen der Biologie, der Wissenschaft vom Leben. Allein ein naiver Mensch ohne Verständnis der Gesetze des Lebens verlegt sich auf solche Illusionen, die immer in der Enttäuschung enden müssen.

Was steckt psychologisch dahinter, wenn sich große Teile der Bevölkerung auf Programme festlegen (lassen), die mit Sicherheit im Elend der Enttäuschung enden? Könnte es sein, dass sie sich unbewusst eine Lebensaufgabe, die an sich kollektiv verweigert wird, durch die Hintertür zurückholen? Nach östlicher Auffassung dient das Spiel des Lebens dazu, dessen Vordergrund als Täuschung zu durchschauen und so allmählich – von Enttäuschung zu Enttäuschung – zur letzten Wahrheit und Wirklichkeit durchzustoßen. Dieses Transzendieren des Vordergrundes, der Welt der Maya, die sich aus den beiden Täuschern, Raum und Zeit, aufbaut, ist überhaupt das zentrale Anliegen östlicher Lebenskunst und -kunde. Dass es letztlich nicht um das Außen, die Welt der Materie und des Reichtums, des Körpers und des Besitzes geht, wissen auch alle

anderen Religionen und sagen es ähnlich direkt wie die Bibel: „Das Himmelreich Gottes liegt in Euch" heißt es, und es ist folglich auch nur innen zu erleben.
Wenn sich nun aber alles draußen abspielt und das Innenleben keinerlei Beachtung mehr erfährt, ist das Straucheln auf dem Lebensweg vorprogrammiert: Wer außen etwas sucht, das nur innen zu finden ist, kann niemals fündig werden.
So entwickelt sich auch die Suche nach Glück und Erfüllung – ins Außen verlegt – zu einem sicheren Fiasko.

Verschiedene Traditionen haben dieses Dilemma erkannt und in Gleichnisse und Legenden gekleidet: Mulla Nasruddin, jener islamische Gelehrte, der als Narr lehrte, wurde eines Abends von einem Freund gesehen, wie er im Scheine einer Laterne seinen Hausschlüssel suchte. Der Freund half ihm, aber als sie nach einer Stunde noch immer keinen Erfolg hatten, fragte der Freund: „Mulla, bist du sicher, dass du den Schlüssel hier verloren hast?" – „Keineswegs", kam die Antwort, „verloren haben ich ihn dort hinten, aber da ist kein Licht zum Suchen."
Wer nach diesem Konzept seinen Lebensweg ausrichtet, wird nicht fündig, sondern Enttäuschung kennen lernen.

Auf unser Thema vom Kreuzzug gegen das Alter übertragen, heißt das, er wird genau das bekommen, was er vermeiden will, eine lange sich hinziehende Zeit des Alterns in einer Gesellschaft, die das Alter herabsetzt und verachtet und damit dann auch ihn selbst als alternden Menschen. Am Ende dieses langen abgelehnten Alterungsprozesses wird er einen Tod erleiden, der, je mehr er bekämpft wird, desto schrecklicher ausfallen muss.

Im Rahmen eines allgemeinen Mangels an Kenntnis der Lebensgesetze wird das Polaritätsgesetz auf breiter Ebene übersehen und Menschen verwirklichen das Gegenteil ihrer Absicht. Sie trauen sich in heißer Liebe vor den Traualtar, um immer glücklich zu bleiben und treffen sich in kaltem Hass vor dem Scheidungsrichter wieder. Ganz ähnlich läuft all die gestiegene Lebenserwartung letztlich nur auf zunehmende Alterserwartung hinaus. Wir bekommen im Überfluss, was wir überhaupt nicht wollten, weil wir die Spielregeln des Lebens nicht kennen. Sie zu lernen wäre nicht einmal schwer über ein Buch wie „Die Schicksalsgesetze – Spielregeln fürs Leben", aber es bedürfte konsequenten Umdenkens.

Wer Pillen schluckt, um jung zu bleiben, akzeptiert in der Regel ungeprüft einen Denkfehler, der an sich leicht zu durchschauen wäre. Man isoliert zum Beispiel Stoffe aus Rotwein und Olivenöl, weil in mediterranen Gegenden, wo beides reichlich genossen wird, nach verschiedenen Studien die gesündesten Menschen leben und besonders alt werden. Dabei verkennt man vor lauter Nachforschen im materiellen Bereich, dass hier vor allem andere Inhalte eine Rolle spielen. Während der Feierabend für den Nordeuropäer das Ende des Primärelends der Arbeit und den Beginn des Sekundärelends des Fernsehabends markiert, wird in mediterranen Gegenden wirklich noch gefeiert.
Unter Verkennung des eigentlichen Geheimnisses des ganz anderen Lebensgefühls wird hier aus einem Denkfehler ein fragwürdiges Geschäft gemacht. Wie lächerlich es ist, wird an dem Versuch klar, einen Italiener oder Spanier, einen Griechen oder Südfranzosen dazu zu bringen, seinen Rotwein in Kapselform zu sich zu nehmen. Ähnliches gilt im Prinzip für fast alle Versuche, über Nahrungsergänzungsmittel und andere angebliche Wunderdrogen, von Vitaminen bis zu ganz neuen Errungenschaften, bleibende Jugendlichkeit zu erlangen. Gerade in der alternativen Gesundheitsszene wird zum Teil mit Behauptungen hantiert, die jeder gesundheitlichen Logik mutig trotzen. Wissenschaftliche Forschung ist schon aus Kostengründen kaum möglich. Vor allem wissen wir meist weder, wie viel wir von was brauchen, noch wie die einzelnen Komponenten aufeinander reagieren. Von einigen Stoffen ist sogar erwiesen, dass sie eher schaden. Aber all das kann die ökonomische Geschäftigkeit nicht hindern, weil sie getragen ist von der Illusion, Alter und Tod ein Schnippchen zu schlagen.

Was Nahrungsergänzungsmittel angeht, kann und soll man Mangel natürlich ausgleichen, aber hier handelt es sich fast immer nur um Stimmungsmache gegen das Alter. Neben diesen faulen Versuchen, ewige Jugend Pillen schluckend zu erlangen, gibt es auch noch die schweißtreibenden Ansätze des Fitnesskultes. Man trimmt und plagt sich für eine jugendliche Figur bevorzugt in Studios und Fitnesstempeln, die überall wie Pilze aus dem Boden schießen. Die Frage, die bleibt, ist nur: Wofür trimmt sich ein 50-Jähriger?
Wiederum in den USA kann man an besonderen Plätzen die späten Ergebnisse bestaunen. In speziellen Dörfern haben sich Alte, die das nicht zugeben wollen, zusammengefunden. Damit sie nicht dauernd an das Scheitern ihres Versuchs, das Alter auszusperren, erinnert werden, sind sie dazu übergegangen, einfach alle „Jungen" unter 60 auszuschließen. Dort sitzen sie beisammen, schlucken Jugend versprechende Pillen, lassen sich das alte Fell straffen und glätten und trainieren jene Muskeln, die sich doch unwiderruflich verabschieden werden. So unter sich, verbindet sie der mitleiderregen-

de Versuch, die Erkenntnis des eigenen Alterns zu verdrängen, dessen Aufgaben zu ignorieren und zu verweigern.

Trotz solchen Irrsinns, hinter dem immer mehr Methode aufscheint, macht es natürlich Sinn, seinen Körper zu pflegen und in gutem Zustand zu erhalten. Lediglich vor zu viel Ehrgeiz ist zu warnen. Die heilige Theresa von Avila sagt es wundervoll: „Wir müssen gut zum Körper sein, damit die Seele gern in ihm wohne." Die Seele sollte das Ziel der Entwicklung und unserer Anstrengung sein. Es geht immer um den Inhalt, die Form ist bestenfalls Vermittlerin zu ihm. Wer an ihr hängen bleibt, kommt nicht weiter und gibt sich nicht selten der Lächerlichkeit preis.

Nur im Hinblick auf die Seele lohnen auch all die Programme, die ich selbst aus den Erfahrungen der Psychotherapie heraus entworfen habe und die durchaus auch für den Körper funktionieren, aber immer auf die Seele und den Geist zielen. Die Form allein wäre all das nicht wert – sie ist für sich genommen sinnlos und ohne Bestand. Die Seele dagegen braucht wie jeder Inhalt eine Form, um Gestalt annehmen zu können, sie ist aber auch ohne Form wertvoll und beständig. So ginge es darum, anstatt das Alter zu bekämpfen, es schätzen und ehren zu lernen und rechtzeitig jenes Wissen um die Gesetze des Lebens zu erwerben, aus dem dann im Alter Weisheit werden kann und das diese Schlussphase des Lebens zu dessen Krönung macht.

2.12. Der Tod in moderner Zeit

Nicht einmal der Tod erscheint heute mehr zeitlos. Frühere Versuche, ihn zu überlisten, wie sie in der Literatur etwa im „Jedermann" oder dem „Brandner Kasper im Himmel" Ausdruck fanden, schlugen regelmäßig fehl. Heute erscheint es aber vielen durchaus möglich, mit Hilfe der modernen Medizin dem Tod ein Schnippchen zu schlagen und seine Rolle in Frage zu stellen. So ist auch der Tod längst nicht mehr, was er einmal war, nämlich unumstößlich und unbesiegbar.

Die Vorstellung seiner Herr zu werden, passt dabei bestens zur modernen Macherideologie, die sich gerne selbst zum Maß aller Dinge macht. Aber selbst wenn wir dem Tod heute noch in letzter Minute einige Organe entreißen können, um sie anderen Sterbenden einzupflanzen, mit dem Ziel sie damit gleichsam endgültig vor dem Sterben zu bewahren, bleibt seine Macht – bei genauerem Hinsehen – doch praktisch ungebrochen. Auch wo sich in den USA zunehmend Menschen buchstäblich in letzter Minute lieber einfrieren lassen, als Gevatter Tod in Würde zu begegnen, bleibt natürlich die Frage, ob das als wirklicher Sieg zu bezeichnen ist, oder nicht doch eher als eine besonders klägliche Form des absichtlichen Sterbens, wenn man schon nicht von Selbstmord sprechen will. Diese Menschen umgehen u.U. ja nur das Euthanasieverbot auf entsetzlichem Weg. Es ist doch sehr zu bezweifeln, ob die Seelen Jahrzehnte oder gar Jahrhunderte neben den technischen, mit Flüssigstickstoff gefüllten Särgen ausharren werden, bis ihre Behausungen eines fernen Tages wieder aufgetaut werden.

Da auch auf modernsten Intensivstationen keine wirklichen Endsiege über den größten Feind der Menschen im Allgemeinen und der Ärzte im Speziellen zu feiern sind, haben wir eine andere Strategie entwickelt. Wir verdrängen den Tod und schieben ihn, so weit es irgend geht, aus unserem Gesichtsfeld, übersehen dabei aber die großen Chancen, die dieser letzte Übergang des Lebens uns bieten würde.

Da wir mit allen Übergangsphasen, beginnend von der Empfängnis über Geburt, Pubertät und Wechseljahre bis hin zu Alter und Tod, heute Probleme haben, mag das nur weniger auffallen. Der Tod jedenfalls erscheint immer weniger Menschen als Lösung oder gar Erlösung, sondern als Ende und Horror. Laut Umfrage glaubt die Mehrheit der Deutschen gar nicht mehr, überhaupt sterben zu müssen. Auf die Frage, ob sie lieber zu Hause oder in der Klinik sterben wollen, antworten ca. 90 % der Befragten sinngemäß: „Wenn schon, dann zu Hause!" Mit diesem „wenn schon..." lassen sie durchblicken, wie wenig sie noch an die Macht des Todes glauben. Was auf den ersten Blick wie kollektive Verblödung wirkt, dürfte aber eher mit der massiven Verdrängungsstrategie der ganzen Gesellschaft zu tun haben. Das Problem dabei ist, wie bei allem Verdrängten, dass es im Schattenreich umso aktiver wird.

So taucht dann auch der Tod dort wieder auf, wo wir ihn am wenigstens vermuten würden: in der freien und damit angeblich schönsten Zeit des Tages, am Feierabend. Eine Mehrheit erlebt den Tod täglich, dramatisch und zur besten (Sende-)Zeit. Im Mehrheitsmedium Fernsehen tobt er auf möglichst spektakuläre Weise auf allen Kanälen durch die Wohnzimmer und feiert seine ungezählten, zum größten Teil grausamen Auftritte.
Wenn er sich so durchs Hintertürchen einschleicht, geschieht es doch für den Fernsehbürger auf eher wenig beunruhigende Weise. Immer wieder und meist gleich mehr-

mals pro Film kann der sich nämlich beruhigt zurücklehnen und denken: Das kann mir ja alles nicht passieren! Weder muss er damit rechnen, von den Maschinengewehrsalven der Mafiosi durchsiebt zu werden, noch wird er bei einer Autojagd auf der Strecke bleiben. Niemand wird ihn aus dem fliegenden Hubschrauber werfen, und auch Urweltsaurier dürften ihn kaum zerfleischen. Die ausgefallensten und spektakulärsten Katastrophen mit Todesfolge überschwemmen via Bildschirm die Wohnstuben. Wer sich über Jahre und Jahrzehnte allabendlich solche Szenen zu Gemüte führen lässt, wird am Ende des Lebens mit vielen Zigtausend konfrontierten Todesbildern im letzten Gepäck doch fürchterlich unvorbereitet an der Schwelle zum Reich des Todes stehen.

Damit soll dem Fernsehen aber keine Schuld zugeschoben werden, es ist nur Erfüllungsgehilfe des Schattens, der bei einer Überarbeitung der Programme mit Sicherheit andere Ebenen finden würde.

Die zunehmende Verbannung des Todes ins Krankenhaus führt darüber hinaus dazu, dass immer weniger Menschen das Sterben von Angehörigen miterleben. Entgegen dem ausdrücklichen Wunsch von 90 % der Befragten, findet Sterben heute überwiegend in Kliniken statt. Die Mehrheit der Betroffenen erlebt dort den Anfang vom Ende nicht in Einzel-, sondern in Mehrbettzimmern. Sobald der Zimmernachbar das Nahen des Endes bemerkt, wird eine Schwester herbeigeklingelt, um das Bett des Sterbenden aus dem Zimmer zu schieben.
Wenn auch meist nicht bewusst, werden die Sterbenden im wahrsten Sinne des Wortes abgeschoben: Aus ihrem eigenen Zuhause ins Krankenhaus und aus dem Klinikzimmer dann wieder in Badezimmer oder gar auf die Gänge. Sterbezimmer sind in modernen Kliniken auch weiterhin eher die Ausnahme. Leere Zimmer sind andererseits mit den Amortisationsbestrebungen der heutigen Zeit nicht vereinbar und so wird das Badezimmer nicht selten zum letzten Ausweg und der Tod immer mehr verfremdet. Wenn auch noch die Angehörigen – obwohl sofort verständigt – nicht gleich erreichbar sind, ist manchmal niemand da, um den letzten großen Übergang zu begleiten. Ärzte und Schwestern haben dafür meist weder Zeit, noch sind sie darauf vorbereitet.

Im ganzen Medizinstudium beschäftigt sich keine einzige Stunde mit Sterbebegleitung. Sterben wird ärztlicherseits als Niederlage empfunden und gar nicht zum eigenen Zuständigkeitsbereich gerechnet. Schon die sprachlichen Verrenkungen unter Klinikkollegen verraten das Dilemma mehr als dass sie es verhüllen könnten. Da ist die Rede von moribunden Patienten und dass es auf Zimmer xy einen Exitus (lat. Auszug) gegeben habe.

Allerdings ist der Tod in den letzten beiden Jahrzehnten durch die Transplantationsaktivität doch in den Mittelpunkt ärztlichen Interesses gerückt. So werden manche Sterbende bzw. ihre noch funktionierenden Einzelteile doch wieder wichtig. Bezeichnenderweise werden von der Pharmaindustrie, die die für Transplantationen nötigen Medikamente wie Immunsuppressiva produziert, Ärzteseminare gesponsert, bei denen die Kollegen lernen sollen, wie man den Angehörigen am taktvollsten und effizientesten die Zustimmung zur „Ausschlachtung" entlockt. Wer aber sollte bei uns Seminare für Sterbebegleitung sponsern?
Zum Glück haben Initiativen wie die Hospizbewegung oder die Arbeit von Elisabeth Kübler-Ross diesbezüglich Pionierarbeit geleistet und hin und wieder finden sich auch Kollegen, die in eigener Initiative und ohne Sponsoring daran teilnehmen.

Es ist leicht, das Transplantationsgeschehen als Horrorszenario darzustellen, aber wir sollten uns klarmachen, dass es ja doch dem Wunsch der Patienten-Mehrheit entspricht. Die Ärzte werden hier zu Erfüllungsgehilfen des Zeitgeistes, der den Tod bekämpfen muss und ihm noch lieber Einzelteile entreißt als ihm in Würde zu begegnen.
Durch Organverpflanzungen werden tatsächlich viele Leben verlängert, und für viele Schwerstkranke sind sie die einzige Überlebenschance. Das Makabere ist, dass wir immer mehr Organe für immer mehr Patienten brauchen und dass gar nicht mehr genug junge Menschen (z.B. im Verkehr) sterben, um diesen Bedarf zu decken. So fordern Mediziner Gesetze, die mehr Organentnahmen ermöglichen. Und das sehr wohl im Namen ihrer Patienten, auch wenn diese jetzt vielleicht noch gar nicht glauben, dass es um sie geht. Hier kommt ebenfalls die Verdrängung des Todes hinderlich dazwischen, denn nicht einmal fünf Prozent der Bevölkerung gibt bereits zu Lebzeiten ihre Einwilligung zu späterer etwaiger Organentnahme. Die allermeisten schieben das Thema genauso weit von sich wie die ganze Sterbeproblematik. Wer nicht daran glaubt, sterben zu müssen und sich gleichsam unbewusst für unsterblich hält, wird selbstverständlich seine Organe nicht freigeben. Wozu auch?

Hinzu kommt, dass wir heute gar nicht mehr definieren können, wann ein Mensch tot ist. Der Herzstillstand als früheres Todeskriterium musste mit den Errungenschaften der Hightech-Medizin längst verlassen werden. Der Hirntod aber ist nicht unproblema-

tisch, denn tatsächlich sind Menschen auch nach Ausfall aller EEG-Signale wieder zurückgekommen, etwa nach schweren Barbituratvergiftungen oder nach dem Ertrinken in eiskaltem Wasser. Tatsächlich ist das ja auch genau die Hoffnung derjenigen, die sich einfrieren lassen auf ihrer Flucht vor Gevatter Tod. Selbstverständlich haben all die Tausenden in ihren Kältesärgen keine Gehirnaktivität mehr. Und genauso selbstverständlich dürfte man ihnen trotzdem keine Organe entnehmen. Die entscheidende Frage, wann der Mensch wirklich tot ist, lässt sich heute genauso wenig klären, wie die andere, wann er nämlich zu leben beginnt. Der Grund ist eigentlich einfach und die Frage schlicht falsch gestellt.
Aus Sicht der spirituellen Philosophie beginnt das Leben weder mit der Empfängnis noch endet es mit dem Tod, sondern es ist.

Die unsterbliche Seele nimmt das Körperhaus mit der Empfängnis in Besitz und verlässt es am Ende wieder. Wann das aber genau passiert, lässt sich mit naturwissenschaftlichen Methoden wohl nie ganz sicher herausfinden. Es allgemeinverbindlich zu definieren, bleibt letztlich immer unschlüssig.
Trotz all dieser Unsicherheit wird tagtäglich in deutschen Kliniken transplantiert. Über 1.000 Menschen werden pro Jahr bei uns „ausgeweidet", und weit mehr Menschen profitierten im Sinne eines Aufschubes ihres Todes davon. Alle Worte, die wir in diesem Zusammenhang verwenden, klingen schrecklich in unseren Ohren, stammen sie doch aus dem Metzger- oder Jägerhandwerk. Mit beiden Bereichen aber wollen Mediziner eigentlich nichts gemein haben. Aber auch im juristischen Bereich müssen sie erleben, wie der Gesetzgeber anfängt, ihnen eigenartige Auflagen zu machen, die darauf hindeuten, dass er ihrem Jagdfieber auf der Suche nach Organen misstraut. Um „Interessenkonflikte" zu vermeiden, dürfen so niemals dieselben Ärzte, die die Organentnahmen vornehmen, auch den Tod des Opfers feststellen. Tatsächlich sind die Kollegen der Entnahmeteams auf alle Fälle in einem Interessenkonflikt, denn entgegen ihrer sonstigen ärztlichen Tätigkeit, müssen sie auf das baldige Sterben hoffen, um aktiv werden zu können.
Die juristische Regelung besagt auf ihrer Schattenseite, dass der Gesetzgeber offenbar Angst hat, dass Ärzte von sich aus zu früh den Tod feststellen könnten, um schneller an die benötigten Organe zu kommen. Das ist an sich eine ungeheuerliche Annahme und Unterstellung, die den ganzen ärztlichen Stand zutiefst beleidigen müsste. Es hat sich aber – meines Wissens – bisher kaum jemand darüber aufgeregt, nicht einmal die sonst recht empfindlichen Standesvertreter. Das dürfte wiederum daran liegen, dass

wir über diesen ganzen Bereich des Lebensendes am liebsten nicht nachdenken, sondern ihn tunlichst in seiner Verdrängung belassen.

Der medizinische Laie ist darüber hinaus auch noch völlig überfordert und stößt sich schon an den einfachsten Fragen. Die hirntoten Spender müssen vor den Organentnahmen in Narkose versetzt werden, da sie sonst Schmerzen haben. Wieso aber kann jemand, der angeblich tot ist, Schmerzen haben, fragt sich der Laie mit einem gewissen Recht. Oder warum lassen die Ärzte die Angehörigen nach deren Zustimmung zur Entnahme ungern zu den Spendern? Etwa weil die es sich angesichts des gut durchbluteten, sehr „lebendig" aussehenden Toten noch anders überlegen könnten?

Schrecklich wird das Szenario sogleich, wenn wir etwas über den Tellerrand hinaus blicken. Im Rahmen von Eurotransplant mag vieles vielleicht noch recht gut zu regeln sein, wobei auch hier schon Eigentümlichkeiten auffallen. Wenn der Fürst von Thurn und Taxis in einer medizinisch aussichtslosen Situation ein Herz „braucht", ist erstaunlicherweise sofort eines zur Hand. Als das nicht funktioniert, lässt sich prompt sofort noch ein weiteres finden. Erst danach darf der Fürst sterben.
Auch wenn man dem Fürsten all seine insgesamt drei Herzen gönnen mag, bleibt doch die Frage: Hätten die behandelnden Mediziner für einen der vielen Waldarbeiter des Fürsten genauso schnell hintereinander zwei der kostbaren Spenderherzen gefunden? In einer Demokratie mit einer angeblich klassenlosen Medizin müsste das eigentlich ein ernst genommenes Thema sein. Dass es von der sonst an diesen Punkten empfindlichen Öffentlichkeit ignoriert wurde, dürfte mit der schon so oft erwähnten Verdrängung zusammenhängen. Wenn wir uns auch noch dem Thema des Organhandels und damit auch -diebstahls vor allem in der so genannten Dritten Welt zuwenden oder erfahren, dass in Rotchina sozusagen auf (Organ-)Bedarf hin gezielt hingerichtet wird, sprengt das schnell die Grenzen des Erträglichen. Den Gedanken, dass arme Kinder in den ärmsten Ländern buchstäblich geschlachtet werden, damit ältere reiche Menschen in den reichsten Ländern noch ein wenig weiter leben können, denken wir lieber gar nicht. Leider werden dadurch solche Greuelsituationen aber nicht weniger wahr.

Eine Front aus Theologen, Philosophen und Juristen hat aus verschiedensten Erwägungen heraus unlängst begonnen, am Lebensnerv der Transplantationsmedizin zu nagen, indem sie das Hirntodkonzept in Frage stellte. Selbst einige Ärzte distanzieren sich öffentlich davon. Damit aber rücken sie indirekt und ohne es auszusprechen jene Ärzte, die nach dieser Definition transplantieren, in ein schreckliches Licht.

Anhänger des Hirntod-Konzeptes argumentieren gerne, dass mit dem Hirntod das Ende des Bewusstseins verbunden sei, was aus Sicht der spirituellen Medizin natürlich eine haarsträubende Annahme ist. In Analogie würde das heißen, dass das Ende eines Fernsehapparates auch dasjenige des Programmes bedeutete. Wie lächerlich diese Annahme ist, weiß heute jeder. Außerdem wäre natürlich, wenn nur das ans Gehirn gebundene Bewusstsein den Menschen ausmachte, sofort die Frage zu stellen, wie man dann allen Ernstes Gehirngewebe verpflanzen könne, wie es bei Parkinsonpatienten mit der Einpflanzung embryonalen Hirngewebes inzwischen geschehen ist. Außerdem ergäbe sich daraus zwingend, jede Teilnahme an Abtreibungen zu verweigern, denn das Gehirn gehört zum Ersten, was sich beim Fetus entwickelt, und im dritten Monat ist es auf einem Stand, dass damit bereits geträumt wird.

Bei aller Skepsis gegenüber der modernen Apparate- und Austauschmedizin und ihren Möglichkeiten, halte ich es doch für wichtig, sich einzugestehen, dass wir als Machergesellschaft genau die Medizin haben, die wir verdienen und die uns auch entspricht. Wer sich ihren Möglichkeiten gänzlich verschließt und z.B. für sich selbst eine Transplantation völlig ausschließt, mag ein sehr bewusster Mensch sein, möglicherweise fehlt ihm aber auch nur die Phantasie für alle Eventualitäten. Die Zeitqualität angesichts des Todes ist niemals mit der gesunder Zeiten zu vergleichen. Im Übrigen geht es meistens um weit weniger existentielle Fragen. Lasse ich mir etwa eine Hornhaut transplantieren oder akzeptiere ich lieber lebenslange Blindheit? Nichts wird nämlich so häufig und medizinisch problemlos verpflanzt wie die undurchblutete Hornhaut. An dieser Frage könnten sich die ganz entschiedenen Transplantationsgegner selbst prüfen. Wer hier bereits schwankend wird, sollte sich über seine Entscheidung angesichts des Todes keine zu großen Illusionen machen. Denn es ist ja dann doch peinlich, sich von einer Medizin, die man immer verachtet hat, eine Niere schenken zu lassen, um Gevatter Tod doch noch einen Streich zu spielen.

Besonders wichtig erscheint mir, alle Wertungen aus diesem Thema herauszuhalten. Wer wollte sagen, ob die Entscheidung des ehemaligen deutschen Bundespräsidenten Heinemann über der des ehemaligen österreichischen Kanzlers Kreisky einzuordnen sei. Heinemann sagte, „wenn mein Herr mich ruft, komme ich" und lehnte eine Nierenverpflanzung kategorisch ab, Kreisky entschied sich dafür und lebte noch einige politisch kreative Jahre.

Auf den Ebenen, auf denen sich unsere Gesellschaft mit dem Sterben und den damit verbundenen Problemen auseinandersetzt, gibt es offenbar keine befriedigenden Lösungen. Um etwas Tiefe in die Betrachtung zu bringen, wäre es naheliegend, sich auf die alten Weisheitslehren zu beziehen. Fast alle religiösen Traditionen dieser Erde gehen von einem Weiterleben des Bewusstseins oder der Seele nach dem Tod aus. Selbst Wissenschaftler, die sich mit Nahtodzuständen beschäftigen, kommen heute zu ähnlichen Schlüssen, und belegen, dass ein Fortleben der Seele in dem Sinne, wie das tibetische oder ägyptische Totenbuch angeben, wahrscheinlich ist.

So scheint es mir wichtig, in die verfahrene und von Verdrängung gekennzeichnete Situation neue Denkanstöße zu bringen, die sich aus der spirituellen Sicht aufdrängen. Betrachten wir den Tod im geschichtlichen Zusammenhang, fällt auf, wie sehr die Angst vor dem Tod ein Kind unserer Zeit ist. In früheren Zeiten gehörte der Tod zum Leben und war selbstverständlich. Er wurde sogar im religiösen Sinn als Erlösung aus dem Jammertal eines beschwerlichen Erdenlebens gesehen. So hatte er wenig Beängstigendes und wurde oft geradezu ersehnt, wie manchmal heute noch in archaischen Kulturen, aber auch in den Resten verschiedener Hochkulturen. Die Menschen versuchten, den Tod nicht zu bekämpfen, aus dem Wissen, dass er nicht zu besiegen ist, sondern man sich ihm zu ergeben hatte. Die Hinübergehenden entsprechend auf den Übergang vorzubereiten und für die Zeit danach auszurüsten, war das Thema, der Tod an sich war unantastbar. Vor diesem Hintergrund sind zahllose Grabbeigaben zu deuten, die wir fast überall auf der Welt finden. Der Tod fand in diesen frühen Zeiten offenbar öffentlich statt und wurde in die Mitte und nicht an den Rand des gesellschaftlichen Lebens gestellt. So ist zu erklären, dass auch hierzulande bis zum 17. Jahrhundert Angst vor ihm eher unbekannt war, wie der französische Forscher Philippe Aries betont. Erst mit der Aufklärung und dem Beginn der Wissenschaft entstand jene geradezu paranoide Angst vor dem Sterben, die uns heute fast normal erscheint.

Durch die religiöse Einbettung hatten die Menschen früherer Zeiten noch Vorstellungen, was weiter mit ihnen geschehen würde, wenn sie den Körper verlassen mussten. Ähnlich wie bei den Tibetern gab es damals auch in unserer Kultur die Ars moriendi, die Kunst des Sterbens. Auch wenn wir heute dieses religiöse, vor allem von Bildern getragene Werk naiv finden, hat es damals Orientierung geben können. Heute haben wir dagegen ein massives Problem in einem Bereich, der uns nicht einmal interessiert. Wer nämlich kein Konzept vom Sterben als Übergangszeit zu einer neuen Dimension hat, ist irritiert durch die weiterbestehende sinnliche Wahrnehmung, die oft zu der Illusion führt, noch am Leben zu sein. Die unsterbliche Seele verfügt über keinen Körper mehr und kann so nicht mehr wie gewohnt ins Geschehen eingreifen, auch wenn ihre sinnliche Wahrnehmung vollkommen intakt ist. Solch unvorbereitete Seelen halten sich in ihrer Hilflosigkeit häufig in der Nähe ihres ehemaligen Körpers auf. Oft wird erst die Beerdigung oder vielleicht sogar das „Ausschlachten" zum Zwecke von Organentnahmen zu einem Verstehen der eigenen Situation führen. Wenn die Seele noch am Körper hängt, entweder weil die Silberschnur noch gar nicht abgerissen ist oder weil sie aus Orientierungsmangel ihren weiteren Weg nicht findet, kann diese Übergangszeit zu einer grässlichen Qual werden, was die Bilder vom Fege- oder Läuterungsfeuer, das ja in verschiedenen Kulturen beschrieben wird, gar nicht so abwegig erscheinen lässt.

Bei Einführung von Sterbebegleitung auf breiter Basis würden die hier tätigen Menschen schon recht bald gerade beim Sterben die spirituelle Dimension des Lebens entdecken. Elisabeth Kübler-Ross ist ein wunderbares Beispiel dafür. Aus solch einem Ansatz könnte sich dann vielleicht auch bei uns wieder eine Kultur des Sterbens ergeben, die sich mit der Zeit wohl immer weiter jenen Tiefen nähern würde, die die tibetische und die alte ägyptische Kultur in ihren Totenbüchern schon erreicht hatten. Denn was wir heute unter Sterbebegleitung verstehen, ist ja von jenen Exerzitien der Lamas, die die Seele durch die verschiedenen Energieebenen begleiten, meilenweit entfernt. Wobei natürlich auch gut gemeinte Menschlichkeit schon enorm viel ist, verglichen mit jener Unmenschlichkeit, die momentan noch oft die Regel ist.

Sobald wir erkennen, dass der Tod zum Leben gehört, brauchen wir ihn nicht mehr zu verdrängen und sind vor seinen Überfällen sicherer, und sogar vor Krankheitsbildern, die uns die Beschäftigung mit ihm aufzwingen. In den immer häufiger werdenden Depressionen etwa kümmern sich die Patienten schon um ihr Sterben – in ihren Selbstmordgedanken. Aber besser als auf der Ebene des Nachdenkens über die Wahl der Mittel wäre es, sich im philosophischen oder religiösen Sinne mit seiner eigenen Sterblichkeit auseinanderzusetzen. In diesem Zusammenhang mag interessant sein, dass in ihre Tradition noch eingebunden lebende Tibeter Depressionen gar nicht kennen. Sie haben sie wohl nicht notwendig, denn sie beschäftigen sich ja freiwillig mit dem Sterben.
Wer den Tod als Ziel seines Lebens in der polaren Welt der Gegensätze erwartet, kann von ihm auch nicht mehr überrascht werden. So könnten wir unsere Probleme weit im Vorfeld der Transplantationsmedizin lösen. Natürlich ist hier in diesem Artikel nur ein

kleiner Teil der Probleme gestreift worden. Wirklich gerecht werden wir dem Tod wohl erst, wenn wir ihn in seiner ganzen Macht und als Ziel unseres Lebens anerkennen. Er markiert nicht nur den größten, sondern auch den wichtigsten Lebensübergang. Und so wie wir aus jedem Lebensübergang eine Chance machen können, ist das auch beim Tod möglich. Er könnte wieder zu jener Lösung und Erlösung werden, die er ja auch in unserer Kultur einmal war und die er in Wirklichkeit auch immer geblieben ist.

Die „Säulen der Gesundheit"

2.13 Ernährung

Moderne Zeiten scheinen gesundes Essen immer aufwendiger und komplizierter zu machen. Während unsere Vorfahren nur zu ernten brauchten, was zur jeweiligen Zeit in ihrer jeweiligen Umgebung wuchs, können wir heute jederzeit zwischen allem möglichen auswählen, was irgendwo und irgendwann auf dieser Welt wächst. Wir haben uns – wie fast überall in der materiellen Welt – auch beim Essen enorme Möglichkeiten geschaffen. War früher alles automatisch vollwertig mangels minderwertiger Alternativen, schlicht weil es Kunstdünger und aufwendige Raffinierungsprozesse noch gar nicht gab, erwartet uns heute in jedem besseren Supermarkt eine Palette von biologisch dynamisch bis zu bunt, billig und minderwertig. War früher die Armut ein natürliches Regulativ und beschränkte etwa das Fleischangebot auf den sprichwörtlichen Sonntagsbraten, haben wir heute in der Regel so viel Geld, dass wir uns fast immer fast alles finanziell leisten können, also zum Beispiel sieben mal in der Woche und drei mal pro Tag Wurst und Fleisch. Allerdings können wir uns das gesundheitlich keineswegs leisten.
Dieses billige Fleischangebot stammt natürlich aus der Massenhaltung von Tieren, die unter maximalem Stress im Großschlachthof dran glauben mussten. Damit ist es auf einem Qualitätsniveau, das ein notleidender Afrikaner verweigern würde, wenn er noch ein wenig Anbindung an seine Traditionen hat. Er weiß, dass Fleisch von angeschossenen Tieren, die noch lange geflohen waren, ungenießbar, weil vergiftet ist. Was ihm sein Medizinmann über den Geist des Tieres erklärt, der vor Zorn über die Verletzung das Fleisch ungenießbar macht, könnten wir in der Analogie ebenso leicht verstehen. Das waidwund geschossene und über längere Zeit geflohene Tier hat all seine Stresshormone ausgeschüttet, genau wie jene Kreatur, die im Schlachthof mitbekommt, wie Dutzende von Artgenossen vor ihm umgebracht werden.

Ohne die Gegenwart schlecht machen und die Vergangenheit glorifizieren zu wollen, müssen wir doch feststellen, dass mit den zusätzlichen Möglichkeiten auch die Probleme zunahmen. Früher lagen die Schwierigkeiten vor allem in der Armut und im daraus entstandenen Mangel, der scheußliche Folgen wie etwa Unterernährung hervor brachte. Heute können wir uns fast alle – finanziell – die oben angedeutete Eiweißmast mit minderwertigem Fleisch leisten, aber können wir das auch gesundheitlich?

Allmählich schwant uns, dass es besser wäre, sich wieder an die eigene Art (Homo sapiens) zu erinnern und artgerecht zu essen, was auf eine weitgehend vegetarische Kost mit kleinen Fleisch- und besser noch Fischergänzungen hinausliefe. So wie das vor 100 Jahren noch selbstverständlich war, ist es bis heute einfach besser für uns, nur an Sonn- und Feiertagen Fleisch zu essen. In einer zwischenmenschlich zunehmend kälter werdenden Gesellschaft hat es sich auch bewährt, lieber das Fleisch von Fischen aus kalten Gewässern zu uns zu nehmen, als das von Schlachttieren. Fische verfügen über Fette wie die Omega-3-Fettsäuren, die ihr Blut auch in großer Kälte flüssig halten. Da der moderne Mensch heute eklatante Durchblutungsprobleme hat und seine Lebensenergie in den erkalteten sozialen Zusammenhängen nur noch schwer in Fluss halten kann, tut ihm folglich der Verzehr der entsprechenden Fettsäuren von Fischen oder auch aus Leinöl ausgesprochen gut. Studien lassen daran keinen Zweifel.

Inzwischen zeigt sich sehr deutlich, dass vollwertige Lebensmittel billiger Nahrung überlegen sind, weil sie zum Beispiel nicht nur voll, sondern auch satt machen, was nicht nur für mit Gewichtsproblemen kämpfende Menschen sehr wichtig ist. Das liegt daran, dass sie dem Organismus all jene Stoffe liefern, die er wirklich für seine Entwicklung braucht. Wo der Körper zwar ausreichend Kalorien erhält, aber nicht die Spurenelemente und Vitamine, die er außerdem braucht, wird er bald nachdem das Völlegefühl abgeklungen ist, schon wieder Hunger signalisieren in der Hoffnung, doch noch zu bekommen, was er eigentlich braucht.
Durch die medizinisch verheerenden Folgen von Eiweißmast und Überlastung mit raffinierten Kohlenhydraten, die sich in Gestalt von Übergewicht und Diabetes II, aber auch zunehmender Arteriosklerose und Rheuma inzwischen überall breit machen, wissen wir nun, dass neben der Vollwertigkeit auch ein Ausgleich zwischen Säuren und Basen anzustreben ist. Chronische Übersäuerung ist mit einem genussvollen, gesunden Leben unvereinbar.

Obendrein müssen wir auch noch darauf achten, dass das Ganze zu unserem Typ passt, denn gesundes Essen an sich gibt es nicht, sondern nur typgerechtes. Das bedeutet, wir müssen zuerst einmal unseren Ernährungstyp – im Sinne der chinesischen Medizin – herausfinden, um dann daraus die richtigen Entscheidungen für den Speisezettel abzuleiten. Schließlich sollte all das auch noch schmecken, denn wenn der Genuss zu kurz kommt, nützen all die gesunden Einzelaspekte wenig. Wer nicht mehr genießt, wird bekanntlich ungenießbar. All die Ernährungsapostel, die auf der Suche nach immer noch besseren Nahrungsergänzungsmitteln von einer Gesundheitsmesse zur nächsten ziehen, sind ein deprimierender Beleg dafür.

Schon die obige Zusammenfassung der wichtigsten Grundregeln mag kompliziert klingen und den Appetit vergehen lassen. Und doch ist es möglich, für eine geschmackvolle und sogar lustbetonte Ordnung zu sorgen, wenn man sich nur auf wenige natürliche Grundregeln oder auf die innere Stimme, oder wie man diese Instanz nennen will, zurück besinnt. In 30 Jahren Beschäftigung mit den vielfältigen Ernährungstheorien und praktischer Leidenschaft für gutes Essen kann ich ein wenig erstaunt, aber sehr befriedigt feststellen, dass Gesundheit und Genuss weder Gegensätze sind, noch komplizierten Aufwands bedürfen. Sie fallen uns eher einfach und einleuchtend zu. Richtiges Essen und das zugehörige Verständnis sind zudem leicht verdaulich. Besonders hilfreich für diese Erfahrung war für mich die Zusammenarbeit mit einer „ausgezeichneten" Haubenköchin, deren Kochkunst mir sinnlich bewies, dass gesundes und geschmackvolles, ja schönes Essen in keinerlei Widerspruch steht. Das Buch vom „Vom Essen, Trinken und Leben" ist Ausdruck dieser Erfahrung und bringt anmachende Gerichte in einer Darstellung, die art- und typgerechtem und am Säure-Basen-Gleichgewicht orientierten Essen gerecht wird.

Ernährung nur von der Theorie her anzugehen, ist im wahrsten Sinne des Wortes ein geschmackloses Unterfangen. Sich ganz und ausschließlich auf die praktische Seite des Geschmacks zu verlegen, ist ebenfalls keine gesunde Lösung, denn die Nahrung ist heute so mit Geschmacksverstärkern verändert und wir sind so von Werbung zugedröhnt, dass solches Vorgehen nach dem Motto „Hauptsache, es schmeckt" rasch zu gesundheitlichen Problemen führen kann.

Obwohl aus verschiedenen Gründen selbst Vegetarier, muss ich doch als Arzt sagen, dass der Mensch von Natur aus ein Allesfresser ist. Sowohl unser Gebiss als auch unser Darm spricht dafür. Beide ordnen uns zwischen reinen Vegetariern wie Rehen und Rin-

dern und reinen Fleischfressern wie Löwen und Tigern ein, aber sie zeigen uns von ihrer Art her auch, wo genau unser Platz ist.
Unsere Zähne sind überwiegend defensiv, eben Mahlzähne oder lateinisch Molaren. Mola aber heißt Mühle. Sollten wir denn nicht unserem überwiegend defensiv eingestellten Gebiss auch Gelegenheit zum Mahlen geben und Mahlzeit statt Schlingzeit halten? Schlingzeit ist etwas für reine Fleischfresser wie Raubtiere. Wir Menschen haben nur wenige Schneide- und vier zurückgebildete Reißzahnreste, die so genannten Canini oder Hundszähne. So gehören wir vom Gebiss her viel mehr in die Nähe der Vegetarier als in die der Carnivoren.
Der Darm spricht dieselbe Sprache: Vergleicht man Körperlänge mit Darmlänge so steht der Mensch ebenfalls dem Rind viel näher als dem Tiger. Das würde für eine artgerechte Ernährung bedeuten, dass wir durchaus Fleisch essen können, aber eben nur ein, höchstens zweimal pro Woche, etwa genau so oft wie es früher üblich war. Schon die hohen Kosten verhinderten bis vor 100 Jahren, dass sich die Menschen jeden Tag Fleisch leisteten. Der Sonntagsbraten wäre rein von der Menge her noch in Ordnung, was wir heute machen, ist verrückte Fleischmast, die wir mit enormem Leid bezahlen. Dieses Leid bezieht sich dabei auf beide Seiten, die gequälten Schlachttiere wie auch die Menschen, die diese verspeisen und die Menschheit, die auf diesem fleischlichen Weg kaum ausreichend zu ernähren ist.

Die ca. vier Millionen Rheumatiker allein in Deutschland sind wesentlich unserer Eiweißmast geschuldet und insofern absolut unnötig. Der so genannte Rheumafaktor ist dann auch nicht zufällig ein Eiweißmolekül. Natürlich haben Rheumapatienten auch auf der seelischen Ebene ihre entsprechenden Themen. Entsprechendes gilt für die Gichtpatienten und eine ganze Reihe gravierender anderer Gesundheitsprobleme. Hinzu kommt der beklagenswerte Zustand der Schlachttiere, der nicht nur ein Verbrechen gegenüber den Tieren darstellt, sondern sich auch direkt auf die Fleischesser auswirkt.

„Du bist, was du isst", war ein aggressiver Slogan der frühen Vegetarierszene, um den Fleischessern deutlich zu machen, was für „Schweine" und „Rindviecher" sie seien. Die indirekt Beschimpften haben den Spieß kaum umgedreht, wohl weil sie sich als satte Mehrheit mit den wenigen Vegetariern nicht abgeben mochten, vereinzelt haben sie aber mit Ausdrücken wie „ihr Rüben", „Knollen" oder „Kohlköpfe" zurückgeschlagen. Bereits an solchen Verbalinjurien kann man ablesen, wie gespannt die Stimmung zwischen den verschiedenen Ernährungslagern ist. In wenigen Bereichen der alternativen Medizin-Szene herrscht denn auch so wenig Einigkeit wie gerade im Ernährungsbereich. Selbst in der an sich schon kleinen Gruppe der Vegetarier ist man sich untereinander nicht besonders grün. Engagierte Veganer grenzen sich zum Teil noch aggressiv vom Rest ab, und die Sonnenköstler – insgesamt noch weniger – sind dafür aber noch mehr davon eingenommen, dass ihre Kost die einzig richtige sei. Die Gemeinde der Instinktotherapie-Anhänger wiederum setzt ganz andere Prämissen, von deren Richtig- und Einzigartigkeit sie aber nicht minder überzeugt ist, hier dürfte es ruhig auch Fleisch sein, Hauptsache, es ist roh und unbehandelt und wird von tief innen heraus, also instinktiv begehrt.

Auf der anderen Seite macht die Gesundlebeszene nur einen winzigen Teil der Ernährungsszene aus. Der breite Strom, heute auch mainstream genannt, isst dagegen auf einer ganz anderen Schiene. Hier tendiert man zu industriell produzierten Fertiggerichten und Schnellfutter, das man in Supermärkten und den einschlägigen Schnellfutterplätzen reichlich und billig vorfindet. Diese Mehrheit hat im Gegensatz zum Überangebot an Ideologie in der Gesundlebeszene gar keine Ernährungsphilosophie und scheint sich auch kaum daran zu stören, ja manchmal sogar noch darüber zu freuen, dass ihre Nahrung in doppelter Hinsicht billig ist. Man isst und isst in großen Mengen und wird nicht recht satt, denn sonst würde man sich wohl kaum solch ein Übergewicht anfuttern. Mit dem Übergewicht der Deutschen könne man die Hungernden der so genannten Dritten Welt kalorisch ein ganzes Jahr über Wasser halten, hat ein findiger Kopf errechnet. Die Deutschen würden diesbezüglich ihren (Körper-)Speck auch gern abgeben. Wenn jemand immer weiter isst, obwohl er kalorisch schon längst über seinen Bedarf hinaus ist, liegt der Verdacht nahe, dass er trotzdem irgendwie noch Hunger haben muss und jedenfalls nicht ganz satt und befriedigt sein kann. Das könnte daran liegen, dass die Nahrungsmittel, die er zu sich nimmt, zwar reichlich Kalorien enthalten, aber nicht die Nährstoffe, die er wirklich braucht. Da die Mehrheit das von der Industrie angebotene Billigfutter in übergroßen Mengen verspeist und wenig Wert auf echte Lebensmittel legt, wäre es erstaunlich, wenn die Produzenten von sich aus dieses gut funktionierende System ändern würden. Tatsächlich sind viele ja nicht nur mit dieser Billignahrung zufrieden, sondern fordern und genießen sie sogar. Eine enorme Anzahl von künstlichen Aromastoffen lässt die von der Industrie mit Hingabe „designte" Nahrung genauso schmecken wie gewünscht. Amerikanische Collegestudenten ziehen längst künstliches Erdbeeraroma echten Beeren vor, wie Versuche eindrucksvoll ergeben haben. Groteskerweise geben sie an, dass die echten Beeren nicht ausreichend nach Erdbeeren schmeckten. Insofern schiene die Essenswelt der Mehrheit durchaus heile, wären da nicht das zunehmende Übergewicht und einige andere unsympathische Krankheitssymptome, die daran erinnern, dass irgendetwas vielleicht doch nicht ganz stimmt.

Tatsächlich herrscht ein Mangel im Überfluss, wie er auch in vielen anderen Bereichen zu beklagen ist. Bei Kindern konnte man beobachten, dass sie bei Mangelerscheinungen anfangen, die eigenartigsten Dinge zu essen, nur um einen fehlenden Stoff zu bekommen. Als amerikanische Kids beobachtet wurden, wie sie daran gingen, die Lippenstifte ihrer Mütter zu verspeisen, fanden Forscher bei ihnen einen Mangel an einem bestimmten Spurenelement. Dieses war reichlich im Lippenstift enthalten, wenn auch dessen restliche Zusammensetzung alles andere als bekömmlich war. Wie die Körper der Bevölkerungsmehrheit einen schwer zu durchschauenden Cocktail an eigentlich ungenießbaren Farb-, Konservierungs- und Aromastoffen zu sich nehmen, in der Hoffnung, darunter auch noch ein paar wesentliche Stoffe zu ergattern, nahmen die Kinder eine Menge Farb- und Giftstoff zu sich, nur weil ihr Organismus Mangel an einem bestimmten Stoff hatte.
Insgesamt wird die mit Industriefutter abgespeiste Mehrheit immer mehr solcher Mangelerscheinungen hervorbringen, schlicht und einfach, weil die Grundstoffe, aus denen Fertiggerichte hergestellt werden, für unsere Gesundheit wesentliche Spurenelemente nicht mehr enthalten. Selen, um nur ein Beispiel zu nennen, ist in den durch intensive Bebauung ausgelaugten europäischen Böden kaum noch vorhanden. Folglich wird der Organismus so lange auf Hunger schalten, wie er noch Selenmangel hat. Das heißt aber, solch ein Esser wird kaum noch satt, soviel er auch von der reichlich vorhandenen Mangelnahrung verschlingt. Selbst wenn er sich den Bauch bis zum Völlegefühl vollgeschlagen hat, ist er nicht wirklich satt, sondern eben nur voll. Ginge noch etwas in den Magen, würde er weiter essen, in der unbewussten Hoffnung, vielleicht doch noch zu bekommen, was er braucht – eben Selen und Folsäure und einige andere ebenso wichtige wie fehlende Spurenelemente.
Ein anschauliches Beispiel für diesen Mechanismus kennt die Medizin seit langem. Wenn in einer Gegend in der Nahrung und vor allem im Salz ein Mangel an Jod besteht, wird der Organismus krampfhaft versuchen, jede Spur von Jod zu ergattern. Sein Organismus lässt die Schilddrüse, die das Jod verarbeitet, immer mehr wachsen, damit sie auch ja jedes bisschen Jod aufspüren und verarbeiten kann. Das Ergebnis war der durch ausreichend Jod in der Nahrung leicht zu behebende Jodmangelkropf.
Was für ein einzelnes Organ gilt, kann sich, wo viele Spurenelemente fehlen, auf den ganzen Organismus auswirken. Der Vorgang ist in der Analogie so leicht zu durch-

schauen, dass man sich wundert, wie wenig Beachtung er in der heutigen Schulmedizin findet.

Zum einen werden unsere Böden durch die intensive Ausbeutung vieler Spurenelemente beraubt. Die modernen Bauern holen zwei Ernten aus Böden, die früher mit Fruchtwechsel und Dreifelderwirtschaft nur alle drei Jahre eine einzige Ernte hervorbrachten und nur alle sieben Jahre dieselbe Frucht. Um die heutige Ergiebigkeit zu erreichen, mussten (Kunst-)Dünger her, die zum Beispiel Stickstoff und Phosphor so schnell ersetzen konnten, wie diese dem Boden entzogen wurden. Aber zurückgegeben konnten natürlich nur jene Stoffe werden, die man kannte.
Die verbreitetsten sind aber durchaus nicht immer die wichtigsten, wie wir spätestens seit der Entdeckung der Vitamine und Hormone wissen. Analog verhält es sich mit den Spurenelementen, die kein moderner Bauer ersetzen kann, da er und auch die ihn versorgende Düngemittelindustrie sie nicht kennen. Abgesehen davon wären sie unbezahlbar. Bis heute wird zum Beispiel die Bedeutung eines Stoffes wie des erwähnten Selens von der Schulmedizin kaum zur Kenntnis genommen. Mit der Zeit werden unsere auf diese Art intensiv ausgebeuteten Böden immer leerer und in der Folge auch unsere darauf produzierten Lebensmittel, die diesen Namen immer seltener verdienen. In letzter Konsequenz landet der Mangel bei den Menschen, die sich von dieser Mangelnahrung ernähren.

Der zweite Weg in den Mangel führt über die Raffinierung der Nahrungsgrundstoffe, der Kohlenhydrate, Fette und Eiweiße. Die Nahrungsmittelindustrie macht das nicht aus Bosheit, sondern aus Effizienzdenken und hat so zum Beispiel das Mehl deutlich haltbarer machen können, wodurch es wiederum billiger wurde. Man spaltet vom vollen Korn den Keim und die Schale ab, verfüttert beides als Kleie an Schweine und behält den ganzen Stärkekörper in einer viel haltbareren Form. Dieser vordergründige Vorteil hat allerdings den Nachteil, dass mit der Kleie auch die wichtigsten Spurenelemente an die Schweine gehen und die Verbraucher im wahrsten Sinne des Wortes leer ausgehen. Unseren Ölen und dem Eiweiß ergeht es anders, aber nicht viel besser.
Eine deutlich kleinere Gruppe von Menschen erkennt das moderne Dilemma mit der Nahrung durchaus und will aus verschiedenen Gründen dagegen steuern. Wer zum Beispiel noch etwas Körperbewusstsein bewahrt hat, wird durchaus erleben, wie mit dem Mangel auch die Lebensenergie bedauerlich nachlässt. Wenn man sich nur an das Fabrikfutter hält, ist es auch lediglich eine Frage der Zeit, bis Krankheitssymptome auftreten. Wer obiger Logik folgt, kann versuchen, die fehlenden Spurenelemente,

(Co-)Enzyme, Vitamine usw. nachträglich der minderwertigen Mangelnahrung zuzusetzen beziehungsweise sie in Pillenform zusätzlich zu den Mahlzeiten zu schlucken.

Das ist im Wesentlichen der Ansatz der orthomolekularen Medizin, die allerdings dann noch einen Schritt weitergeht und ihr Heil in unphysiologisch und damit auch unnatürlich hohen Dosen an manchen Stoffen wie etwa Vitaminen sucht. So logisch dieser Weg, was der Ersatz der fehlenden Stoffe angeht, erscheinen mag, hat er doch leider auch einige gravierende Nachteile. Wenn man die letzten Jahrhunderte der Medizin überblickt, hat es sich rückwirkend nie besonders bewährt, wenn Menschen glaubten, die Natur verbessern zu müssen. Ihrer eigenen Natur auf die Sprünge zu helfen und ihre Selbstheilungskräfte anzuregen, hat sich dagegen immer als sinnvoll erwiesen. Insofern wäre es ungleich besser, sich – wenn schon – mit natürlichen Ergänzungsstoffen zu versorgen. Z.B. ist es bestimmt gesünder, auf natürlichen Wegen in Algen angereichertes Selen zu sich zu nehmen.

Nahrungsergänzungsmittel zwischen Segen und Elend

Der Weg der so genannten Substitution des Fehlenden klingt dagegen über die Maßen logisch. Er ist allerdings auf die Dauer ziemlich teuer. Die verabreichten Spurenelemente werden in der Regel wieder industriell hergestellt, jedenfalls in den USA, wo das Geschäft mit der Zusatznahrung zur Bekämpfung der Schäden aus der allgemeinen Mangelernährung besonders boomt. Die Industrie ist diesem Weg natürlich durchaus zugeneigt; zuerst ruiniert sie die ursprünglichen Lebensmittel auf Nahrungsmittelniveau, und dann verdient sie wieder an der Reparatur der Schäden. Auch wenn dieses System aus dem schulmedizinischen Bereich ziemlich vertraut erscheinen mag, bleibt es doch beklagenswert. Wenn man alle heute schon entdeckten Spurenelemente zusetzen will, würde das jedenfalls ein ziemliches Budgetproblem für viele Menschen. Diesbezüglich gibt es nun natürlich Spezialisten, die nur ihren eigenen Cocktail empfehlen, der nicht alle und schon gar nicht die teureren Stoffe enthält und eben gerade noch erschwinglich erscheint. Wenn man bedenkt, dass knappe 50 Euro im Monat sich dann doch auf 500 Euro im Jahr und auf ein Leben hochgerechnet auf 35.000 bis 40.000 Euro belaufen, kann man zumindest ermessen, um was für Summen es da für die Anbieter geht, die oftmals suggerieren, selbstlose Retter der Menschheit zu sein. Der von Energiemangel oder Herzinfarktangst umgetriebene Verbraucher wird sich die monatliche Summe aber doch leisten, wenn er genug Angst hat, zumal in der einschlägigen Werbung faustdick aufgetragen und mit Wundern nur so gedroht wird, allerdings auch mit dem frühen Tod, wenn man nicht rechtzeitig das Richtige schluckt. Die Frage angesichts der mit großem Werbeaufwand und im US-amerikanischem Stil propagierten Spezial- und Wundermischungen gegen Herzinfarkte und so ziemlich alle anderen großen Übel der Zeit, die auf Verdacht und nach der Schrotschussmethode eingenommen werden sollen, ist doch folgende: Woher weiß denn der einzelne, was ihm überhaupt fehlt, und vor allem: Kann nicht auch zu viel von einigem schaden?

Bei Vitamin A ist das immerhin verbürgt und hat schon Leben gekostet. All das heißt nicht, dass wir solche Nahrungsergänzungsstoffe nicht weiterverfolgen und prüfen sollten, allerdings immer gepaart mit einer Portion gesunden Menschenverstandes. Es gibt sicherlich in diesem Zusammenhang noch vieles zu klären. Bis dahin würde ich aber raten, auf natürliche Stoffe zurückzugreifen und sich an physiologische Dosen zu halten.

Schon heute wissen wir um einige wertvolle Möglichkeiten der Nahrungsaufwertung im Sinne der frühen Ernährung der Menschheit, wie etwa die Aufnahme eines Löffels fein vermahlener Rohkost am Morgen in Gestalt von Abon Vital, um dem Körper wieder genug L-Tryptophan zuzuführen und ihm so zu erlauben, seine Serotonin-Reserven aufzufüllen. Diese kleine und preisgünstige Intervention auf Rohkostbasis – letztlich geht es um die gemahlenen Scheingetreide Amaranth und Quinoa – kann bei vielen Menschen die Stimmung heben, den Schlaf verbessern und bei einigen noch den Appetit zügeln. Wir imitieren damit die Lebensweise unserer frühen Vorfahren, die Rohkost kauend ständig auf Nahrungssuche waren.

Ein anderer sehr hilfreicher Ernährungstrick kostet noch weniger, nämlich gar nichts. Dabei ist es wichtig, nach einem frühen Abendessen nichts mehr zu essen bis zu einem nicht zu frühen Frühstück. Wem das Frühstück wirklich break-fast, also ein Fastenbrechen nach wenigstens 12 Stunden Fastenzeit ist, der wird ausreichend Wachstumshormon HGH bilden. Diesen Gedanken treibt das Dinnercancelling auf die Spitze, wobei mit dem Auslassen des Abendessen für die meisten Menschen ein Genusshöhepunkt des Tages wegfiele, was ich nicht empfehlen würde, da das bürgerliche Leben sowieso schon so wenig wirklichen Genuss kennt. Dann wäre es besser, zweimal im Jahr richtig zu fasten, was noch viel mehr und bessere Effekte auf den Organismus hat.
In bestimmten Lebenssituationen wie Krankheits- oder Regenerationsphasen können spezielle Kuren viel Sinn machen und durchaus hilfreich sein. So haben sich bei uns während der Fastenperioden im Rahmen der vierwöchigen Reinkarnationstherapie

begleitende Kuren mit den Stoffen aus dem Bienenstock bewährt. Gelee royale, Propolis und vor allem aufgeschlossener Pollen wie sie sich etwa in der Viabolkur finden können, helfen, leichter und vitaler durch Krisen zu kommen.

Logischer als im Nachhinein das Elend zu beheben, erscheint mir der Versuch, dem Übel schon an der Wurzel zu begegnen und von allem Anfang an darauf zu verzichten, zugrunde gerichtete Nahrungsmittel zu sich zu nehmen. Vollwertanhänger haben viele Argumente auf ihrer Seite, denn sie brauchen gar nicht zu wissen, was alles an Spurenelementen in der Nahrung fehlt, können sie doch mit Recht darauf vertrauen, dass die Natur schon weiß, was wir zum Leben brauchen. Wir müssten nur der Natur ihren Lauf lassen und aufhören, ihr ins Handwerk zu pfuschen. Wenn die Felder ohne Kunstdünger bestellt werden, kann man davon ausgehen, dass sie nur so lange Feldfrüchte hervorbringen, wie noch alles Notwendige im Boden vorhanden ist. Natürliche Düngung hat gegenüber der mit Kunstprodukten den Vorteil, dass sie nie Einzelstoffe ausbringt, sondern immer eine Vielzahl von Stoffen in einem natürlichen Gefüge. Untersuchungen der Böden sprechen dafür, dass hier tatsächlich die Dinge noch in (der ursprünglichen) Ordnung sind. Das zeigte zum Beispiel auch die viel schnellere Regeneration dieser Böden nach der radioaktiven Verseuchung durch Tschernobyl.

All unsere großen Ernährungslehrer von Kollath und Waerland über Bircher-Benner und Kneipp bis zu Bruker haben immer wieder betont, dass wir unsere Nahrung so natürlich wie möglich belassen sollten. Die Vollwerternährung folgt dieser Empfehlung. Die orthomolekulare Medizin geht einen anderen Weg. Insofern bin ich ersterer gegenüber offener und bezüglich letzterer kritischer. Allerdings sollten wir auch letztere – entsprechend bewusst und vorsichtig – prüfen. Wer sich gegen die natürlichen Wege wendet, müsste immer viel kritischer sein als derjenige, der den Spuren der Schöpfung folgt, aber manchmal haben wir heute keine Wahl.
Das gilt auch im viel größeren Maßstab für die ganze Medizin. Wo Naturheilkunde natürliche Wege nachahmt, ist weniger Vorsicht notwendig als dort, wo der Mensch im Rahmen der Schulmedizin eigene Wege zur Verbesserung der Natur einschlägt. Aber so wie wir manchmal Schulmedizin brauchen, ist es immer wieder auch sinnvoll in der Ernährungslehre unseren unnatürlichen Verhältnissen nachzuhelfen.
Dem Vollwertansatz geben bisher auch die Erfahrungen recht. Wer sich vollwertig mit einer Tendenz zum Vegetarismus ernährt, lebt wesentlich artgerechter als jemand, der auf Fleischmast und Industriefutter setzt. Er ist auch offensichtlich und nachweislich gesünder, leistungsfähiger und langlebiger, wie immer wieder Studien zeigen. Als man

jüngst herausfand, dass Allergien bei Waldorfschülern deutlich seltener vorkommen, sprachen selbst die untersuchenden Schulmediziner den Verdacht aus, dass dahinter am ehesten die bewusstere Ernährung stecken könnte. Solche Studien haben aber immer das Problem, dass die Gruppen nicht wirklich vergleichbar sind. Denn wer wirklich bewusst an seine Ernährung herangeht, wird auf die Dauer nicht dabei stehen bleiben, sondern in einem umfassenden Sinn bewusster mit sich, seiner Nahrung, aber auch seiner Umwelt und vor allem seiner Seele werden. Insofern wäre selbst der orthomolekulare Ansatz ausbaufähig. Wer anfängt, seine Nahrung zu problematisieren, um leistungsfähiger und weniger krank zu werden, wird mit der Zeit und in der Regel auch die Beschränkungen seiner Methode durchschauen und weitergehen. Viele versuchen auch, die beiden Ansätze zu verbinden. Zu einer Vollwerternährung nehmen sie noch Zusatzstoffe nach dem Motto „Doppelt gemoppelt hält besser".

Was die Ernährung angeht, liegen die Dinge, die eigentlich so einfach sein könnten, ähnlich im Argen wie im Bewegungsbereich. Es gibt so ungefähr nichts mehr, was nicht in irgendeiner Diät verboten wäre und wohl auch nichts, was nicht in einer anderen angepriesen würde. Inzwischen gibt es so viele Rezepte, dass sich der Verdacht lohnt, ob nicht das Problem auch in den Rezepten selbst liegen könnte. Die Essenssituation meiner Kindheit war geprägt durch die alte Spruchweisheit: Morgens wie ein Kaiser, mittags wie ein Bürger und abends wie ein Bettler. Zu meinem Pech hatte ich aber morgens keinen Hunger und zwang mich, mit einer guten Grundlage, wie meine Mutter fürsorglich meinte, den Tag zu beginnen. Abends, wenn ich Hunger gehabt hätte, herrschte dann der Tenor, nicht zu spät und nicht zu schwer und erst recht nicht zu viel. Nun gibt es heute auch die Gegentendenz: Die Fit for Life-Fans propagieren morgens wenig bis nichts und am besten nur Obst. Sicherlich eine Erleichterung für Menschen, die ihrem Naturell entsprechend morgens keinen Hunger haben, aber wiederum eine Qual für andere. So hatte ich einen Patienten, der sich bitterlich beklagte, seine Frau schicke ihn auf der Basis von „Fit for Life" nun jeden Tag hungrig in die Firma. Ich riet ihm zur Selbsthilfe, da jeder Mensch seinen Weg finden müsse und Brote schmieren offenbar zu seinem gehörte, da er zu den Typen zählte, die morgens Nahrung brauchen.
Der wichtigste Schritt im Ernährungswirrwar müsste wohl aus der Erkenntnis erwachsen, dass wir alle individuelle Wesen und deshalb nicht über einen Kamm zu scheren sind. Deshalb können uns Lebensrezepte letztlich nicht wirklich gerecht werden. Die Diätetik war schon immer ein wesentlicher Bestandteil der Medizin und stand früher – etwa in der Medizin der Antike – viel mehr im Mittelpunkt als heute. Jetzt hat sie sich

im außerschulischen Bereich der Medizin einen enormen Zulauf gesichert – immer neue Diätbücher überschwemmen den Markt. Ein Blick zurück in der Zeit könnte uns der Lösung näher bringen: Ging es früher vor allem auch um die Art des Essens, das „Wie", geht es heute nur noch um das „Was". Die Lösung, besonders für den infarktgefährdeten Patienten, läge aber eher im „Wie." Beobachtet man Menschen beim Essen, bekommt man nicht selten den Eindruck, der einzige Genuss läge im Hinunterschlucken, dabei haben wir im Schlund gar keine Geschmacksknospen mehr. Die liegen ausschließlich auf Zunge und Gaumen, und schon von daher wäre die alte Idee der Mahlzeit der modernen Schlingzeit deutlich vorzuziehen.
Generell kann man sicherlich feststellen, dass wir alle besser lebten und insbesondere die herzinfarktgefährdeten Patienten, wenn wir uns artgerechter ernähren würden, das hieße vor allem viel weniger Fleisch und mehr frisches Gemüse und Obst. Unserem Gebiss und unserem Verdauungstrakt nach sind wir zwar Allesfresser, aber – wie bereits dargelegt – doch mit einer deutlichen Tendenz zum Vegetarischen. So ist es auch nicht verwunderlich, dass entsprechende Langzeituntersuchungen wie die Studien des deutschen Krebsforschungsinstitutes in Heidelberg zu dem Ergebnis kommen, dass Vegetarier die gesünderen Menschen mit der höheren Lebenserwartung und der besseren Lebensqualität sind, jedenfalls was den Gesundheitszustand angeht.

Inzwischen ist auch ziemlich unbestritten, dass vollwertige Ernährung, die möglichst naturbelassen genossen wird, die bessere Alternative darstellt. Wobei Rohkost durchaus nicht umstritten ist, weil etwa die aus der TCM kommende Ernährungslehre weitgehend auf Gekochtes pocht und damit ebenfalls beeindruckende Erfolge aufweisen kann. Bei all dem ist eben nie zu übersehen, dass praktisch jeder seine eigene Ernährung finden muss. Nicht einmal über das Jahr bleiben einmal gefundene Rezepte beständig. Wer z.B. durch Fasten sensibilisiert auf seine innere Stimme zu hören gelernt hat, wird herausfinden, dass er im Winter anderes braucht als im Sommer. Zuerst wäre es naheliegend, herauszufinden, zu welchem Typ man selbst gehört, denn natürlich braucht ein kühler Typ im Winter noch viel dringender wärmende Lebensmittel als ein heißer. Eine gute Hilfe ist diesbezüglich der Typ-Test in „Vom Essen, Trinken und Leben".
Im Augenblick läuft diesbezüglich vieles falsch und vor allem kalte Typen mit niedrigem Blutdruck, Bindegewebsschwäche und kalten Gliedern neigen zu Salat und Rohkost, Obstsalat und Müsli und kühlen sich damit weiter ab, während die heißen Typen, die aus jeder Pore schwitzen, mit rotem Kopf durchs Leben stürmen, ihren Hochdruck nur schwer verbergen können, sich mit Gulaschsuppen und scharf gewürztem Rost-

braten weiter aufheizen. Beide Seiten müssten eigentlich die Teller tauschen. Hinweise auf den eigenen Typ und den eigenen Weg zu gesunder Ernährung finden sich in Büchern wie „Essensglück" und „Vom Essen, Trinken und Leben".

Die Schulmedizin hält sich bei der Ernährung häufig an ähnlich undifferenzierte Vorschläge wie beim Sport, nach dem Motto „Gesundes Essen und viel Bewegung". Selbst diese Hinweise werden in unseren Kliniken eigenartig konterkariert, in denen man ja meist trotz und nicht wegen des Essens gesund werden müsste. Lediglich beim Erzfeind Cholesterin wird die Schulmedizin bestimmter und fällt gerade hier furchtbar auf die Nase.

Nicht die Vermeidung einzelner eingebildeter Lieblingsfeinde kann den Herz-Kreislauf-Erkrankten helfen, sondern ein generelles Konzept für den eigenen Weg. Das Schöne ist, dass gesunde Ernährung, mit entsprechender Bewusstheit betrieben, auch die Türen zu sinnvoller Bewegung öffnet und umgekehrt. Aus beidem aber kann ein Verständnis für die eigene Lebenssituation folgen.

Der entscheidende Durchbruch in Richtung Gesundheit aber wird erst gelingen, wenn noch weitere Säulen der Gesundheit hinzukommen und wenn vor allem die Seele auf dem Entwicklungsweg bewusst mit einbezogen wird. Immerhin verdauen wir die Nahrung in ziemlicher Analogie zu der Art, wie wir unser Leben mit all seinen Aufgaben verdauen. Die Inder sprechen sogar von Bhoga, was „Welt essen" bedeutet, und gehen davon aus, dass wir all die so genannten Karmafrüchte, die Ergebnisse unserer früheren Erfahrungen, verzehren und verdauen müssen. Im Hinduismus gibt es sogar eine Art Ernährung für spirituelles Wachstum, eine Tendenz, die oft auch als „Food for thought", Ernährung für Gedanken oder Entwicklung bezeichnet wird. Demnach werden entwicklungsförderliche Dinge als Satva-Ernährung eingeordnet. Darunter fallen Früchte, Nüsse, aber auch alle Milchprodukte und Süßes. Unter Ratja-Nahrung wird alles Aktivitätsfördernde und Dynamikvermittelnde mit hohem Nährwert wie vor allem Gemüse, Körner, Samen und folglich Mehle gerechnet. Als entwicklungshemmend gelten dagegen Tamas-Nahrungsmittel wie Fleisch, Eier, Fisch, aber auch alles Vergorene und Fermentierte von Alkohol bis Tee und vor allem Pilze, Knoblauch und Zwiebeln. Spirituelle Sucher würden folglich alles Letztere vermeiden auf ihrem Weg und sich darauf konzentrieren, sich mit den beiden ersten Kategorien zu versorgen, bevorzugt den satvischen Lebensmitteln.

Wer noch keinen spirituellen, aber immerhin doch schon einen seelischen Bezug zum Essen gefunden hat, kann aus vielen gesundheitlichen und ernährungsbedingten Teu-

felskreisen aussteigen. Wenn wir innerlich entschieden sind, uns nicht manipulieren zu lassen, wird uns niemand hindern, lieber auf eine unangemessene Schnellfuttermahlzeit zu verzichten, als uns(er Leben) mit Dingen zu beschweren, die uns sowieso nicht satt, sondern höchstens dick machen und jedenfalls verschlacken.
Zu guter Letzt ist nicht zu vergessen, dass Essen für viele Menschen der Hauptgenuss im Leben ist. Schon insofern wäre eine Überbetonung von Pillen nicht angemessen, eine Umstellung von Nahrungs- auf Lebensmittel aber könnte den Lebensgenuss insgesamt erheblich steigern.

2.14. Bewegung und Entspannung

Die Schulmedizin versteht unter Stoffwechselproblemen sehr spezielle Krankheitsbilder, wobei eines der häufigsten Probleme unserer Zeit ebenfalls als typisches Stoffwechselproblem zu interpretieren wäre: Das Übergewicht, das aus einem Missverhältnis von Nahrungszufuhr und Stoffwechselrate im wahrsten Sinne des Wortes erwächst. Banal gesagt, wird dick, wer sich zu wenig bewegt und zu viel isst. Dass sich daraus eine Volkskrankheit entwickelt hat, die noch weitere Kreise zieht, erlebt man allenthalben auf der Welt. Sekundär wachsen auf diesem Boden wiederum eine Fülle von Krankheitsbildern nach, die sich im engeren oder weiteren Sinn als Stoffwechselprobleme zu erkennen geben wie etwa Diabetes Typ II, der frühere Altersdiabetes, aber auch die zur Volksseuche hochstilisierten Probleme mit dem erhöhten Cholesterinspiegel. Wer sich dagegen ausreichend und sinnvoll, d.h. im Sauerstoffgleichgewicht, bewegt und seinen Grundumsatz dadurch hoch hält, wird kaum dick und reduziert ganz nebenbei seinen Blutzucker- und Cholesterinspiegel. Wo wir allerdings diese Zusammenhänge nicht mehr durchschauen und an weit fort-geschrittenen Symptombildern mittels chemischer Medikamente herumdoktern, ist Heilung fern, selbst wo es gelingt, die erhöhten Werte zu senken.

Eigentlich ist es ein Skandal, Menschen, die durch ein mildes Bewegungs- und Ernährungsprogramm problemlos gesunden könnten, über Jahre mit schulmedizinischen Medikamenten zu behandeln. Ein Hauptgrund liegt wohl vor allem darin, dass die Patienten selbst kaum noch Verantwortung übernehmen wollen und ihre Behandler nicht mehr wagen, ihnen entsprechende Mitarbeit abzuverlangen oder auch gar nicht mehr um deren Wert wissen. Dabei ahnen die Politiker aller Parteien, dass unser Gesundheitssystem nur noch über zunehmende Eigenverantwortung zu sanieren ist. Lediglich glauben sie, diese herbe Erkenntnis ihren Wählern nicht zumuten zu können. Insofern sind jene Mediziner, die sich keinerlei Gesundheitsengagement einzufordern trauen, hier in bester Gesellschaft, und Patienten, die es gerade noch auf sich nehmen, „täglich dreimal eine“ (Pille) zu schlucken, passen wiederum wie die Faust dazu.

Leider sind so einleuchtende und einfache Konzepte, die auf Bewegungs- und Ernährungsumstellung gründen, in der Praxis nicht so schnell wirksam, wie es schnelllebige Menschen einer schnelllebigen Zeit bräuchten, um sich überzeugen zu lassen. Außerdem sieht man Stoffwechselprobleme von außen erst recht spät, und von daher sind moderne Menschen, die fast nur auf Äußerlichkeiten schielen, noch weniger bereit, solche Zeichen ernst zu nehmen und sich von ihnen zu einem gesünderen Leben verleiten zu lassen. Wir putzen gerade noch täglich einige Minuten Zähne, weil diese so deutlich sichtbar sind.
Manche Menschen sind auch noch bereit, sich für die Entwicklung ihrer äußerlich sichtbaren Muskeln in Fitness-Studios zu plagen. Für den offensichtlich ungleich wichtigeren, aber unsichtbaren Herzmuskel unternehmen wir dagegen kaum etwas. Organe wie die Leber und die Nieren bekommen überhaupt keine Beachtung und Zuwendung mehr, sie leben im Schatten der Unsichtbarkeit, werden für selbstverständlich genommen und in ihren Bedürfnissen missachtet. Dabei wäre es so naheliegend, etwa für das Herz täglich 25 Minuten aufzuwenden, und schon könnten wir mit sinnvollem Herz-Kreislauf-Training unsere Lebenserwartung drastisch erhöhen. Aber nicht nur die Quantität, sondern vor allem die Qualität des Lebens könnte dramatisch steigen und Stoffwechselproblemen wie Übergewicht, Altersdiabetes und erhöhten Cholesterinspiegeln den Boden entziehen, die Abwehrlage verbessern und die Lebensfreude vervielfachen. Leider aber spüren wir diese Effekte erst nach Wochen und so lange nimmt sich kaum noch jemand Zeit.

Wenn Therapeuten einen außer Form geratenen unfitten übergewichtigen Patienten mit entsprechenden Risikofaktoren zu einem Gesundheitsprogramm motivieren wollen, müssen wir ihm eigentlich gleich ehrlich gestehen, dass sich das erst nach Wochen auszahlen kann und bis dahin sogar mit Erstverschlimmerungen zu rechnen ist. Tatsächlich wird er anfangs unter Muskelkater leiden und vom beabsichtigten Abnehmen auf der Waage lange nichts spüren. Während seines ersten Bewegungsprogrammes kann er kaum etwas abnehmen. Sein Grundumsatz ist in der Regel niedrig und kommt auch bei dem leichten Traben noch nicht auf Touren. Nicht nur seine Muskeln sind untrainiert, auch sein Stoffwechsel. In seiner verblüffenden Anpassungsfähigkeit gibt der Körper alles auf, was nicht mehr gebraucht wird. „Use it or loose it – benutze oder verliere es", nennen die Amerikaner diesen Effekt. Was wir nicht benutzen, verlieren wir langsam aber sicher. Das gilt nicht nur für die Muskeln und damit für unser Herz, sondern auch für die Enzyme der Verdauung und die Zellstrukturen. Selbst die Gehirnleistung nimmt ab, wenn der Mensch geistig träger wird.

Wer kaum Energie umsetzt, verliert allmählich auch mit den Mitochondrien viele seiner kleinen Zellkraftwerke. Soweit die scheinbar schlechte Nachricht, die entsprechende gute besagt, dass der Körper auch so ziemlich alles wieder aufbauen kann, wenn er es denn braucht. Nur Zeit müssen wir ihm dazu geben und ihn entsprechend fordern, denn nur durch (An-)Forderungen sind körperliche Strukturen zu fördern. Wenn unser Patient nun also beginnt, sich im Sauerstoffgleichgewicht zu bewegen, könnte dieses ein unglaubliches Lebenselixier für ihn und seinen Stoffwechsel werden. Allerdings braucht es eben Zeit, bis sich die Kraftwerke der Mitochondrien wieder entwickeln. Diese sind darüber hinaus von einer der Schulmedizin noch gar nicht bewussten Wichtigkeit. Da sie aber nicht nur außer Form, sondern auch weitgehend heruntergefahren sind, brauchen sie Zeit, um wieder anzuspringen. So wird der Patient auch in der zweiten Woche noch kaum abnehmen, während er sich doch erheblich plagen mag. Seine Muskeln leisten vielleicht noch immer Widerstand, indem sie schmerzen, sein Gewicht macht ihm jeden Fortschritt schwer und der ausbleibende Erfolg auf der Waage behindert ihn in der Motivation. Insofern ist es wichtig, sich klarzumachen, dass es gar nicht schneller gehen kann.

Nach acht Wochen allerdings hat sich schon einiges verändert. Die Muskeln sind jetzt geschmeidig und willig, vor allem wenn sie zusätzlich sinnvoll gedehnt wurden – vor jedem Bewegungstraining kurz zum Aufwärmen, danach ausgiebig, um nicht zu verkürzen. Jetzt ist auch die Stoffwechselrate schon spürbar gestiegen, d.h. er nimmt nun bei jedem Training spürbar ab. Und nicht nur das, die Stoffwechselrate bleibt auch höher, wenn er auf dem Sofa liegt und liest. Er verbrennt jetzt ständig mehr, sein Grundumsatz ist insgesamt gestiegen und wird weiter steigen, wenn er weiter gefordert wird.
Falls er jetzt eine Fastenkur machen würde, hätte das sogar Sinn, denn er würde nun verstärkt abnehmen und könnte sich mit noch mehr Genuss bewegen, was seinen Grundumsatz dabei oben hielte. Frühere Nulldiäten werden dagegen wenig bis nichts

gebracht haben, da Menschen mit niedriger Stoffwechselrate natürlich nur wenig verbrennen und folglich ebenso wenig abnehmen. Und noch weit schlimmer: solche Nulldiäten sind nicht nur nullwertig, sondern schaden sogar, denn sie bringen – jedenfalls wenn sie ohne Bewegungsprogramm absolviert werden – den Stoffwechsel noch weiter herunter. Wer aber in seinem Bewegungsprogramm bleibt, braucht keinen lästigen Jojo-Effekt zu fürchten.
Wer so weit gekommen ist, braucht auch kaum noch motiviert zu werden, denn im dritten Monat spürt er spätestens, dass es mit ihm wieder bergauf geht. Die Bewegung hat nicht nur seine Muskeln fitter gemacht, sondern in Verbindung mit dem anschließenden Dehnen ihre und damit auch seine Geschmeidigkeit insgesamt erhöht. Er verliert nun spürbar Gewicht, seine Verdauung wird besser und die Gedanken klären sich. Denn während der Bewegung wird er tiefer atmen, wodurch das Zwerchfell die Organe im Bauchraum bei jedem Atemzug stärker massieren kann. Die bessere Verdauung wird sein sowieso zunehmendes Wohlgefühl noch steigern. Zugleich nimmt die Durchblutung zu, was sich nicht nur darin äußert, dass er nun muskulär mehr leisten kann, sondern auch geistig. Fast jeder Läufer und Ausdauersportler spürt nach der beschriebenen Anlaufzeit, dass seine Gedanken insbesondere während des Bewegungstrainings kreativer und tiefer werden.

Jetzt besteht sogar die Gefahr, zu viel zu tun. Insbesondere Männer neigen dazu, sich in solchen Phasen zu überfordern. Heilsam aber wäre auch weiterhin nur so viel zu leisten, dass man gerade noch gut durch die Nase Luft bekommt und jedenfalls nicht durch den Mund hechelnd nach Luft schnappen muss. Für die angestrebte Fettverbrennung ist es zwingend, dass der Körper genug Sauerstoff bekommt. Dieser ist unser mit Abstand wichtigstes „Lebensmittel" und hält die Verbrennungs- und damit auch die Aufräumarbeiten im Körper in Gang. Wenn wir dagegen zu viel Bewegung machen, kommt der Organismus in ein Sauerstoffdefizit. Dabei wird er die Fettverbrennung einschränken und sich sehr rasch auf seine Kohlenhydrat- beziehungsweise Glykogenreserven stürzen. Sind diese dann nach dem „Sport" verbraucht, fühlt man sich in aller Regel hungrig und wird meist mehr essen, als vorher bei der Bewegung überhaupt verbraucht wurde. So kann man durch Sport sogar dick und unfit werden – letzteres weil das Herz im Überforderungsbereich nicht sinnvoll trainiert wird. Schon zu Beginn ist es vor allem für Männer wichtig, sich klar zu machen, keinesfalls zu viel zu tun. Bei entsprechenden Beobachtungen an Führungskräften, die sich fit halten wollen, kommt regelmäßig heraus, dass sich 90 % überfordern und damit keine sinnvollen Ergebnisse für die Gesundheit ernten. Die enttäuschten Kommentare sprechen

Bände: „Die ganze Plackerei hat nichts gebracht". Sie hat im Gegenteil verhindert, dass das Programm greift. „Weniger ist mehr" ist leider ein Konzept, das Männern meist ganz gegen den Strich geht, während Frauen es in der Regel besser annehmen und umsetzen können. Wenn auf diesem Weg das Übergewicht langsam, aber sicher schmilzt, wird zugleich die Abwehrkraft messbar zunehmen, was zum Beispiel daran zu merken ist, dass man nicht mehr an den regelmäßigen Grippewellen teilnimmt, wenn sie auch noch so stark in den Medien beworben werden. Außerdem werden sich allmählich die Blutzuckerwerte, vor allem im Zusammenhang mit einer sinnvollen vollwertigen und typgerechten Ernährung normalisieren. Entsprechendes gilt für das leidige Cholesterin.
Obendrein kann zum Beispiel abendliches Laufen oder Schwimmen beziehungsweise sinnvolles Bewegen in spürbarer Weise den im Lauf des Tages angefallenen und nicht verarbeiteten Stress lösen. Sicherlich werden dabei auch noch im Blut kreisende Reste von Stresshormonen verstoffwechselt. Innerlich kann man direkt merken, wie vieles von einem abfällt, was man für einen stimmigen Feierabend nicht braucht.

Wenn der Körper regelmäßig im Sauerstoffgleichgewicht bewegt wird, ist mildes Schwitzen eine natürliche Begleiterscheinung, die zugleich einen guten Entgiftungsweg darstellt.
So weit fortgeschritten, ließen sich Bewegungsprogramme noch erheblich vertiefen, wenn man die körperlichen Prozesse mit den entsprechenden Gedanken beziehungsweise inneren Bildern begleitet. Wer bei jedem Einatmen an ein Lächeln denkt, wird mit der Zeit lernen, lächelnd einzuatmen, was sich über kurz oder lang auf seinem Gesicht in entspannteren Zügen spiegeln wird. Beim Ausatmen könnte er das Lächeln in sein Herz fließen lassen, und wenn dieses voll ist, auch darüber hinaus in den übrigen Körper. Was auf den ersten Blick naiv wirken mag, hat längerfristig verblüffende Auswirkungen. Selbst bei schon vorliegenden Herzproblemen mit der Tendenz zur Insuffizienz erleben wir erstaunliche Veränderungen und Regenerationsmöglichkeiten, wenn die Dosis der Anforderung und damit der Förderung stimmt. Hier gilt besonders, dass die Dosis das Gift oder die Medizin ausmacht. Ein Herz, das im übertragenen Sinn weiter und offener wird, kann erfahrungsgemäß im konkreten physischen Sinn wieder in Form kommen. Selbst pathologisch leicht vergrößerte Herzen können sich so wieder gesundschrumpfen. Das Lächeln auf dem Gesicht und vor allem jenes, das unter die Haut geht, kann wahre Wunder wirken. Die Psychoneuroimmunologie, die zunehmend solche Zusammenhänge untersucht, belegt uns heute bereits, dass die innere

Haltung äußere Maßnahmen im positiven wie im negativen Sinn enorm beeinflussen kann.

Dass das Cholesterin sich normalisiert, ist verständlich, wenn man bedenkt, dass es ein lebenswichtiger Stoff ist, der neben vielen anderen Aufgaben auch für die Abdichtung und Reparatur beschädigter Gefäße zu sorgen hat. Wo aber ein erhöhter Blutdruck sich normalisiert, wie es durch das beschriebene Bewegungstraining immer wieder zu beobachten ist, werden die Gefäße geschont und der Organismus kann den Versand von Verbandsmaterial (= Cholesterin) reduzieren. Insofern ist es dann auch verständlich, dass das so genannte schlechte Cholesterin sinkt, während das „gute" sogar eher steigt. Zum Feind wird Cholesterin ja erst, wenn er aufgrund von übermäßigem Stress und innerer Not im Überfluss im Blut kreist.
Wenn diese Früchte der Bewegung einem erst einmal zufallen, ist man in der Regel ausreichend motiviert, weiterzumachen und auch für die dem eigenen Typ angemessene Ernährung zu sorgen, sich der wohlverdienten Entspannung hinzugeben usw. Ist die erste Schlacht an der Bewegungsfront gewonnen, kommt eine Aufwärtsspirale in Gang.

Da es so schwierig ist, die ersten Wochen durchzuhalten, während derer man oft eher negative Botschaften aus dem eigenen Körperland bekommt, ist es doppelt wichtig, von Anfang an auf diese Hürden hinzuweisen. Auch gilt es, eine Bewegungsart zu finden, die einem Spaß macht, wobei es gleichgültig ist, ob man läuft, Rad fährt, rudert, schwimmt, tanzt oder Skilanglauf betreibt. Lediglich Spiele wie Tennis oder Fußball sind ungeeignet, da sie keine gleichmäßigen Anforderungen an den Kreislauf stellen und damit die angestrebte Fettverbrennung nicht ermöglichen.
So wäre mildes Herz-Kreislauf-Training eine wunder- und wirkungsvolle Möglichkeit, ansteckende Gesundheit zu verbreiten. Jedoch erlebe ich seit Jahren in entsprechenden Seminaren, wie einseitig und unmeditativ dieser wundervolle Weg der Gesunderhaltung meist betrieben und dadurch nicht selten sogar in sein Gegenteil verkehrt wird.

Medizin wollte früher einmal genauso zur Mitte führen wie Meditation. Das ist zwar – aus Sicht der Schulmedizin – lange her, wäre aber immer noch ein überaus lohnendes Ideal.

Was Herz und Kreislauf anbelangt, bräuchten sie weder Über- noch Unterforderung, sondern die goldene oder gesunde Mitte. In dieser banalen Erkenntnis verbirgt sich ein wunderbares Heilkonzept, das weit über Herz-Kreislauf-Gesundheit hinaus reicht. Selbst Stress kann eine positive Herausforderung sein, wenn sich die Betroffenen davon fordern und letztlich fördern lassen und nicht überfordert werden. Überforderung, der man in keiner Weise mehr gerecht werden kann, macht dagegen (herz)krank.

Genauso gefährlich ist aber die Unterforderung, die zu Langeweile und Frustration führt. Überforderung führt heute immer häufiger in Burnout-Situationen, Unterforderung ins sogenannte Boreout (boring = langweilig). Man kann also tatsächlich auch an Langeweile sterben beziehungsweise sich zu Tode langweilen.
Wer im Leben an Unterforderung mit Boreout - Gefahr leidet, könnte in Sport- und Bewegungsprogrammen wundervollen Ansporn finden und sich aus dem Elend – fast wie der Baron von Münchhausen – am eigenen Schopf herausziehen und befreien. Er müsste nur dafür sorgen, Bewegungsübungen zu finden, die ihn nicht ebenfalls langweilen, was bei der Palette von Rennen über Schwimmen bis Paartanz möglich sein sollte.

Wer dagegen an Überforderung im Hinblick auf Burnout leidet, ist in der Gefahr, besonders über Sport-, aber auch schon bei Bewegungsprogrammen sein Elend noch zu vertiefen. In eine bereits übervolle Agenda noch zwei Squash-Stunden pro Woche zu quetschen, ist natürlich der völlig falsche Weg. Hier wäre sogar an passive und wenig bis keine Zeit kostende Bewegung zu denken wie sie etwa moderne Vibrations- und Schüttelgeräte bieten. Erstere sind aus dem russischen Weltraum-Trainingsprogramm zur Osteoporose-Prophylaxe in der Schwerelosigkeit entstanden und inzwischen zu moderaten Preisen zu bekommen. Da man jeden Morgen sowieso einige Minuten vor dem Spiegel im Bad verbringt, kann man sich hier gleich auch noch auf ein entsprechendes Gerät stellen. Die intensive Vibration wird nicht nur die Knochen stärken, sondern auch die Muskeln lockern. Entsprechende Schüttelgeräte haben sogar einen gelinden Kräftigungs- und damit Trainigseffekt. Natürlich ist aktive Bewegung immer besser als passive, aber letztere ist natürlich viel besser als gar keine. Ideal wäre eine Verbindung beider Arten. So möchte ich persönlich die passiv bewegte Morgentoilette nicht mehr missen, lasse mich aber dadurch nicht von meinen Schwimmstunden abhalten. Bei zeitlich eingezwängten Menschen können diese beiden Maschinen von daher eine gute Unterstützung und Anregung der Muskeln bringen.

Insgesamt können wir in unserer augenblicklichen gesellschaftlichen Situation unschwer erkennen, dass wir – im Hinblick auf Bewegung, Ernährung und Entspannung einer gefährlichen Zukunft entgegensteuern, die sich in der gesellschaftlichen Gesamtsituation spiegelt. Immer mehr Menschen haben immer weniger zu tun und nehmen in der Arbeitslosigkeit seelisch und nervlich Schaden. Immer weniger so genannte Leistungsträger haben aber immer mehr zu tun und nehmen ebenfalls an Leib und Seele schaden. Die Mitglieder der ersten, viel größeren Gruppe werden immer weniger Geld bekommen und sich folglich die Errungenschaften unseres Fortschritts immer weniger leisten können. Die Vertreter der letzteren, viel kleineren Gruppe verdienen zwar immer mehr Geld, haben aber gar keine Zeit, sich zu leisten, was die Gesellschaft alles zu bieten hätte. Das Fazit ist bedenklich: Wir produzieren wie die Irren am eigentlichen Bedarf vorbei und gehen dabei alle ziemlich kaputt.
Das Ganze macht wenig Sinn. Gerade aber die Sinnfrage wäre es, die uns aus dem Dilemma heraushelfen könnte. Für Leistungssportler mag das Geracker wenigstens noch einen Zweck haben, nämlich erfolgreich zu werden und sich Anerkennung und Reichtum zu verschaffen. Für die Normalverbraucher aber hat vieles im Sportbereich nicht einmal mehr einen Zweck. All der Ehrgeiz, den man auf kleinen Nebensportplätzen toben sieht, bringt verblüffend wenig. Die Figuren profitieren davon genauso wenig wie die Kondition, von Familienleben und seelischer Gesundheit ganz zu schweigen.

Spüren wir der Frage nach dem Sinn all dieser Unternehmungen nach, landen wir am ehesten bei alten Idealen wie jenem vom gesunden Geist im gesunden Körper. „Mens sana in corpore sano" wird in den Gymnasien noch manchmal zitiert, in der Praxis spielt dieser Spruch aber kaum noch eine Rolle.
Auch in der Antike war im Übrigen der gesunde Geist im gesunden Körper keine Selbstverständlichkeit, der ganze Spruch hieß denn auch: „Orandum est ut sit mens sana in corpore sano" – „es ist zu beten, dass ein gesunder Geist in einem gesunden Körper sei". Nun reicht hier beten offenbar allein nicht, es muss auch etwas unternommen werden, allerdings nicht so geistlos, wie das im Sport heute oft üblich ist. Nicht umsonst haben östliche Bewegungsübungen wie Qi Gong und Tai Chi bei uns immer größeren Zulauf, verbinden sie doch körperliche Bewegung und Bewusstheit. Tatsächlich kann die Verbindung von Bewusstheit und Sport auch jeden der bei uns bereits bestens eingeführten Sportbereiche unendlich bereichern. Nicht länger die Quantität, sondern die Qualität würde dann in den Vordergrund rücken und der Einheit von Körper, Seele und Geist gerecht werden. Dieser Schritt mag – obwohl leicht – für den intel-

lektuellen, leistungsorientierten Macher, der zu Hochdruck und Herzinfarkt neigt, jedoch sehr ungewohnt und damit geradezu überfordernd sein. Einen guten Einstieg könnte hier die leichteste Form der Meditation, nämlich die geführte, bieten oder die so genannte Phantasie-Reise. Hier kann der Macher auf gewohntem Terrain die ersten Schritte tun, geht es doch primär darum, sich Gedanken zu machen, wenn auch in einer sehr entspannten und hingebungsvollen Atmosphäre.
Das Wort Meditation mag ein wenig anspruchsvoll klingen und mit östlichen Bildern von entrückten Meistern auch etwas illusionär wirken, es wäre in diesem Zusammenhang auch durchaus verzichtbar, denn letztlich geht es lediglich darum, sich in seine inneren Seelenlandschaften einzufühlen. Hier läge auch der Schlüssel zum Sinn.

Was wir außen so angestrengt und manchmal geradezu krampfhaft suchen, ist ja meist so nahe und die Lösung liegt immer innen. So wären einfache Übungen unter Einbezug von Bewusstheit und Achtsamkeit nicht nur medizinisch die bessere Lösung, sondern oft auch familienpolitisch. Die gemeinsame Meditation und Sinnfindung in den eigenen Seelentiefen kann in einer Weise verbinden, wie äußere und nicht selten erzwungene Maßnahmen es kaum vermögen. Neue Wege im Außen können sich gerade auch aus Reisen auf inneren Wegen ergeben und dem Leben und Erleben eine Tiefe bringen, die im positiven Sinne ans Herz gehen kann. Inzwischen lassen sich aus den über 50 CDs mit verschiedenen Entspannungs- und Meditationanleitungen die vielfältigsten bis in die Nähe von Psychotherapien reichenden Programme zusammenstellen. In dem Buch „Aller guten Dinge sind drei“ findet sich eine entsprechende Zusammenstellung.

2.15. Bewusst Fasten

An wenigstens drei Mahlzeiten gewöhnt, können sich die meisten Menschen gar nichts anderes mehr vorstellen. Ein Verzicht auf nur eine Mahlzeit beschwört oft schon Krisengedanken herauf. Dabei ist auch das Essen selbst längst ein Krisenthema. Der Amerikaner Leon Chaitow berichtet von erschütternden Tierversuchen. Füttert man nämlich Versuchstiere mit genau der Nahrung, die amerikanische und deutsche Durchschnittsbürger zu sich nehmen, reduziert sich dadurch nicht nur deren Lebenserwartung um ein Drittel, sie sterben auch jenen elenden Tod an Zivilisations-Krankheiten, dem die meisten Menschen moderner Wohlstandsgesellschaften zum Opfer fallen. Chaitow, eher am Gegenteil interessiert, wie sich die Lebenserwartung erhöhen lässt, belegt, dass Reduktionskost über lange Zeit dieselben Tiere um 25 % älter werden lässt. Auch bei uns Menschen erweist sich knappe Vollwertnahrung mit ein bis zwei Fastenperioden pro Jahr als einzig wirklich verlässliche Maßnahme der Lebensverlängerung. Und dadurch verlängert sich nicht nur die Quantität der Lebenszeit, sondern auch die Qualität des Lebens sehr spürbar.

So erstaunt es nicht, dass das Thema Essen seit Jahren Konjunktur hat und Diäten einen Dauerboom verzeichnen. Verblüffend ist allerdings, wie wenig Einfluss das auf die Lebenserwartung hat. Nicht was wir essen ist entscheidend, sondern wie viel und wie und ob wir uns und unserem Organismus auch Pausen gönnen. Jeden Morgen sollte das Frühstück – wie bereits zuvor beschrieben – eine Fastenperiode von wenigstens 12 Stunden brechen, die notwendig ist, um den Organismus ausreichend zu regenerieren. Ganz analog würde einmal im Jahr ein längeres Fasten ungeahnte Regenerationskräfte freisetzen. So wie wir mit der Ruhe der Nacht im Rücken den Tag überstehen, könnten wir von der Ruhe der Fastenzeit ein halbes Jahr zehren, vorausgesetzt es handelt sich wirklich um eine Ruheperiode nicht nur für den Körper, sondern auch für Geist und Seele. Wirklich bewusstes Fasten bedeutet, dass neben den Kleidern auch das Bewusstsein weiter wird.

Vom kleinen Himalaya-Volk der Hunzas, das bis Mitte dieses Jahrhunderts abgeschnitten von den Segnungen der Zivilisation lebte und auf Grund seiner kargen Lebensverhältnisse jedes Frühjahr zu einer langen Fastenzeit gezwungen war, gibt es eindrucksvolle Zeugnisse fast unverwüstlicher Gesundheit. Die Menschen wurden steinalt und kannten keines der typischen Zivilisationssymptome. Herzinfarkt und Krebs waren ebenso unbekannt wie jede Form von Kriminalität. Wenn ich mir als Arzt solche Fakten betrachte, fielen mir auch für uns moderne Menschen einfache Lösungen ein. Gelänge es uns, die christliche Fastenzeit zu reaktivieren, könnten wir in absehbarer Zeit ganze Krankheitsbilder wie Gicht und Rheuma, Altersdiabetes und Bluthochdruck vergessen. Dem Herzinfarkt würde die Basis genommen und dem Krebs zumindest das Terrain erheblich erschwert. Dass wir eine so einfache, billige und wirksame Maßnahme nicht nutzen, liegt wohl im Macherwahn unserer Medizin, die noch immer – auf (arche-)typisch männliche Art – davon träumt, Gesundheit zu produzieren.

Fasten erscheint vielen modernen Medizinern offenbar zu einfach, zu billig und vor allem zu unprofessionell, denn man braucht schon sehr bald keinen Arzt mehr dazu. Im Gegenteil müssten sich Fastenärzte darauf gefasst machen, viele Patienten auf diese Weise zu verlieren, jene nämlich, die über diesen Weg Kontakt zu ihrem Inneren Arzt finden, wie Paracelsus die Heilkraft nannte, die in jedem von uns steckt. Fasten als Therapieform spricht den archetypisch weiblichen Pol in uns an, dem es nicht um Machen, sondern um Loslassen geht. Wir werden dadurch ganz nebenbei sensibler und empfänglicher für Signale aus dem eigenen Innern und bekommen so die Chance, den Kontakt zu unserer inneren Stimme und den Träumen der Nacht wieder zu finden. Mit einem verlässlichen Draht zum eigenen inneren Arzt werden äußere Ärzte weniger notwendig. Nicht mehr gebraucht zu werden, ist aber die Horrorvision der allermeisten Menschen – auch die von Ärzten. So gibt es denn noch immer Mediziner, die generell und dringend vor dem Fasten warnen und sich damit in Widerspruch zu allen großen Religionen und spirituellen Traditionen setzen. Sie tun es mutig und engagiert, um die eigene Notwendigkeit zu retten. Wenn man so will, lässt sich in den ersten drei Fastentagen einiges Krisenhaftes finden, vor dem entwicklungsfeindliche Therapeuten warnen könnten. Der Organismus, der Fasten nicht gewöhnt ist, kann Widerstand leisten mit Hungergefühlen, Übelkeit, Kopfschmerzen – vor allem bei Kaffeetrinkern – und einem Aufstand oder noch häufiger angedeutetem Zusammenbruch des Kreislaufs. Wie am ersten Schultag ist es eine reine Bewusstseinsangelegenheit, wann diese überschaubaren Dramen auch wieder nachlassen. Spätestens nach dem dritten Tag hat der Körper die neue Botschaft angenommen und stellt den Widerstand ein. Er lebt jetzt gut vom eigenen Fett, und es gibt keinen Grund, warum ihm dieses schlechter bekommen sollte als das von Schweinen.
Von jetzt ab wird es den meisten Fastenden sehr gut gehen und vielen besser als vorher, weshalb Ärzte von Fasteneuphorie sprechen, jenem Gefühl beschwingter Leichtigkeit und beeindruckender Klarheit in den Gefühls- und Gedankenwelten. Am Ende, wenn die verbrauchten Pfunde in Kalorien umgerechnet werden (1 Gramm Fett ergibt fast 10 kcal), stellt sich heraus, dass der Körper jeden Tag eine ausreichende Kalorienmenge zur Verfügung hatte, zumal er die gesamte Verdauungsenergie einspart. Diese Einsparung dürfte für die euphorischen Gefühle von Energieüberfluss verantwortlich sein.

Treten diese einmal nicht auf, liegt es daran, dass der Organismus die vorhandene Energie für Reparatur und Aufräumungsarbeiten verbraucht. Auf alle Fälle ist jetzt Regeneration angesagt. Fastende leben vom eigenen Eingemachten und vieles hängt davon ab, in welchem Zustand es ist. Ernährung und Lebensstil spielen eine Rolle, aber auch Schlafdefizite der Vergangenheit können sich mit Müdigkeit bemerkbar machen. In jedem Fall aber geschehen nun sinnvolle Maßnahmen in der Regie des inneren Arztes. So wird es verständlich, dass Fasten eine der besten Regenerations-Methoden darstellt und die beste Einstellung auf Krisen. Je schwerer die Krise, desto drastischer reduziert sie uns auf wesentliche Grundfragen.

Durch Fasten reduzieren wir uns freiwillig auf das Wesentliche. Auch wenn wir noch so viele Pfunde verlieren, wird uns danach doch nichts fehlen. Im Gegenteil, was übrig geblieben ist, erscheint uns wesentlicher, sauberer und ist leichter (durchs Leben) zu tragen. Fastende tragen aber nicht nur körperlich leichter an sich, sie (er-)tragen auch ihr Leben im Allgemeinen leichter. Körperlich und seelisch sind sie besser in der Lage, mit Krisen fertig zu werden, haben sie doch gelernt und ihrem Körper beigebracht, immer wieder zum Wesentlichen zurückzufinden.
Neben allgemeiner Vorbeugung ist Fasten aber auch als Akutmaßnahme bewährt, um den bewussten Durchgang durch schwierige Krisenzeiten zu erleichtern, indem man sich selbst auf verschiedenen Ebenen erleichtert. Krisen fordern in ihrer ersten Spannungsphase Bilanz von uns und dann das Abwerfen von Ballast. Genau das aber geschieht beim Fasten auf eindrucksvolle Weise. Es wird so gleichsam zu einem Krisenbewältigungsritual, fördert es doch in Körper, Seele und Geist genau das, was die Krise von uns will: Eine Wendung nach Innen, das bewusste Opfer im Loslassen alles Überflüssigen und die Neubestimmung des eigenen Standortes. Nicht umsonst war Fasten in alten Zeiten ein religiöses Ritual für solche Zeiten des Umbruchs und ersetzte den Menschen Psychotherapie und Medizin.

Nach dreißig Jahren, in denen ich ungezählte Fastenpatienten während deren Psychotherapien und auch in unseren traditionellen Fasten-Seminaren betreute, ist mir keine andere natürliche Therapiemaßnahme untergekommen, die so leicht so tief so viel bewegen kann. Noch heute erlebe ich Situationen mit Fastenden, die mich berühren, durch die eindrucksvolle Heilkraft des Fastenprozesses. Wird dieser wie in unseren einschlägigen Seminaren noch mit Bewegung und Entspannung bis zur Meditation verbunden, ergibt sich ein ehrfurchtgebietendes Therapiekonzept. Die Erfahrungen aus diesen drei Jahrzehnten mit Fasten habe ich im „Großen Buch vom Fasten" zusammengetragen, in „Sinnlich fasten" wird die jeweils urprinzipielle Tagesqualität beschrieben.

2.16. Reinigung

Eine auf allen Ebenen immer giftiger werdende Zeit hat geradezu ein Dickicht von Gegenmaßnahmen heraufbeschworen. Alt bewährte Methoden wie Fasten und Entsäuerung, Entschlackung durch Sauna und Bewegung kommen wieder zu Ehren, wie auch viele neue Wunderrezepte, die nicht selten vorgeben, gleich das ganze Leben über den Darm zu retten. In diesen brodelnden Topf der Versprechungen Ordnung und System zu bringen und dem Einzelnen Hilfestellungen zu geben, die für die eigene Situation wesentlichen und angemessenen Methoden zu finden, ist gar nicht mehr so leicht.

Wirklich tief gehendes Entgiften des Körpers setzt im seelischen Bereich Loslassen voraus, denn wenn wir nur körperlich ausscheiden, aber parallel seelisch nicht loslassen, sammeln sich die Schlacken auf der körperlichen Ebene ziemlich schnell wieder an, was viele Menschen ständig erleben. Solange die Knoten sich (im Bewusstsein) nicht lösen, werden auch die körperlichen (Gicht- und Rheuma-)Knoten beharrlich bleiben.

Die Parallelität von Körper und Seele wird bei Entgiftungs- und Entschlackungsmaßnahmen sehr deutlich und erklärt, warum so viele Entgiftungsmaßnahmen letztendlich so wenig bringen. Dabei ist es nicht so schwer, Ihre Wirksamkeit durch Einbeziehung einfacher seelischer Mittel zu steigern.
Schon die Verbindung mit geführten Meditationen kann die seelische Bereitschaft zur Lösung von alten Problemen so weitgehend fördern, dass zum Beispiel eine Fastenentschlackung ungleich tiefer geht und länger wirkt. Immer wieder kann man so von Fastenkurs-Teilnehmern hören, dass ihnen die Übung in der Gruppe soviel mehr gebracht hätte als vorherige eigene Fastenzeiten. Der Grund ist meist schnell gefunden: Die eigenen Fastenzeiten sind oft reine Diätzeiten, während denen das normale (Arbeits-)Leben weitergeht, die Seminarzeiten aber sind solche der Psychotherapie im Bereich des Loslassens, und nichts fördert die Entschlackung nachhaltiger. Die nachhaltigste Form der Entgiftung wäre so zum Beispiel das Verzeihen. Wer nachtragend ist, müsste sich nur einmal überlegen, ob es wirklich lohnt, den Betreffenden all die Vorwürfe ständig hinterher zu schleppen. Würde der Nachtragende davon loslassen, könnte er sein Leben entscheidend erleichtern und dessen Qualität verbessern. Dass es auch demjenigen, dem er verzeiht, dadurch etwas besser geht, müsste er in Kauf nehmen. Wobei diese Erleichterung überschaubar ist gegenüber dem Dienst, den man sich

selbst erweist. Gleiches gilt für das ähnlich beliebte Beleidigtsein: Immerhin ist dabei das Leid auf Seiten des Beleidigten.
Das wissend, mag es leichter fallen, diesen unangenehmen Zustand auf der seelischen Ebene zu beenden, indem man um seiner selbst willen vergibt. Einfache Verzeihungsrituale wie auf den CDs „Entgiften – Entschlacken – Loslassen“ oder „Die Heilkraft des Verzeihens“ können hier gute Dienste leisten.

Ein sehr entscheidender Schritt der Entgiftung ist auch die volle Übernahme der Verantwortung für die eigene Entschlackung: Egal auf wen ich Schuld für die giftige Situation meines Lebens schiebe, immer muss ich selbst darunter leiden und auch die entscheidenden Schritte der Entschlackung einleiten und tragen. In der Schweiz, wo diesbezüglich noch mehr Verständnis herrscht, haben wir mit der wohl besten Zahnmedizin ein eindrucksvolles Beispiel, wieweit solch ein Konzept der Eigenverantwortung gehen kann. Das einzig Deprimierende daran ist, dass dieses Vorgehen bisher noch kaum auf die europäische Umgebung abfärbt, mit Ausnahme von Vorarlberg. Dieses bewährte Konzept der Vorbeugung über die Grenzen zu holen, müsste einerseits alle Zahnmediziner faszinieren, andererseits aber auch die Kollegen in anderen gesundheitlichen Bereichen.

Beim Entgiften und Entschlacken böten sich hier besonders einfache und lohnende Wege an. In einer Zeit zunehmender Probleme mit dem Gesundheitswesen wird das Thema der Eigenverantwortung sogar im politischen Bereich wiederentdeckt. In der Medizin hätte sie obendrein den unübersehbaren Vorteil, neben viel Geld auch viel Leid und Frustration zu ersparen. Dabei geht die Idee, sich wieder auf den inneren Arzt zu verlassen, anstatt äußeren Ärzten die Wartezimmer und Kassen zu füllen, schon auf Paracelsus zurück. Entgiftung im Einklang mit dieser inneren Instanz, die man auch als innere Stimme oder eben mit Paracelsus als „Archeus“ beschreiben könnte, gelingt leichter und macht zudem auch noch Freude, wenn man Schritt für Schritt erlebt, wie sich der eigene Körper fastend regeneriert oder über Entsäuerungsmaßnahmen wieder zu Kraft und Frische findet.
Die Entdeckung des inneren Arztes müsste eigentlich das Anliegen jeden gesundheitsbewussten Menschen sein, vor allem aber den äußeren Ärzten am Herzen liegen.

Wer dazu übergeht, bei der Ernährung sich selbst und seine Gesundheit in den Mittelpunkt zu stellen, wird erleben, wie es ihm in mancher Hinsicht bald besser geht. Schlechter wird es dadurch lediglich seinen Darmpilzen gehen. Wenn er sich nämlich

vollwertig mit vitaler Kost versorgt, richtet sich das direkt gegen die Pilze, die ja bekanntlich am liebsten auf totem oder doch absterbendem Material siedeln. Aber endgültig Ruhe vor diesen immer mehr überhand nehmenden Quälgeistern wird er nur bekommen, wenn er in jene Bereiche, wo sie sich angesiedelt haben, das Leben zurückbringt. So ist eine mutige, offensive Verdauung des Lebens auf seelischer Ebene wichtig, um Pilze im Darm loszuwerden.
Alle körperlichen Maßnahmen bleiben langfristig problematisch, wenn die seelische Ebene nicht dazukommt.

Wenn das Körperhaus vom Keller bis zum Dach gereinigt und entschlackt ist, macht es Sinn, sich auch der Reinigung der Energiebahnen des Körpers zu widmen: Das wiederum wird seinerseits empfänglicher für die innere Stimme machen, die manche auch mit Gottes Stimme in uns identifizieren. Verschiedene alte Hochkulturen wie die indische, die tibetische und die chinesische wussten um die Existenz eines Energiesystems im menschlichen Organismus, das für die Übermittlung feinstofflicher Informationen zuständig ist. Heute sind wir in einer Phase, in der auch zunehmend westliche Menschen mit den Meridianen, den Chakren und Nadis in Kontakt kommen, sich um das Fließen des Chi oder Ki kümmern und wo wir uns dunkel daran erinnern, dass auch bei uns im Westen Menschen wie Wilhelm Reich mit dem Orgon oder Reichenbach mit seinem Od schon vor langer Zeit um diese Zusammenhänge wussten. War damals die Zeit in unseren Breiten noch nicht reif für diese Erfahrungen, scheint sie es nunmehr zu sein.

Wenn wir unseren Organismus tief gehend reinigen und entschlacken und darauf achten, ihn durch entsprechende Maßnahmen der Ernährung aber auch der Atmung und hin bis zur Eigenurintherapie abwehrstark und resistent gegen neuerliche Verschlackung zu halten, werden wir auch für diese Ebenen des Energieflusses empfänglicher.

Ob wir kürzer und tiefer schlafen und dafür erfrischter aufwachen oder konzentrierter und kreativer arbeiten können, immer wird natürlich der westliche Geist der Machergesellschaft dazu tendieren, solche Verbesserungen für seine Zwecke zu nutzen. Das besonders Schöne an den Ergebnissen tiefgehender Reinigung bis an die Wurzeln ist aber, dass diese Veränderungen vor allem auch zu einem reicheren Innenleben führen werden. Traumbilder können oftmals das Bewusstsein wieder erreichen, die Natur spricht einen wieder an, und die Intuition nimmt zu, Meditationen gehen tiefer und weiter, und orgiastische Einheitserfahrungen nehmen zu – und nicht nur im Rahmen spiritueller Übungen wie etwa beim Prozess des verbundenen Atmens, sondern auch bei Sport- und Musikerleben und in der Liebe.

2.17. Wasser und Leben

Wasser ist uns so vertraut, dass wir es oft als selbstverständlich nehmen. Unsere weiß-blaue Erde ist vor allem ein Wasserplanet. Die blaue Farbe stammt direkt vom Wasser, die weiße von den Wolken, die auch nichts anderes als Wasser(dampf) sind. Nicht nur ist Wasser nach der Luft unser wichtigstes Lebensmittel, es beherbergt auch tiefste Geheimnisse des Lebens – von denen der Homöopathie bis hin zu so banalen wie der alltäglichen Leistungsfähigkeit. Wenn alte Menschen verwirrt in der Psychiatrie landen, reicht es oft, für die notwendige Wasserzufuhr von wenigstens zwei Litern zu sorgen, um den psychiatrischen Spuk zu beenden. Dieses Mindestmaß an Wasser brauchen alle Menschen. Insofern gehört das Trinken von reichlich gutem Wasser zu den effektivsten und billigsten Heilmaßnahmen.

Symbolisch ist Wasser das Seelenelement und hat tatsächlich auf unser psychisches Befinden enormen Einfluss. Ein Jahrzehnt Kur-Seminare haben es mir persönlich zu einem unverzichtbaren Hilfsmittel und Freund gemacht. Nicht nur im Kneippschen Sinn, wo es als Reiztherapeutikum die bekannten heilenden Wirkungen entfaltet, sondern auch als Mittel einer ganz anderen, ganz besonderen Psychotherapie. Wer im körperwarmen Thermalwasser schwebend das Gefühl für die physischen Begrenzungen seines Körpers verliert und erlebt, wie sich die äußere mit der inneren Wasserwelt verbindet, wird tiefe existentielle Erfahrungen machen. Empfindungen von weicher Geborgenheit und fließender Bewusstheit mischen sich mit Bildern aus der frühen Zeit im Mutterleib, wo ekstatische Erfahrungen von Unbegrenztheit und Einheit dem heranwachsenden Embryo jenes Urvertrauen geben, das die spätere Basis des Selbstvertrauens wird. Wird diese Erfahrung zusätzlich von Unterwassermusik und -sprache begleitet, können auch „Reisen nach innen" in noch größere Tiefen führen. Wie zentral diese ersten Erlebnisse in der Fruchtwasserwelt sind, wurde mir kürzlich wieder bewusst, als ich für das Buch „Der Weg ins Leben" mich intensiv mit Schwangerschaft und Geburt beschäftigte. Wenn die erste Zeit im Wasser des Mutterleibes glückt, bekommt das Leben eine ungleich günstigere Basis.

Umgekehrt können wir diese Erfahrungen aber auch nutzen, um ein gestörtes Verhältnis zur Welt später wieder in Ordnung zu bringen. Eine runde Wassererfahrung – frei schwebend oder therapeutisch bewegt – wird die Seele auf die angenehmste Art mit sich selbst versöhnen. Seit Jahren hat es sich für uns bewährt, Psychotherapie-Ausbildungen zu einem guten Teil ins Wasser zu verlegen. Ein Therapeut, der sich wie ein Fisch im Seelenelement bewegt, erlebt parallel erstaunliche Auswirkungen auf seinen Umgang mit den Bilderwelten der Seelenlandschaft. Auch eine Erfahrung mit dem verbundenen Atem wird in der Wasserwelt ungleich tiefer gehen. Wer seine eigene Geburt im Thermalwasser durchlebt, kann nicht nur mit seinem Geburtstrauma viele Ängste hinter sich lassen, er wird auch eine Befreiung seiner Lebensenergie spüren.

Darüber hinaus ist das Wasser über die Fähigkeit, Muster in sich zu bewahren, Vermittler tiefster Therapieansätze von der Homöopathie bis zur Bachblüten-Therapie. Schon seit Jahrzehnten machen anthroposophische Therapeuten z.B. mit ihren Steigbildern die Wirkungen feinstofflicher Therapien sichtbar. Immer ist das Wasser dabei das tragende Medium.

Einen Durchbruch bringen hier die Arbeiten des Japaners Emoto mit seiner Gefrierkristallisationsmethode. Die gewonnenen Erkenntnisse sind geeignet, das Weltbild der naturwissenschaftlichen Medizin zu erweitern. Menschen mit spirituellem Hintergrund gehen selbstverständlich davon aus, dass Gedanken Kraft haben und Gefühle die Wirklichkeit unseres Körpers verändern. Emoto aber kann nun gleichsam objektiv zeigen, dass Gedanken und Emotionen die Wasserqualität verändern. Lässt man gesegnetes Wasser kristallisieren, bildet es andere und deutlich harmonischere Kristallmuster als vorher beschimpftes. Wer die Kristallisationsbilder sieht, erkennt die nachhaltige Wirkung unserer Gedanken auf Getränke und Nahrung, die beide auf einer Wasserbasis beruhen.

Nachdem ich die ersten dieser Bilder sah, wusste ich, warum ich in all den Jahren keinen Aufwand gescheut hatte, das aus 140 Meter Tiefe stammende gute Brunnenwasser des Heil-Kunde-Zentrums anschließend noch weiter zu filtern und energetisch zu veredeln. Der Tiroler Grander geht davon aus, dass gesundes Wasser seine heilsamen Schwingungen auf geschädigtes Wasser überträgt, andere laden es mit Orgonenergie auf. Nachdem wir es von der Mehrzahl der Mineralien befreit haben, wird unser Wasser noch mit Sauerstoff aufgeladen, sodass es am Schluss davon viermal soviel enthält wie normales Quellwasser. So trinkt man nicht nur seinen Waldlauf, wie die Leute von

Envia, denen wir dieses System verdanken, sagen, sondern gewinnt ein wahres Lebenselexier. Schon immer hatte es Sinn, Wasser vor dem Trinken zu segnen, durch Emoto wird das jetzt sogar seriös belegbar.

3. Heilansätze aus dem Reich der Seele

3.1. Atmung

Atmung ist eine zum Leben unverzichtbare Form der Kommunikation mit der Außenwelt. Alles Lebendige atmet und ist dabei ständig im Austausch miteinander, lediglich die Frequenz des Atems variiert in großer Breite. Während manche Wasserschildkröten die Luft über eine Stunde anhalten können, gelingt das Menschen höchstens im Minutenbereich. Der menschlichen und tierischen Atmung, die unter Sauerstoffverbrauch die lebenserhaltenden Verbrennungsprozesse im Organismus unterhält, steht die Atmung der Pflanzen gegenüber, die anstatt Sauerstoff zu verbrauchen, ihn im Gegenteil im Rahmen der Photosynthese erzeugt. Die sauerstoffverbrauchende Oxidation wird dadurch in wunderbarer Weise ergänzt und Pflanzen und Tiere beziehungsweise Menschen sind in einem Atemkreis miteinander verbunden, seit sie existieren. Wo immer wir hinschauen, sehen wir Verbindungen, die der Atem schafft und erhält.
Sobald wir aufhören zu atmen, fallen wir aus der Verbundenheit und das Leben in der polaren Welt der Gegensätze hört auf.

Laut Genesis hat Gott uns das Leben über seinen Odem eingehaucht und damit der unsterblichen Seele auf Zeit ein Heim geschaffen. Wenn sie dieses im Tode wieder verlässt, hört damit auch der Atem wieder auf, weshalb man in alten Zeiten einen Spiegel unter die Nase hielt, um den Tod festzustellen. Wenn er nicht mehr vom Ausatem beschlug, ging man davon aus, dass die Seele, beziehungsweise der Seelenvogel endgültig ausgeflogen war. Die Griechen hatten aus diesem guten Grund nur ein einziges Wort für Hauch und Seele: „Psyche".

Durch das hinduistische „Atman" klingt noch unser deutsches Wort Atem hindurch, und die Inder sprechen bis heute von einem Maha-atma, was große Seele und großer Atem zugleich bedeutet. Sie verleihen diese Bezeichnung als Ehrennamen, wie etwa an Mahatma Gandhi. Aber auch wir holen uns noch mit der Inspiration, was wörtlich Einatmung heißt, Zugang zu höheren Einsichten. So ist der Atem Verbindungsglied von Körper und Seele. Sein Einfluss reicht sogar darüber hinaus bis zur göttlichen Sphäre der Einheit. Dadurch stellt die Atemfunktion eine einzigartige Beziehung zwischen Polarität und Einheit her, auf die noch einzugehen sein wird. Tatsächlich vermittelt sie in vieler Hinsicht zwischen Welten, ist sie doch als einzige Organfunktion gleichermaßen vom Willen wie auch vom Unbewussten steuerbar. Über die Lungenflügel, die uns zu geflügelten Wesen machen, verbindet der Atem die linke archetypisch weibliche mit der rechten männlichen Körperhälfte, wie auch den Oberkörper über die Zwerchfellbewegung mit dem Unterleib, der mit seinen Organen in einem fort einen sanften Massagedruck durch die rhythmische Atembewegung erfährt. Der Atem verbindet uns – wie schon angedeutet – mit der Einheit (Gottes). Er steht damit auch zwischen uns und Gott.

Es zeigte sich in Momenten transzendentaler Erfahrung, wenn die Grenzen von Zeit und Raum verschwinden und reines Sein erlebt wird, dass der Atem zum Stillstand kommt, ohne dass der Tod eintritt. Beziehungsweise ist diese Art von Einheitserfahrung ein Tod des Egos, eine Art Orgasmus mit der Schöpfung. Die Betroffenen gelangen in die Welt jenseits des Todes, wo alle vertrauten Gesetze, die sich auf Raum und Zeit stützen, ihre Bedeutung verlieren. Weit entwickelte Menschen wie verschiedene indische Gurus haben solche Erfahrungen in Experimenten über sich ergehen lassen. Es zeigte sich, dass sie in diesen ekstatischen Zuständen der Transzendenz ohne Atem auskommen können. Über Ein- und Ausatmen bindet uns die Lungenfunktion an die polare Welt der Gegensätze. Hört sie auf, hört auch die Welt der Gegensätze für uns auf zu existieren, und es beginnt eine Dimension, der nur noch religiöse Beschreibungen gerecht werden. Das ist der Punkt, an dem östliche Atemübungen wie Pranayama ansetzen.

Die Philosophie des Ostens spricht der Atemfunktion über die reine Versorgung mit Sauerstoff und damit Brennstoff hinaus die Fähigkeit zu, den Organismus mit feinstofflicher Energie zu versorgen, mit der Lebensenergie Prana. Pranayma ist die bewusste Bewegung des Pranastromes durch die Nase, um sich mit dieser essentiellen Energie in Verbindung zu setzen.

Offensichtlich ist es auf einer hohen Entwicklungsstufe möglich, allein von Prana leben zu können. Neben zahlreichen Beispielen aus dem Osten wäre für uns im Westen und speziell in Deutschland an Therese Neumann von Konnersreuth zu denken, die wohl ausschließlich von dieser Energiequelle lebte, wie eine scharfe Überwachung in der Nazizeit unabsichtlich bewies. In der Schweiz lebte Nicolaus von der Flühe zweifelsfrei über Jahrzehnte von dieser Energiequelle. Im letzten Jahrzehnt wurde Lichtnahrung auch zum Thema für einige westliche Menschen. Auch wenn Versuche in dieser Richtung für die meisten Menschen durchaus unangemessen sind, können gut belegte Beispiele aus der spirituellen Tradition der Völker doch zeigen, dass es diese höhere Dimension im Atem gibt.

Die moderne medizinische Wissenschaft kann uns einige der Atemgeheimnisse entschlüsseln helfen. Jahrhunderte nach Paracelsus können wir heute dessen Analogie-Gleichung „Mikrokosmos = Makrokosmos" am Beispiel der Lungen von Mensch und Welt besonders leicht nachvollziehen. Nicht nur in der symbolischen Be-Deutung, sondern auch in der Funktion entsprechen die inneren Lungenbäume in unseren Brustkörben den äußeren Bäumen der Vegetation. Der menschliche Bronchialbaum steht lediglich auf dem Kopf. Sein Stamm, die Luftröhre, teilt sich in der Tiefe der Brust in die beiden Hauptstämme des Bronchialbaumes, dessen Bronchialäste sich dann wie bei jedem äußeren Baum immer mehr auffächern bis zu den feineren Verzweigungen der Bronchien, um schließlich in die filigranen Bronchiolen zu münden. Den Blättern des grünen Baumes entsprechen die Lungenbläschen oder Alveolen bis in anatomische Details und in ihrer Funktion. Beide arbeiten gleichermaßen nach der Methode der Oberflächenvergrößerung und holen Sauerstoff im Austausch gegen Kohlendioxid herein, das sie an die äußere Atmosphäre abgeben. Den Sauerstoff holen sie im Fall der Blätter aus der Luft (jenen, den wir ausgeatmet haben), im Fall der Alveolen aus dem Blut. Würde man die Lungenbläschen einer Lunge alle in einer Ebene ausbreiten, füllten sie die Fläche eines Fußballfeldes, die Blätter eines Baumes würden dem kaum nachstehen. Allein schon die wissenschaftlich belegte Tatsache dieses Atemkreises, der alles organische Leben des Planeten einschließt, könnte uns demonstrieren, wie recht die östliche Weisheitslehre hat, wenn sie behauptet, alles Leben stehe miteinander in ständiger Verbindung. Wir sitzen mit allen Tieren in einem Boot und dieses schwimmt auf jenem Sauerstoffmeer, das uns die grüne Vegetation der Pflanzen zur Verfügung stellt. In dieser Hinsicht könnte uns der Atem Achtung lehren vor dem verbindlichen und empfindlichen Gewebe des Lebens.

Aber nicht nur der lebensnotwendige Gasaustausch hängt vom Atem ab, auch der zwischenmenschliche Kontakt, was die Sprache angeht, ist ein Kind des Atems. Sprache ist nichts anderes als die Modulation des Ausatemstromes. Wir atmen alle dieselbe Luft und teilen uns einander über die Schwingungsveränderungen unserer Atemluft mit. So ist das Thema der Lunge Kommunikation und Kontakt. Der Fluss unseres Atems in der Sprache verrät viel über unsere seelische Lebenssituation, was nicht verwundert, wenn wir bedenken, dass uns die Seele einst über den Atem eingehaucht wurde und Psyche im griechischen eben auch Windhauch heißt. Moderne Geräte, so genannte Voice-analyser können einiges über den Besitzer der jeweiligen Stimme verraten. Besonders das Angstniveau entlarvt sich in der Stimme, aber auch im stimmlosen Atem. Nur wer ohne Angst ist, kann frei durchatmen und sprechen. Ansonsten kommt der Atem eher gepresst gegen Widerstand heraus, der seinerseits Symbol für den Widerstand ist, der im Leben erlebt wird. Wo der Atem stockt, sind Angst und Schrecken meist nicht fern. Wer nicht dieselbe Luft mit jemandem atmen will, drückt damit Ablehnung und oft auch Angst vor dem anderen aus. „Angustus" heißt lateinisch eng und verrät noch vom Sprachbild die Angst, die dabei mit im Spiel ist. Wenn es eng wird im Leben, kann der Atem nicht mehr frei fließen und Angst kommt ins Spiel (des Lebens).

Obendrein ist der Beginn des Atems in der polaren Welt untrennbar mit der Enge des Geburtskanals verbunden. Der erste Atemzug mit dem sie das Licht der Welt erblickten, war für die meisten von uns ein denkbar schreckliches Enge- und damit Angsterlebnis. Kaum waren wir der Enge des Geburtskanals entronnen, wurde unsere noch pulsierende Nabelschnur gekappt. Damit wurden wir in ein existenziell bedrohliches Erstickungstrauma geschickt. Die Lungenflügel mussten sich in diesem Panikgefühl des Erstickens schlagartig entfalten, was mit einem überwältigenden, brennenden Schmerz erlebt wurde. Das Gefühl war in der Regel so entsetzlich, dass die meisten der solcherart zur Begrüßung Gequälten zeitlebens nie mehr so tief zu atmen wagten. Ergebnis ist das Geatme, was wir bei den meisten Erwachsenen erleben, die sich nur noch einen geringen Teil jener Energie nehmen, die ihnen eigentlich zustehen würde. Auf der anderen Seite kann die spätere Begegnung mit dem eigenen vollen Atem, wie sie die Therapie mit dem „verbundenen Atem" ermöglicht, zu ganz unglaublichen Energiephänomenen führen, die zeigen, wie ganz anders wir eigentlich gemeint sind. Bei dieser Atemtechnik werden Ein- und Ausatem ohne Pause zu einer Art Atemkreis verbunden, wodurch viel mehr Sauerstoff beziehungsweise Prana hereingeholt und deutlich mehr Kohlendioxid abgeatmet wird. Das Ergebnis ist eine beeindruckende Überschwemmung des Organismus mit Energie.
Dieser Überfluss kann nicht nur in einem fließenden und vibrierenden Gefühl von Lebendigkeit in allen möglichen Körperregionen spürbar werden, sondern sich auch durch einen ungewohnt mächtigen Energiestrom äußern, der an Barrieren und Blockaden brandet und hier zu verblüffend unangenehmen Sensationen von Enge und Verkrampfung führt. Lassen die Betroffenen jedoch den Einatemstrom kontinuierlich weiter hereinfließen, wird seine Kraft immer stärker und kann schließlich die Blockaden

wegspülen, was Erfahrungen von Befreiung und Erleichterung mit sich bringt und bis in transzendente Erlebnisse führen kann. Keine andere Therapieform verbessert – nach meinen Erfahrungen – in so kurzer Zeit mit so relativ geringem Aufwand die energetische Situation so nachhaltig wie der verbundene Atem und kann obendrein noch so viele Vorhänge in den Seelen-Bilder-Welten öffnen. Der Atem wird so geradezu zum Königsweg.

Den befreienden Erfahrungen auf der körperlichen Ebene entsprechen ähnlich lösende Erlebnisse im seelischen Bereich. Knoten, die energetisch aufweichen, verschwinden erfahrungsgemäß auch körperlich und können seelisch leichter losgelassen werden. Selbst spirituelle Erfahrungsebenen werden über den verbundenen Atem zugänglich, und nicht selten ergeben sich Gipfelerlebnisse und Lichterfahrungen auf diesem Weg. Dass solchen transzendenten Erlebnissen auf der körperlichen Ebene ein verblüffend langes Stillstehen des physischen Atems entsprechen kann, ist nach den eingangs erwähnten Zusammenhängen wenig verwunderlich. Für den Erlebenden sind diese Momente unbeschreiblich und entziehen sich unserem, an polare Sinneswahrnehmung gebundenen sprachlichen Darstellungen, zumal Raum und Zeit in diesen Bereichen nicht mehr im üblichen Sinn erscheinen. Was dem äußeren Betrachter – etwa dem Atemtherapeuten – als eine Minute erscheint, kann für den Transzendierenden eine zeitlose Erfahrung von Einheit und Unendlichkeit sein. Wie die Tiefenpsychologie sich der mythologischen Assoziationen der Antike annahm, um ihre Erfahrungen mit Bildern beziehungsweise Archetypen zu umschreiben, wäre der verbundene Atem analog ein Mittel der Höhenpsychologie, um Vorgriffe auf himmlische Sphären unseres letztendlichen Lebenszieles zu ermöglichen.

Insofern möchten wir den verbundenen Atem als eigene Therapie, aber auch als unterstützende Methode der vierwöchigen Reinkarnationstherapie nicht mehr missen. Wo wir mit Werkzeugen der Tiefenpsychologie Schatten erfahren und verarbeiten, brauchen wir als Gegengewicht die Leichtigkeit des verbundenen Atems, der uns – allerdings oft auch nur, nachdem entsprechende Barrieren durchatmet sind – in die lichten Höhen unserer eigentlichen Bestimmung führen kann. In einem Energiesystem, das nicht oder nur noch selten gespürt wird, wirkt der Überfluss an Lebenskraft beziehungsweise Prana manchmal wie eine Revolution und in anderen Fällen wie eine sanfte, aber bestimmte Reformation und Neuordnung der Energieverhältnisse. Niemanden lässt der Atem unberührt.

Selbst hartgesottene Realisten und Materialisten sind nach einer halben Stunde mit dem verbundenen Atem in der Regel in anderen Befindlichkeiten und Welten, in denen Energien und Seelenbilder bestimmend sind und Kritik und Ratio zurücktreten. Im Anschluss an solch eine Sitzung ist dann immer noch Zeit für rationale Erklärungen, wie sie die wissenschaftliche Forschung anbietet. Diese reichen allerdings nicht sehr weit, da die Schulmedizin solche Atemprozesse zumeist schon im Anfangsstadium abwürgt. Wenn sich die äußeren Anzeichen von Verkrampfungen zeigen, die im übrigen meist lediglich die Signatur des Embryos kurz vor der Durchtrittsphase der Geburt abbilden, spricht man im schulmedizinischen Lager bereits von Hyperventilationstetanie, Hyperkapnie usw. und unterdrückt den Prozess mittels Calzium- oder Valiumgaben. Dabei handelt es sich offensichtlich nur um einen Selbstheilungsprozess des Organismus, mit dem dieser eine ursprünglich nicht verarbeitete Engesituation durch nochmaliges bewusstes Durchleben zu überwinden und zu integrieren sucht.

Das unglaubliche Gefühl von Freiheit nach solch einem Erleben, die Möglichkeit (be-)frei(t) (durch)atmen zu können, die unbeschreibliche Leichtigkeit des Seins lassen für den Erlebenden jeden Zweifel an der Sinnhaftigkeit solchen Erlebens schwinden. Es ist die existentielle Erfahrung, mittels der eigenen Lungenflügel zu einem geflügelten, wenn nicht himmlischen Wesen zu werden, das sich seiner eigentlichen Bestimmung nähert. Wer sich einmal als Seelenvogel erlebt hat, überwindet damit primitive Weltbilder wie den Materialismus ein für alle mal.

Dass dieselbe Situation, die wir und andere Therapeuten – wie etwa Stan Grof – aus oben beschriebenen Gründen absichtlich herbeiführen, von vielen Schulmedizinern noch immer als behandlungswürdiges Problem missverstanden wird, ist eine eigentümliche Stilblüte unserer an Gegensätzen so reichen Zeit, der es offenbar im medizinischen Bereich an Kommunikation mangelt. Zwar mag es ärgerlich sein, dass die gleiche Sache von der einen Seite als sinnvolle Therapie, von der anderen aber als gefährliches Symptom bezeichnet und jeweils abgerechnet wird, es ist vor allem aber auch ein inhaltlicher Skandal, weil hier unübersehbare Chancen vergeben werden.

Die Therapie mit dem verbundenen Atem ist z.B. eine wunderbare und mit wenig Aufwand verbundene Möglichkeit, sein eigenes Geburtstrauma zu klären. Da dieses fast immer die tiefste Quelle von Ängsten bis zu Panikattacken ist, läge hier eine große Chance. Sie wäre von daher auch die beste denkbare Geburtsvorbereitung, könnte sie doch verhindern, das Geburtstrauma und die damit zusammenhängende Angst von

Generation zu Generation weiterzugeben. Solange aber die Schulmedizin hier entgegen jahrzehntelanger Erfahrungen von einer schwerwiegenden Symptomatik ausgeht, werden weder Hebammen noch GynäkologInnen diese Chance im Sinne der Schwangeren zu nutzen wagen. In die verschiedensten Psychotherapierichtungen hat die Methode dagegen inzwischen Eingang gefunden und leistet ausgesprochen gute Dienste bei der energetischen Aufarbeitung von Blockaden und emotionalen Behinderungen.

Eine Fülle von Krankheitsbildern, die mit gestörten Atemfunktionen zusammenhängen, könnten hier ebenfalls eine Lösung oder jedenfalls Erleichterung finden. Der Asthmatiker, der in der Regel den Einatem überbetont und deshalb gar nicht mehr zum Ausatmen kommt, könnte im harmonischen Fließenlassen des verbundenen Atems gleichsam ein Ritual zur Heilung seiner Einseitigkeit finden. Die zeitlose biblische Weisheit, dass Geben seliger ist als Nehmen, macht dieses Krankheitsbild in eindrucksvoller Weise deutlich und der verbundene Atem könnte bei der Umsetzung dieser Erkenntnis in die Praxis von großer Hilfe sein. Bei diesem und verschiedenen anderen Krankheitssymptomen liegt das Erfolgsgeheimnis – wie so häufig in der Medizin – im homöopathischen Ansatz dieses Weges: Der Enge der Angst wird mit dem neuerlichen Durchleben (z.B.) der (Geburts-)Angst homöopathisch die Spitze genommen.

So ist der verbundene Atem sowohl Selbstheilungsversuch des Organismus als auch therapeutisches Mittel, um energetische Hindernisse zu beseitigen und sein eigenes volles Potential zu verwirklichen.

Wie wir im Allgemeinen atmen, reicht zum Überleben, Leben aber ist mehr, und der verbundene Atem kann uns die Tür dazu öffnen. Und bei all dem ist der verbundene Atem so ausgesprochen leicht. Ein- und Ausatem fließen ineinander und verbinden sich, der Einatem wird bewusst betont und der Ausatem genauso bewusst losgelassen. Alles andere geschieht durch den in Gang gebrachten Fluss des Prana ganz von selbst. Es empfiehlt sich allerdings, die ersten Erfahrungen unter Anleitung zu machen.

3.2. Schlaf

Ist Schlaf die bessere Hälfte des Lebens? Untersuchungen aus den USA belegen, dass schon ein kleiner Mittagsschlaf von einer knappen halben Stunde den ganzen Nachmittag retten kann. Wir haben eine Leistungskurve, die morgens ansteigt und zum Mittag hin abfällt. Am Nachmittag kommt dann – ohne Mittagsnickerchen – leider nicht mehr viel nach. Das Kurvenbild ähnelt dem Höcker eines Dromedars. Wer dagegen seinen „Nap", wie das in USA neu entdeckte Mittagsschläfchen neudeutsch heißt, genüsslich hält, verdient sich damit am Nachmittag noch einen zweiten Energieanstieg. Damit gleicht seine Energieverlaufskurve einem Kamel mit zwei Höckern. Diese Erfahrung ist so deutlich, dass man sogar vom Power-Nap spricht.

Nun hat natürlich noch nicht jede europäische Firma von diesen Untersuchungen gehört, und die wenigsten fangen hierzulande an, Schlafsäle zu bauen, wie es in den USA schon Mode sein soll. Aber es gibt zum Glück eine noch viel bessere und einfacher umsetzbare Möglichkeit: Denn man kann die Situation sogar noch verbessern, wenn man gar nicht wirklich schläft, sondern „nur" in Tiefenentspannung geht und später wie von selbst in Trance gleitet.

Schon nach 20 Minuten wird man wieder erfrischt und regeneriert auftauchen und hat einen Erfolg versprechenden Nachmittag vor sich, der denjenigen, die mittags durchkrampfen, abgeht. Dieses Wunder hat seine Ursache darin, dass die Entspannungszustände, die in Trance rasch erreicht werden, in der Regel viel rascher Alpha-Wellen-Qualität erreichen und sogar bis in Teta-Bereiche führen.
Diese einfache Möglichkeit dürfte so ziemlich jedem offen stehen, denn man braucht dazu nur eine entsprechende CD einzulegen, einen Kopfhörer aufzusetzen, die Augen zu schließen, und schon kann man im selben Bürostuhl, auf dem man schon den Vormittag verbracht hat, auf Tiefenentspannungskurs gehen. So wird man, statt den Nachmittag abzusitzen, noch eine ähnlich gute Zeit wie vormittags vor sich haben und diese kleine Zeitinvestition sogar nachts vergütet bekommen im Sinne von kürzerem Schlaf. So gesehen haben alle etwas von dieser kleinen Änderung, man selbst, die Firma und das ganze Umfeld, denn ausgeschlafene Menschen sind einfach angenehmer als diesbezüglich unbefriedigte Schlafmützen.

Wenn nun schon solch eine kleine schlafende Mittagserfrischung solch einen Unterschied macht, mag deutlich werden, welche Energiereserven in einer ganzen langen

Nacht liegen. Nur wie kommen wir an ihre tiefen Energiequellen heran? Selbst ein guter und sogar leidenschaftlicher Schläfer, bin ich diesem Thema nachgegangen und noch auf viele wundervolle Möglichkeiten gestoßen, die Nacht zu einem bleibenden und sogar erhebenden Erlebnis zu machen.
Tatsächlich kann diese archetypisch weibliche Hälfte des Tages uns zur besseren Hälfte des Lebens werden, sobald wir anfangen, sie entsprechend zu nutzen. Eigentlich sind wir beim Schlafen alle richtige Profis, und doch vergeben auch diejenigen, die nicht unter Schlafproblemen leiden, sondern angeblich gut schlafen, in der Regel hier noch ungeahnte Chancen. Die östlichen Weisheitslehren gehen davon aus, dass eine weit entwickelte Seele die ganze Nacht über bewusst bleibt und, während der Körper ruht, zu ihrer eigenen Entwicklung, unabhängig vom Körper, auf Reisen geht. Besonders deutlich wird das im tibetischen Traum-Yoga, aber auch am Anspruch des hinduistischen Yoga-Schlafes. Hindus gehen davon aus, die Seele bräuchte eigentlich gar kein nächtliches „Abschalten", sondern das sei lediglich der Unbewusstheit geschuldet. Naturgemäß geht es den Menschen des Ostens ja auch darum zu erwachen und weniger um abschalten und einschlafen.

Dass wir im Westen inzwischen in solchem Ausmaß Einschlafprobleme entwickelt haben, ist Ausdruck unserer verfahrenen Situation und hat wenig damit zu tun, dass wir dem Erwachen im buddhistischen Sinn näher gekommen wären. Wer sich allabendlich mit Schlafmitteln dopt, wird vielmehr in eine chemisch induzierte Bewusstlosigkeit sinken als Körper und Seele zu regenerieren. Selbst nach moderner schulmedizinischer Auffassung ist von chemischen Schlafmitteln nur eine Verschlechterung der Situation zu erwarten. Insofern kommt ihre Verschreibung schon einem Kunstfehler gleich, ihre dauerhafte Einnahme führt zu Abhängigkeit und einer Verschlechterung der Lebenschancen – nachts, aber daraus folgend auch am Tag.
Statt also als Seele bewusst durch die Nacht zu gehen, während der Körper sich in den Tiefschlafphasen erholt, sind wir im Gegenteil inzwischen mehrheitlich so weit (herunter) gekommen, dass viele noch nicht einmal mehr die wenigen Traumphasen der Nacht bewusst erleben. Moderne Menschen – und hier besonders stressgeplagte Männer – erwachen morgens oft ohne einen einzigen Traum vollständig zu erinnern. Vom Ziel des spirituellen Weges, dauerhaft für die wirkende Wirklichkeit zu erwachen, entfernen sie sich damit offenbar immer weiter. Die Nacht wird so zu einer Notmaßnahme zum Überleben. Dabei könnte sie eine wundervolle Chance beinhalten, uns einem bewussten Leben näher zu bringen – und das auf eine so angenehme und erfrischende Art wie wenig anderes.

Wo der Volksmund schon die Ehefrau ebenso mutig wie offensiv als die „bessere Hälfte“ einer Beziehung beschreibt, ist die Nacht sicher die bessere Hälfte des Tages. Sie ist für den weiblichen Pol unseres Lebens zuständig, in dem uns – ohne unser bewusstes Dazutun – so viele Möglichkeiten geschenkt werden: Wir wissen heute zum Beispiel aus der Hormonforschung, dass alles Wachstum bis hin zum Längenwachstum der Kinder nur im Schlaf stattfindet. Das hat damit zu tun, dass vor allem im Schlaf das Wachstumshormon (HGH) ausgeschüttet wird. Melatonin, das Hormon der Nacht, dem eine Schlüsselrolle im Endokrinen System zukommt, kontrolliert offenbar ebenso seine Ausschüttung wie auch die der Geschlechtshormone. Das heißt aber nichts anderes, als dass wir in der Nacht die Basis für unser Tagesleben legen. Wird der Schlaf der Nacht etwa durch Elektrosmog oder auch nur zu viel Licht im Schlafzimmer gestört, kann sich nicht ausreichend Melatonin bilden. Dadurch aber wird auch das Wachstum auf den verschiedensten Ebenen behindert, denn es kann eben nur in einer hormonell gut gesteuerten Nacht geschehen.
Hier liegt wahrscheinlich auch der entscheidende Grund für die zunehmende Akzeleration der Kinder, die körperlich immer früher in die Pubertät kommen und seelisch – wenn überhaupt – immer später erwachsen werden. Melatonin, dessen Ausschüttung durch Elektrosmog nachweislich behindert wird, bremst die Ausschüttung der Geschlechtshormone und fördert die Bildung des Wachstumshormons. Die modernen Kinder kommen so zu früh unter den ungebremsten Einfluss der Geschlechtshormone, inneres Wachstum kann aber nicht mehr ausreichend stattfinden.

Natürlich gibt es noch eine Fülle anderer Gründe, wie etwa das Fehlen von Ritualen, die Kinder am seelischen Wachsen und vor allem Reifen hindern, und genauso natürlich erhöhen andere Faktoren – etwa aus dem Ernährungsbereich – das Längenwachstum und kompensieren so einzelne Probleme der Nacht wieder.
Selbst die Muskeln von Bodybuildern können nur nachts wachsen, auch wenn tagsüber die Impulse im Fitness-Studio gesetzt werden. Wer wachsen will, sollte also immer für ungestörte Nachtruhe sorgen. Das meint einen ganz abgedunkelten Raum, in dem der Elektrosmog minimiert ist, der gut belüftet und ausgesprochen ruhig ist. Eigentlich müsste das Schlafzimmer der diesbezüglich beste Raum der Wohnung sein, denn nirgendwo sonst verbringen wir mehr und vor allem wichtigere Zeit.

Inzwischen wissen wir, dass auch unser Gedächtnis sich fast ausschließlich nachts bildet, Lernen bzw. die langfristige Verankerung gelernten Stoffes findet vor allem nachts statt, und selbst die geistig-seelische Entwicklung ist scheinbar ein Kind der Nacht.

Tagsüber können wir gerade einmal Wachstumsreize setzen, das Entscheidende bleibt der Nacht vorbehalten. Insofern ist es völlig daneben, die Nacht vor der Prüfung durchzupauken, entscheidend wären die gute Nachtruhe und eben ein erholsamer Schlaf vor jeder Prüfung. Die alte Methode, das Buch unter das Kopfkissen zu legen, ist also durchaus besser als das Bett vor lauter Strebsamkeit zu meiden.

Und es kommt noch dicker für den Tag und besser für die Nacht: Tagsüber produziert unser Gehirn fast nur elektrische Wellenmuster, die von der Wissenschaft als Beta-Zustände klassifiziert werden. Das Spektrum dieser Wellen reicht von übererregten Wutanfällen bis zu konzentrierter Diskussion. Heute wissen wir, dass im Bereich von Beta und darüber nur sehr geringe Kreativität vorhanden ist. Während des Einschlafens oder wenn wir in tiefe Entspannung gleiten – wie etwa bei geführten Meditationen – gehen wir in den so genannten Alpha-Zustand, der deutlich mehr kreative Möglichkeiten bietet und uns schon im Mittagsschlaf beziehungsweise bei der Mittagsentspannung so überaus positiv begegnet ist.
Richtig kreativ aber wird unser Gehirn erst im Theta-Bereich bei zunehmender Schlaftiefe, wie die Forschungsergebnisse enthüllen. Dieser entspricht zum Beispiel auch den Wellenmustern, die man bei Trancemedien und vielen Geistheilern findet.
Alles spricht heute dafür, dass der Schlaf die Zeit ist, in denen der Geist sich in eigener Regie heilt, in der aber auch Zellreparaturen stattfinden und echte Regeneration auf vielen Ebenen geschieht.

Nachdem wir den Schlaf über Jahrhunderte ignoriert haben und ihn dann Jahrzehnte wissenschaftlich eher als ein Abfallprodukt des Tages missverstanden, müssen wir nun die für die Naturwissenschaft schon typische Kehrtwendung zur Kenntnis nehmen und eigentlich Abbitte leisten. Selbst ein so großer Geist wie der DNS-Entdecker und Nobelpreisträger William Crick hielt die Träume der Nacht lange Zeit lediglich für sinnlose neuronale Entladungen, um das Gehirn von Ausschuss zu befreien, der tagsüber angefallen sei. Das war insgesamt die typische Einstellung, die wir Jahrhunderte lang gegenüber dem weiblichen Pol eingenommen haben, jener Seite unserer Wirklichkeit, die sich nun immer mehr als die bessere Hälfte unseres Lebens erweist. Wenn vielleicht nicht alles Entscheidende, aber doch so viel Wesentliches in der Nacht passiert, stellt sie aber nicht nur die bessere Hälfte des Lebens dar, sie ist auf alle Fälle auch die Zeit, in der wir dem archetypisch weiblichen Pol unserer Wirklichkeit näher kommen – etwa in den Traumreichen der Seelenbilderwelten.

Den Schlaf neuerlich als Quelle von Kreativität, Regeneration und Energie zu entdecken, stünde also an, zumal wir nahezu alle Potenziale und Reserven des Tages allmählich ausgeschöpft haben. Der große Vorteil des Schlafes und der Grund, warum ich hier an wirklich echte Chancen glaube, liegt in der Tatsache, dass die Nutzung der Nacht kaum etwas kostet – noch nicht einmal Zeit, der heute alle vergeblich nachjagen und über die kaum einer mehr wirklich verfügt.

Anfangen könnte man bei einfachen materiellen Dingen wie einem anständigen Bett, das diesem Ausdruck gerecht wird, und einer individuell zu einem passenden Matratze und den entsprechenden Zudecken. Damit wäre oft schon einiges zu bessern. Menschen, die viele Autos Probe fahren, bevor sie sich für eines entscheiden, nehmen noch immer mit jedem beliebigen Bett vorlieb, ohne es wirklich ein Nacht erprobt zu haben. Dabei ist eine gute Matratze mehr als die Basis für tiefe Regeneration, sie ist – wenn man die Nacht als die weibliche Hälfte des Tages begreift – auch die physische Grundlage unserer täglichen Psychotherapie. Insofern könnte man das Bett mit seiner Matratze immer auch als eine Art Therapieliege begreifen und dafür wären wir vielleicht schon wieder bereit, etwas mehr zu investieren. Eine gute Matratze ist punktelastisch, d.h. wenn man mit dem Finger darauf drückt, gibt sie idealer weise nur unter dem Finger nach. Wir brauchen nachts kein Trampolin, wie es Wasserbetten darstellen.
Aber die Chancen durch das richtige Material beim Schlafen sind nur der unwichtigere Bereich, schwerer wiegt noch die Atmosphäre, in der die nächtliche Regeneration und Therapie stattfindet. Das reicht wiederum von der schon erwähnten Elektrosmogfreiheit über die richtige Lage im Erdmagnetfeld bis zur seelischen Stimmung. Die ersten beiden Punkte sind noch mit technischer Hilfe in den Griff zu bekommen, für letzteren aber ist schon mehr als ein bisschen Feng Shui notwendig.

Der einfachste, beste und nicht einmal teure Trick für das Schlafzimmer besteht darin, einfach vier „fliegende Untertassen" unter die Bettpfosten oder -ecken zu schieben und sich Nächte schwebender Leichtigkeit zu schenken. Das Bett wird auf diesen vier Sockeln sanft im Rhythmus des Schläfers schwingen, der sich vor allem aus Atem- ein wenig aber wohl auch aus den anderen Rhythmen zusammensetzt.

Auf diese Weise wird die Nacht zum Genuss und der Schläfer zum Genießer. Wenn aber einer dieser Punkte gut funktioniert und soviel neue Lebensqualität vermittelt, folgen in der Regel bald weitere, und die Nacht kann zum Geschenk des Lebens werden. Beschwingter Schlaf wird mit der Zeit auch leichteren Zugang zum bewussten

Erleben der Träume verschaffen, was bis zu Erfahrungen luziden Träumens gehen kann. Letztere befreien auf wundervolle Weise von aller Enge und allen Begrenzungen unserer normalen Welt und führen in das Reich jenseits von Raum und Zeit.

Das aber ist nur eine der vielen traumhaften Möglichkeiten der Nacht, die uns zwar noch nicht zu Yogis oder Erleuchteten machen, aber doch schon einmal die Weichen in die richtige Richtung stellen. Selbst wenn man mit Schlafproblemen beginnt, ist es nicht nur möglich, mit einfachen natürlichen Mitteln normal guten Schlaf zu erreichen, sondern man kann – einmal auf dem richtigen Weg – mit entsprechenden Übungen wie auch einfachen CDs die tiefen Schätze der Seelenbilderwelten und sogar der Theta-Wellen-Bereiche nutzen, um immer weitere und tiefere Bereiche seines eigenen Potenzials auszuschöpfen, während man ganz nebenbei seine Schlafstörungen einem besseren Leben opfert.

Auch wer vom bewussten Yoga-Schlaf, bei dem die Seele die ganze Nacht bewusst bleibt und sich vom Körper löst, um unabhängig und frei auf Reisen zu gehen, meilenweit entfernt ist, kann über Nacht gesunden und sich weiter entwickeln. Und es kostet nicht einmal Zeit, denn nachts müssen wir ja sowieso schlafen. Warum also nicht diese Zeit für Entwicklung nutzen und in der einzigen Zeit, in der wir wirklich wachsen können – körperlich und seelisch – das auch bewusst tun?

Es gibt erstaunliche Wege, dem Bilderreich und der Bewusstheit auf wundervoll entspannte und genussvolle Art näher zu kommen. Die Zeit kurz vor dem Einschlafen ist dabei so überaus wichtig. Was wir hier erleben, wird in der Nacht tief verankert. Wir haben die Wahl, womit wir sie anfüllen Diese reicht von hektischen Fernsehprogrammen bis zu geführten Meditationen, die uns optimal auf die wichtigste Zeit des Tages vorbereiten – die Nacht.

3.3. Träume

Wie wichtig die Träume für uns und unsere Gesundheit sind, enthüllt die moderne Traumforschung. Im Schlaflabor ist es möglich, Versuchpersonen sofort zu Beginn eines Traumes zu wecken. Man klebt ihnen eine kleine Elektrode in den Augenwinkel

und sobald sie in Traumphasen sinken, meldet diese die Augenbewegungen, die mit den Träumen verbunden sind. Deshalb nennt man die Traumzeiten auch REM-Phasen vom Englischen „Rapid eye movement", was „schnelle Augenbewegungen" bedeutet.
Jedes Mal, nachdem die Versuchsperson in solch einem Fall geweckt wird, darf sie anschließend sogleich weiter schlafen, braucht aber naturgemäß wieder ca. eine Stunde, um in die für Träume nötige Tiefe zu kommen. Am Ende der Nacht hat sie durchaus ihre sieben oder acht Stunden geschlafen, fühlt sich aber wie gerädert. Nach einigen solcher Nächte fingen die ersten Versuchspersonen an, bei offenen Augen ihre nicht geträumten Traumbilder zu sehen. Nach einer guten Woche reagierte auch die letzte Versuchsperson mit diesen bedenklichen Symptomen. Der Druck hinter diesen inneren Bildern war offensichtlich so stark, dass sie sich nun sogar gegen die äußeren Bilder durchsetzten und ins Tagesbewusstsein einbrachen. Psychiater sprechen in diesem Fall von optischen Halluzinationen und behalten einen zumeist gleich da, wenn man ihnen solche Probleme offenbart. Wir können daran sehen, wie wichtig, ja lebenswichtig für unsere geistig-seelische Gesundheit die Verarbeitung der inneren Bilder ist. Der Organismus setzt dieses Programm im Notfall gegen alle Widerstände durch, selbst wenn er dabei den Verlust der äußeren Orientierung in Kauf nehmen muss.

Angesichts dieser Tatsache ist es erstaunlich, wie wenig Beachtung wir immer noch den inneren Bildern schenken: Viele Erwachsene leben überhaupt in dem Glauben, dass sie gar nicht träumen und das auch nicht nötig hätten. Das ist zum Glück unrichtig, sie erinnern lediglich ihre Träume nicht mehr. An diesen Zustand kann man sich in der männlich dominierten Leistungsgesellschaft problemlos gewöhnen, denn hier zählt nur, was von der linken analytischen Gehirnhälfte kommt und ihr wichtig erscheint. Die Träume wie auch alle anderen inneren Bilder kommen dagegen aus der rechten, dem weiblichen Pol der Wirklichkeit verpflichteten Gehirnhemisphäre.

Indianer oder Eskimos könnten solch einen Mangelzustand kaum ertragen, denn für sie sind die Visionen und Bilder entscheidend und geradezu lebenswichtig. Sie bestimmen ihr Leben in einem uns kaum vorstellbaren Maße, jedenfalls in ihren ursprünglichen Gesellschaften. Ohne Traumbilder würden sie weder ihre Vision noch ihre Berufung finden, nicht ihr Totemtier und wohl auch kaum ihre Bestimmung.

Moderne Menschen der patriarchalen Industriegesellschaften verachten im Vergleich dazu die Nacht geradezu und bringen sich damit um so Wesentliches wie Regeneration und seelischen Tiefgang. Sprechen wir heute von Nachtleben, meinen wir eigentlich das Gegenteil, nämlich dass wir das Leben des Tages mit künstlichen Mitteln in die Nacht hinein ausdehnen. Der Nacht mit ihrem Anspruch an Regeneration in den Tiefschlafphasen und seelischer Verarbeitung in den Traumphasen stehlen wir damit notwendige Zeit. Zumal wenn wir sie am nächsten Morgen mittels Wecker beenden, bevor Regeneration und seelische Verarbeitung zu ihrem natürlichen Ende durch Aufwachen kommen. Eigentlich ist der Wecker, so betrachtet, ein schreckliches Instrument, das uns um ausreichende Erholung und Verarbeitung unserer Lebensthemen bringt. Wenn wir jeden Tag beginnen, ohne mit der Verarbeitung des letzten fertig geworden zu sein, werden wir über lange Zeit ein Defizit in dieser Hinsicht aufbauen. Auch ein Regenerationsmangel, der sich solcherart aufbaut, ist nicht zu unterschätzen. Tatsächlich decken Psychotherapien auch häufig Probleme in dieser Hinsicht auf.

Bei geführten Meditationen schlafen viele Menschen selbst auf Stühlen sitzend ein, so groß ist ihr Schlafdefizit. In der Meditation nimmt sich der Organismus, was er am meisten braucht, und das ist nicht selten Schlaf. Schlafdefizite lassen sich aber nach einer gewissen Zeit nicht mehr einfach durch Schlafen ausgleichen. Nach einer Dienstphase von 40 Stunden ohne Schlaf wird man zwar etwas länger schlafen, aber nicht 25 Stunden, sondern eher neun statt sieben. Das reicht zwar zum Überleben, aber nicht zu voller Regeneration. Insofern wäre es gut, sich über den Weg der Meditation von solchen Defiziten zu befreien. Durch die zunehmende Entspannung, die bei geführten Meditationen wie von selbst und ohne Anstrengung geschieht, taucht das Bewusstsein ganz nebenbei und fast unbemerkt in tiefere Trance-Ebenen ab. Hier wird es nun möglich, nachzuschlafen.
Sinnvoller als die Sitzposition wäre in diesem Fall gleich von Anfang an, auf dem Rücken zu liegen, was für geführte Meditationen genauso möglich ist und die Entspannung sogar noch mehr fördert, weil man nicht einmal mehr den Kopf halten und balancieren muss. Diese Übung lässt sich mit jeder der im Anhang angeführten CDs machen. Idealer Weise wird man eine wählen, die ein zu bearbeitendes Thema beinhaltet.
Es kann sein, dass man während der Übung regelmäßig einschläft, wobei man übrigens die gesprochenen Botschaften trotzdem in den tieferen Schichten des Unbewussten aufnimmt. Zu empfehlen wäre nun, jedes Mal, wenn man aufwacht, neuerlich auf Start zu drücken und von vorne zu beginnen, so lange, bis man nicht mehr einschläft. Klarer Weise empfiehlt sich ein Feiertag für solch eine Aufarbeitung des Schlafdefizits.

Wer schließlich eine ganze Meditation ohne einzuschlafen durchhalten kann, wird erleben, wie viel wacher und lebendiger er sich nach dieser einfachen Kur fühlt. Leider bemerken wir die Entstehung eines Schlafdefizits kaum bewusst, sondern gewöhnen uns vielmehr allmählich an diesen suboptimalen Zustand. Haben wir den Regenerationsmangel dann aber behoben, erleben wir sehr wohl den Fortschritt hinsichtlich Wachheit und Vitalität.

Ein zusätzlicher Vorteil der geführten Meditationen liegt darin, sich mit der Zeit auch den bewussten Zugang zu den nächtlichen Träumen wieder zu erschließen. Denn die inneren Bilder, die wir solcherart tagsüber erleben, sind nahe verwandt mit den nächtlichen Traumbildern und kommen von denselben seelischen Ebenen. Fangen wir an, innere Bilder wieder wichtig zu nehmen, lernen wir solcherart, auch unsere Träume wieder zu schätzen. Allein dadurch werden diese auch wieder leichter ins Bewusstsein dringen und uns wichtige Botschaften aus unserer Innenwelt übermitteln.

Wir wissen auch Jahrzehnte nach Freud über unser Traumleben verblüffend wenig. Viele Menschen erinnern bestenfalls den letzten Traum der frühen Morgenstunden, der zumeist der oberflächlichen Verarbeitung von Themen des letzten Tages dient. In diesen Bereich gehört denn auch die häufige Morgenerektion bei Männern, die in ihrer Bedeutung sicherlich nicht überzubewerten ist, aber immerhin doch auch belegt, dass „er" in dieser Hinsicht etwas zu kurz gekommen ist.
Ein alter Indianertrick kann helfen, diese noch am leichtesten zu erwischenden frühmorgendlichen Träume zu erfassen. Wenn man sich schon beim Einschlafen vornimmt, beim Aufwachen keine Bewegung zu machen, gelingt es leichter den letzten Traum noch zu erwischen, denn häufig sind es die ersten Bewegungen, die ihn verscheuchen. Die Oberflächlichkeit dieser Träume der frühen Stunden ist jedoch nicht zu verallgemeinern und auf die ganze Nacht zu übertragen. In der sogenannten Geisterstunde kommen viel tiefere Themen zum Tragen. In den Träumen könnten wir ohne weiteres eine Art Psychotherapie in eigener Regie sehen, die jede Nacht stattfindet und uns wenigstens annähernd im seelischen Gleichgewicht hält. Die schlimmen Folgen der Unterdrückung von Träumen, wie sie sich bei den Versuchen im Schlaflabor zeigen, sind nur ein Indiz dafür. Ein anderes wären die Halluzinationen, die sich bei (nach kindlichem Bedarf) stillenden Müttern einstellen, wenn sie nicht mehr länger als eine Stunde zum Schlafen kommen und so viele, wenn nicht alle Traumphasen verpassen. Sie bräuchten keine Psychopharmaka wie Haloperidol, sondern lediglich ausreichenden Schlaf. Ein Partner mit einem Fläschchen könnte das Kind mittels Tee durch die Nacht

bringen und die Mutter könnte schlafend und träumend von ihrer Stillpsychose genesen.

An dieser Stelle mag auch klar werden, warum von der „Bearbeitung" von Schlafstörungen mit chemischen Mitteln so sehr abzuraten ist. Schlafmittel behindern oder unterdrücken die Traumphasen und bringen eher eine Art chemisch herbeigeführte Bewusstlosigkeit zu Stande, die nicht mit regenerierendem Schlaf zu verwechseln ist. Einschlafstörungen, die das Gros der Probleme ausmachen, rühren vornehmlich daher, dass immer mehr Menschen Probleme mit dem Loslassen haben und sich eben nicht so einfach dem weiblichen Pol des Tages anvertrauen können. Jenem Bereich, in dem wir nichts mehr kontrollieren und regeln sollen, in dem uns alles geschieht und wir passiv werden müssen bzw. dürfen. Menschen, die gewohnt sind, alles zu kontrollieren, zu regeln und zu managen, neigen besonders leicht zu Problemen des Loslassens am Ende des Tages, aber auch darüber hinaus.

Auch all die anderen Hausmittel zum Einschlafen sind noch besser als chemische Versuche und zielen letztlich darauf, aus dem männlich aktiven Yang- oder Tagespol in den weiblich passiven Yin- oder Nachtpol zu wechseln. Ein Spaziergang vor dem Schlafengehen lenkt das Blut aus dem Gehirn in die Skelettmuskulatur. Die Kneipp'schen Empfehlungen von Wechselduschen bis zu Fußbädern ziehen das Blut ebenfalls aus dem Hirnbereich ab und verschieben es in die Haut, unser größtes Organ. Andere Methoden, wie das Zählen unzähliger Schäfchenwolken an einem vorgestellten Sommerhimmel oder das der Sterne der Nacht, ermüden das kontrollbegierige Großhirn und lassen es irgendwann abschalten. Ganz ähnlich wirkt jene Zählmethode, bei der man bis 100 zählt und dann wieder rückwärts und wieder vorwärts bis schließlich doch Hypnos, der Gott des Schlafes, seine beruhigenden Fittiche über einen breitet.
Eine der schlechtesten Einschlafvorbereitungen ist sicherlich Fernsehen mit seiner Flut fremder, zum größten Teil aufwühlender Bilder. Wobei auch nur dort Alpträume ausgelöst werden können, wo unverarbeitete Schattenthemen unter der Oberfläche des Bewusstseins schwelen.

Traumdeutungen:

Natürlich lassen sich Träume deuten und Behauptungen von Naturwissenschaftlern, dass sie bedeutungslos seien, sagen zwar einiges über diese Wissenschaftler aus, aber nichts über Träume und ihre Bedeutung. Die Menschheitsgeschichte ist voll von Beispielen für die Wichtigkeit großer Träume. Allerdings ist die Sprache der Träume eine ganz andere als die des Tagesbewusstseins. Statt Logik herrscht hier Analogik, Abstraktionen spielen kaum eine Rolle, dafür sind Bilder umso wichtiger. Die Archetypen beziehungsweise Urprinzipien, mit denen wir uns zu Anfang beschäftigten, sind die ideale Hilfe, um sich hier zurecht zu finden.

Ich würde vorschlagen, den Botschaften der Traumbilder ganz ähnlich wie denen der Krankheitsbilder zu begegnen mit Fragen wie:

- Was sagt mir dieses Symbol gerade jetzt in dieser Phase meines Lebens?
- Wie ist mein Gefühl zu diesen Traumbildern, und was hat es mit meinem augenblicklichen Lebensgefühl zu tun?

Eine ganz gute Möglichkeit ist auch, die Träume einfach mittels der inneren Reisen als Tagträume weiterzuträumen und so in eigener Regie ihre Bedeutung zu klären und ihre Botschaften zu lesen. Erfahrene Träumer träumen auch manchmal den Traum in der nächsten Nacht weiter, bis er ihnen (noch) klarer wird oder ein Ende und damit eine Lösung findet.
Würden wir unsere Träume wieder bewusst erleben, könnte unser Leben sehr an Tiefe gewinnen, weil wir viel mehr Zugang zu unseren archetypisch weiblichen seelischen Anteilen bekämen.

Sogar für den männlich intellektuellen Pol in uns könnte auf lange Sicht noch einiges Spannende abfallen. Denn wer regelmäßig seine Träume erinnert und wichtig nimmt, wird über kurz oder lang auch einmal ein besonderes Traumgeschenk erhalten. Wenn man nämlich im Traum plötzlich bemerkt zu träumen, also gleichsam im Traum für die Traumwirklichkeit erwacht, ohne die äußeren Augen zu öffnen, gelangt man in die Sphäre jenseits von Raum und Zeit. Dadurch ist man automatisch befreit von den beiden großen Täuschern des Ostens und über die Welt der Illusionen hinausgehoben. Ab jetzt lässt sich – ohne die Beschränkungen von Raum und Zeit – der Traum bewusst und aktiv selbst gestalten. Es ist nun ohne weiteres möglich, etwa zu fliegen und jeden Teil der Welt in Gedankenschnelle zu besuchen. Da man gleichsam unbegrenzt und unbehindert von den Zwängen der realen Welt ist, kann man Unglaubliches erleben bis hin zu Erkenntnissen, die viel tiefer reichen als jene, die man durch Überlegung erhält. In solchen Situationen lässt sich ein Gefühl bekommen für die alte Spruchweisheit: Den Seinen gibt´s der Herr im Schlaf. Solches Erwachen in tieferer Hinsicht ist den

Menschen des Ostens ein generelles Anliegen und nicht umsonst nennen sie Buddha den Erwachten.
So kann sich schon lange vor der Begegnung mit Thanatos, dem Tod, der übrigens mythologisch ein Bruder von Hypnos, dem Schlaf, ist, ein Gefühl für die Unbegrenztheit und die Unsterblichkeit der menschlichen Seele einstellen. Auch das macht den Schlaf und die Nacht zur besseren Hälfte des Tages, denn dessen helle aktive Seite hält solche Geschenke kaum für uns bereit.

Lebenskrisen als Entwicklungschancen:

Von der Namensschöpfung „Midlife-Crisis" und der nicht unproblematischen gynäkologischen Modeerscheinung, die Wechseljahre mit Östrogenen zu kaschieren, abgesehen, gibt es von der Schulmedizin bisher kaum Beiträge zur Bewältigung der Lebenskrisen. Wobei die Hormongaben auch schon wieder passé sind, da sie – wie neuere Untersuchungen sehr klar belegen – eine Flut von Brustkrebserkrankungen herauf beschworen haben. Dass die Schulmedizin hier so wenig zu bieten hat, ist besonders bedauerlich, da es wohl zu keiner Zeit so viele Probleme mit den „Wechselfällen" des Lebens gab wie in der modernen Wohlstandsgesellschaft. Von der Geburt über Pubertät und Midlife-Crisis bis zum Tod begegnen wir den Übergängen des Lebens mit beeindruckender Hilflosigkeit. Geburten haben wir nicht nur in *Kranken*häuser verlegt, sondern zu wirklichen Krankheitsbildern gemacht, Pubertierende werden mangels funktionierender Rituale sich selbst überlassen und müssen versuchen, mit Ersatzritualen ins Reich der Erwachsenen hinüber zugelangen, die Krise der Lebensmitte wird medikamentös „abgeschafft" und, wo das nicht möglich ist, als Krankheit angesehen. Die letzte große Krise des Lebens, den Tod, erlebt die Mehrzahl der Menschen dieser Gesellschaft auf Gängen und in Badezimmern überforderter Kliniken.
Ein wesentlicher Grund für diese auf den ersten Blick erschreckende, auf den zweiten aber typische Situation, liegt in unserem Mangel an funktionierenden Ritualen. Der tiefere Grund dafür wiederum ist in der Tatsache zu suchen, dass wir aufgehört haben eine Kultur im engeren Sinne des Wortes zu sein. Tatsächlich ist uns der verbindliche und notwendige Kult längst abhanden gekommen. Immer weniger moderne Menschen sind so in ihrer Religion verankert, dass ihnen Konfirmation oder Firmung helfen, erwachsen zu werden oder die Sterbesakramente den Übergang in die jenseitige Welt ebnen.

Unsere Gesellschaft bildet sich auf diesen Mangel an Ritual und Kult sogar einiges ein, glaubt sie doch, damit Aberglauben und Abhängigkeit von irrationalen Mächten zu überwinden. Diesbezüglich fällt allerdings dem aufmerksamen Beobachter auf, dass die entsprechenden Rituale lediglich in unbewusste Bereiche gedrängt wurden und in der Schattenwelt ein recht wirksames Unwesen treiben. Unbewusste Rituale umgeben uns überall. Wer Erwachsene beim Gehen auf gepflastertem Trottoir beobachtet, mag über die seltsamen zwanghaften Schrittmuster staunen. Zugfahrer rucken eigenartig mit ihren Köpfen beim Zählen der vorbeihuschenden Pfosten, das Auto wird nicht nur einmal abgeschlossen, sondern ebenso wie die Wohnung auf dem Boden von Kontrollzwängen gleich mehrfach. Aber auch in offiziellen Bereichen des Gesellschaftslebens haben sich Rituale erhalten: Vor Gericht schlüpfen auch außerhalb der Faschingszeit Erwachsene, zumeist männlichen Geschlechts, in Kleider und spielen rituell Justitia. Wehe die Beteiligten halten sich nicht an die Regeln des Rituals!
Die Medizin steckt ebenfalls voller Rituale. Aus einem guten Arzt lässt sich noch immer ein ganz guter Schamane machen, statt Kristallen werden heute lediglich Stethoskope aufgelegt. Ein guter Hausarzt legt vielleicht nicht mehr die Hände auf, aber er berührt seine Patienten nach wie vor in beeindruckender Weise. Wenn er sie zu ihrem Wohl verletzen muss, streicht er vorher mit magischen Strichen über die betreffende Stelle. Das bisschen Alkohol an seinem Tupfer bringt dabei nachweislich keine hygienischen Vorteile. Die Reden und Zeichen wirken beruhigend und sind wie eh und je undurchschaubar geheimnisvoll. Ohne Rituale könnte die normale Praxis wohl kaum funktionieren. Die größere Chance läge darin, sich ihrer bewusst zu bedienen, anstatt zu versuchen, sie abzuschaffen und dabei in den Schattenbereich zu drängen. Dazu aber bedürfte es eines Blickes für die Be-Deutung entsprechender Symbolik.

Nirgendwo wird der Mangel an Ritualen so deutlich wie bei den Übergangskrisen des Lebens. Sie sind die Muster, die das Leben einer Gesellschaft in der Tiefe bestimmen und sie sind die sicherste Möglichkeit den Übertritt in neue Sphären des Lebens zu ermöglichen. Mögen uns Pubertätsrituale sogenannter Primitiver auch schrecklich anmuten, brachten sie doch immerhin Erwachsene hervor. Die bei uns um sich greifenden Ersatzrituale sind dazu nicht in der Lage, weil ihnen Bewusstheit von beiden Seiten fehlt. Abgeschafft haben wir lediglich die Vorteile der alten Rituale, die Nachteile haben wir behalten und durch den Mangel an Bewusstsein noch verstärkt. Wer Vollmitglied einer Autogesellschaft werden will, muss als eigentliche Reifeprüfung die Führerscheinprüfung ablegen. Danach ziehen nicht wenige junge Leute aus, auf den Straßen das Fürchten zu lehren. Die eigenartigen Unfallkonstellationen im ersten Führerscheinjahr sprechen diesbezüglich eine deutliche Sprache. Wer als Geisterfahrer absichtlich die falsche Autobahnseite wählt, Geschwindigkeitsrekordversuche auf öffentlichen Straßen veranstaltet oder wer gar aufs Dach fahrender S-Bahn-Züge springt, muss offenbar sich und der Welt etwas beweisen. Wer Horrorfilme freiwillig anschaut, hat offensichtlich einen Bedarf an Angst und Schrecken. Als diese Themen noch rituell eingebunden in den jeweiligen Kult bearbeitet wurden, waren die Übergänge ins Erwachsenenleben letztlich ungefährlicher und vor allem vollständiger zu bewältigen. Heute werden die allein gelassenen Jugendlichen eher zu Dauerrasern, Hasardeuren, Horrorfilmfans oder Kettenrauchern, um noch ein weiteres Pubertäts-Ersatz-Ritual zu streifen.

Auf dem Boden dieses nicht funktionierenden Überganges von der Jugendzeit ins Erwachsenenalter sind wir zu einer Art Kindergesellschaft geworden, die sich ein wachsendes Heer von Psychotherapeuten hält, das u.a. davon lebt, mit erwachsenen Klienten Pubertät zu üben. Eltern bilden sich heute nicht selten etwas darauf ein, wenn ihre „erwachsenen Kinder" noch mit dreißig und schon mit akademischen Würden bekleidet zu Hause wohnen. Wir tun den Raben unrecht, wenn wir sie in Form der Rabeneltern verteufeln. Raben erkennen lediglich die *Zeichen der Zeit* und werfen Nesthocker beizeiten hinaus, zum Wohl der Alten und der Jungen.

Kläglicher noch wird das Bild in der Krise der Lebensmitte. In Unkenntnis des urprinzipiellen Lebensmusters, das alle sogenannten primitiven Kulturen in der Form des Mandalas erkennen, versuchen wir, einem beispiellosen Jugendkult zu verfallen, diese Schwelle zu ignorieren und zu bekämpfen. Statt sich auf den von allen Religionen anempfohlenen Heimweg der Seele vorzubereiten und die Fruchtbarkeit von der körperlichen auf die geistig-seelische Ebene zu verlegen, versuchen wir um jeden Preis, uns an die verlorene Jugend zu klammern. Die eindeutigen Zeichen von Körper und Seele werden dabei geflissentlich übersehen. Ganz offenbar geht es um eine Abwendung von den bisherigen vor allem im Außen liegenden Lebensthemen und darum, sich bezüglich äußerer Aufgaben und Verpflichtungen zu erleichtern. Die verstärkte Osteoporose in dieser Zeit ist lediglich ein Zeichen, dass der Körper diese Aufgabe in einseitiger Weise übernehmen muss. Ihm mittels Östrogengaben vorzumachen, er sei noch gar nicht in den Wechseljahren, hat auf der seelischen Ebene die fatale Nebenwirkung, den Entwicklungsweg im übertragenen Sinne zu blockieren.

Die letzte große Lebenskrise, das Sterben, wird von unserer überdimensionalen Angst vor dem Tod überschattet. Am liebsten würden wir vergessen, dass wir sterblich sind. Vor der Tatsache, dass mit unserem ersten Atemzug nichts so sicher ist wie unser letzter, verschließen wir mit Nachdruck die Augen. Anstatt den Tod als Ziel des Lebens zu begreifen und uns angemessen darauf vorzubereiten, ziehen wir es vor, ihn bis zum letzten Atemzug zu bekämpfen und dann notgedrungen als Niederlage zu erleben. Wo die Aufgabe des Priesterarztes in archaischen Kulturen erst richtig beginnt, wenn es gilt der Seele in diesem Übergangsstadium beizustehen, legen moderne Ärzte ihre Waffen nieder und wenden sich ab. Eigentlich wissen wir als Ärzte überhaupt nichts vom Tod, können ihn nicht im Ansatz verstehen, weil wir ihn nur als Feind kennenlernen, den es zu besiegen gilt. Diese Haltung macht nicht nur, aber besonders Ärzte zu chronischen Verlierern.

In diesem Sinne lassen sich noch eine Fülle eigenartiger Widersprüche und Missverständnisse im Zusammenhang mit den Übergangskrisen des Lebens aufzeigen. Am Ende solcher Betrachtung wird sich die befremdliche Einsicht aufdrängen, dass bezüglich dieses Themas nicht die Primitiven sich primitiv verhalten, sondern wir und dass es hohe Zeit wird, den Übergängen des Lebens wieder unsere Aufmerksamkeit zu schenken und die *Lebenskrisen als Entwicklungschancen* zu begreifen.

Depressionen – Wege aus der dunklen Nacht der Seele:

Laut EU-Kommission ist ein Viertel der europäischen Bevölkerung psychiatrisch behandlungsbedürftig und davon 80 % depressiv. Bedenkt man, dass die spanischen und portugiesischen, die französischen und italienischen Bauern da weniger betroffen sein dürften, entfällt ein erschreckender Anteil auf uns Wohlstandsbürger. Wenn ein Krankheitsbild so in den Mittelpunkt rückt wie in den letzten Jahren die Depressionen, ist das auch ein Zeichen für den Zustand der betroffenen Gesellschaft.

Entsprechend der Logik von „Krankheit als Symbol" können wir nichts aus der Welt schaffen und haben immer nur die Wahl der Ebene für die Verwirklichung anstehender Themen. So haben wir keine Wahl, ob wir unser Herz weiten und wachsen lassen, sondern dürfen uns nur für die Ebene entscheiden. Tragischer Weise tendiert die Mehrheit zur körperlichen Verwirklichung in Form der Herz-Erweiterung oder Herzinsuffizienz, anstatt auf seelischer Ebene für ein großes, weites, offenes Herz zu sorgen. Ähnlich ist es uns nicht freigestellt, ob wir wachsen wollen, sondern nur auf welcher

Ebene. Wenn im Erwachsenenalter Wachstum in geistig-seelischer Hinsicht verweigert wird, kann es ebenfalls in den Körper sinken und in Gestalt von Tumoren Probleme schaffen.
In der Lebensmitte haben wir auch nicht die Wahl, ob wir Ballast abwerfen, sondern wieder nur, auf welcher Ebene wir dies tun wollen. Wer es auf der Bewusstseinsebene macht, erspart es sich etwa in Form von Knochenentkalkung oder Osteoporose.
Ebenso ist Loslassen ein mit zunehmendem Alter immer drängenderes Thema. Es wäre ebenfalls besser, auf übertragener Ebene anzugehen als auf der Toilette. Dorthin treibt die schwellende Prostata im Verweigerungsfall die Männer nach der Lebensmitte immer häufiger.

„Wieder wie die Kinder zu werden" ist heute nicht mehr sehr populär. Allerdings ist auch dieser biblische Auftrag nicht in unsere freie Verfügung gestellt. Wer ihn verweigert, kann das Thema auf der Körperebene in Gestalt von Morbus Alzheimer erleiden. Kindisch zu werden, statt wieder wie ein Kind die Welt mit den staunenden Augen des Kleinen Prinzen zu entdecken, ist eine deprimierende Wahl.

Ganz ähnlich hat die Depression mit ihren enorm steigenden Zahlen eine allgemein gültige Botschaft für unsere ganze betroffene Gesellschaft. Wir könnten sogar von einer modernen Depressions-Gesellschaft sprechen.
Im Rahmen der Globalisierung wird die Geschwindigkeit der gesellschaftlichen Abläufe immer schneller. Frei nach Mark Twain ließe sich heute mit noch mehr Recht sagen: „Kaum hatten wir das Ziel aus den Augen verloren, verdoppelten wir die Geschwindigkeit". Wer aber so schnell ist, kann kaum noch innehalten. Wer nicht mehr inne hält, wird keinen Inhalt mehr erhalten. Ohne Inhalt aber geht der Sinn verloren. Und ohne Sinn wird alles sinnlos. Inzwischen leiden immer mehr Menschen an der Sinnlosigkeit ihrer Existenz. Abgeschnitten von jeder Lebensphilosophie und ohne religiöse Einbindung wird das Leben nicht nur ziel- sondern eben auch sinnlos. Das aber beschwört nicht selten Selbstmordabsichten herauf, und dann sind wir schon mitten in der Depression.

In der modernen Medizin spiegeln sich ganz ähnliche Tendenzen, die sich mit folgendem Satz umschreiben lassen: „Wir wissen zwar nicht, was wir messen, aber wir tun es immer genauer". Auf solchen Wegen entsteht Unsinn, und der wird in der Massierung zum Lebensproblem. Verstärkend kommen die Rationalisierungstendenzen der modernen Wirtschaft hinzu. Der Turbokapitalismus verführt Firmen – entsprechend verantwortungslos von einschlägigen Beratern „gecoacht" – dazu, immer mehr Leute auszustellen und die Verbliebenen zu nötigen, die Arbeit der Aus- oder – zynisch – Freigestellten mit zu übernehmen. Nun lassen sich so genannte Leistungsträger zwar eine Zeit lang durch Druck zu immer mehr Leistung pressen, aber irgendwann ist Schluss. Wenn keine Chance mehr besteht, am Ende des Tunnels Licht zu sehen, der Schreibtisch nicht mehr leer wird, die Arbeit vor dem Wochenende nicht mehr zu schaffen ist, nach dem Urlaub das alte Liegengebliebene mit dem neu Angefallenen eine deprimierende Verbindung eingeht, dann droht das Burnout-Syndrom. Dieses halten auch schulmedizinische Psychiater für eine Vorstufe der Depression.

Auf der anderen Seite des Turbos landen die Freigestellten immer häufiger in der Arbeitslosigkeit oder in Niedriglohn-Jobs. Dass Arbeitslose, die gebetsmühlenartig jede Woche mitgeteilt bekommen, dass sie nicht gebraucht werden, beziehungsweise dass das, was sie können, nicht reicht für einen Job, vermehrt zu Depressionen neigen, ist schon Anfang des letzten Jahrhunderts im österreichischen Marienthal hinlänglich belegt worden. In Deutschland hat es sich in den vergangenen Jahren der hohen Arbeitslosigkeit sehr deutlich gezeigt.
Bei den Niedriglohn-Jobs ist gar nicht der niedrige Lohn das (medizinische) Problem, sondern der „Job". Ein Beruf ernährt Körper und Seele, ein Job nur den Körper, und das macht die Seele auf Dauer krank. Sie braucht Nahrung durch einen Beruf, der sie ruft, der ihr Berufung ist. Wir gehen aber Zeiten mit immer mehr Jobs und immer weniger Berufen entgegen.

Auch das hat Gründe in einem gesamtgesellschaftlichen Problem. Wir ignorieren zunehmend das Leben im Augenblick, in der Gegenwart. Die Bibel will uns letztere mit dem bekannten Satz schmackhaft machen: „Sehet die Vögel des Himmels, sie säen nicht und sie ernten nicht und leben doch." Statt aber wie empfohlen „ganz entspannt im Hier und Jetzt" zu leben, tendieren wir zunehmend dazu, „ganz verkrampft im Wenn und Aber" uns vor einer ungewissen Zukunft zu fürchten, während wir mit den Problemen der Vergangenheit längst nicht fertig geworden sind. Diese Verirrung in der Zeit führt dazu, dass wir vom Schicksal – oder wie immer wir diese übergeordnete Instanz nennen wollen – zunehmend in den Augenblick gezwungen werden. Zwang aber ist immer unangenehm im Vergleich zu Freiwilligkeit.

Wenn in der sozialen Welt die Arbeitsverhältnisse zunehmend zu Kurzveranstaltungen verkommen, beschuldigen viele die Unternehmer. Wer aber soll schuld daran sein, dass

Beziehungen dieselbe Tendenz entwickeln? Auf der einen Seite wandelt sich die Lebensarbeitsstelle zur Zeitarbeit, auf der anderen wird aus der „Ehe bis dass der Tod euch scheide" eine Lebensabschnittspartnerschaft mit der Tendenz zu One-night-stands. Beide Tendenzen rauben die Sicherheit und werden land-auf-land-ab beklagt. Sie zwingen in den Augenblick, denn alles andere wird uns genommen. Die gemeinsame Vergangenheit zählt kaum noch in der Wirtschaft, eine gemeinsame Zukunft wird immer weniger angeboten.

Die Ergebnisse zeigen sich auf gesundheitlicher Ebene. Wir wissen heute, dass stabile Partnerschaften und sichere, sinnerfüllte Arbeitsverhältnisse eine Art Bollwerk gegen Depressionen bilden. Beides aber geht den Bach hinunter. Anstatt darüber ständig zu jammern, könnten wir die Gegenwart wieder entdecken. Wer den Augenblick im alten Sinn des „Carpe diem" nutzt, kann sogar wieder Zukunft gewinnen. Wer seine Vergangenheit im Sinn einer Psycho- beziehungsweise Schattentherapie, die diesen Namen verdient, aufarbeitet, kann am ehesten von ihr loslassen und die Gegenwart genießen. Drei Jahrzehnte Erfahrungen mit der Reinkarnationstherapie machen das sehr deutlich.

Im Sinne von „Krankheit als Symbol" kommen wir der Bedeutung der Depression rasch auf die Schliche. Der Depressive tut nichts mehr auf Grund seiner Antriebsschwäche. Er fühlt auch nichts mehr, was vielleicht das schrecklichste Symptom dieses Krankheitsbildes ist. Er denkt im schlimmsten Fall – auf Grund des Sinnmangels – ständig über seine Selbstmordabsichten nach. Das aber ist nichts anderes als eine – wenn auch extrem unerlöste – Beschäftigung mit dem Tod. Wir haben tatsächlich nicht die Wahl, ob wir uns mit unserer Sterblichkeit auseinandersetzen, sondern wieder nur auf welcher Ebene. Statt die der Philosophie und Religion, wählen heute immer mehr Menschen die der Selbstmordgedanken im Rahmen ihrer Depression. Während aber erstere dem Leben Tiefe geben, führen letztere in immer verzweifeltere Zustände.

So wie wir den Tod verdrängen, bleibt in der modernen Zeit auch die Trauer auf der Strecke. Wer den Verlust eines Kindes oder geliebten Partners mit Psychopharmaka übersteht, hat alle Chancen, später in eine Depression zu rutschen. Natürlich ist der Ratschlag moderner Ärzte, das Unfallopfer gar nicht mehr anzuschauen und es sich mit den entsprechenden Mitteln leichter zu machen, gut gemeint. Aber wie schon Brecht sagte, ist das Gegenteil von „gut" nicht „böse", sondern „gut gemeint". So wird man

mit dem Thema jedenfalls nicht fertig, und wer Trauer lange genug verdrängt, muss mit späteren Depressionen rechnen.
Die Schulmedizin hat den Ausdruck „endogene Depression" glücklicher Weise abgeschafft. Nun wäre es also denkbar, auch solche tiefen Depressionen zu verstehen und den Weg aus der dunklen Nacht der Seele mit Bewusstsein zu gehen. Zwar sagen alle Psychiater von Rang und Namen heute, dass zur medikamentösen Therapie immer auch Psychotherapie gehöre, leider meinen sie damit aber kaum je eine wirklich an die Wurzeln des Übels rührende Schattentherapie, sondern die kognitive Verhaltenstherapie, die zwar an der Oberfläche nützt und Rückfälle durch alle möglichen Tricks verhindern kann, aber für das wesentliche Anliegen dieser Situation viel zu kurz greift.

Bei der Depression handelt es sich mythologisch um die Heldenreise der Seele, die absteigen muss, um im Totenreich der Unterwelt dem eigenen Dunkel, dem Schatten und dem Tod selbst, zu begegnen. Die großen mythischen Helden von Orpheus bis Odysseus haben diesen Abstieg vorgemacht und ihre symbolischen Reisen könnten uns bis heute den Weg durch das tiefste Dunkel erhellen.
Aber auch moderne Heldenreisende könnten uns den Weg beleuchten. Hermann Hesses Depressionsschübe haben ihn nicht nur in die Toskana geführt, in jene Landschaft, die seiner Seele Heilung verschaffte, sondern auch nach Indien, wo er Siddhartha schrieb und seinen Lebenssinn fand. Als ich für mein Depressionsbuch seinen Lebensweg nachvollzog, wurde mir erst klar, wie sehr jeder seiner Romane zugleich die Bearbeitung seiner eigenen lebenslangen Depression darstellte.

Spätestens mit der Lebensmitte stehen die Themen der Sinnfindung und Auseinandersetzung mit dem Tod an. Die Probleme im Verweigerungsfall umschreiben wir heute mit modernen Worten wie Pensionsschock, Leeres-Nest-Syndrom oder Alterskrise. Der Pensionsschock aber zeigt doch nur, dass der ganze Lebenssinn in die Arbeit gelegt wurde, das Leere-Nest-Syndrom, dass nur die Familie zählte und die Alterskrise, dass kein Lebensplan existierte. Nur ein Sinn, der über dieses Leben hinausweist, hat die Kraft, solch tiefen Krisen wie der Depression entgegen zu wirken.
Bei einem so schweren Krankheitsbild müssten therapeutisch alle Register gezogen werden. Und tatsächlich sind in „Depressionen – Wege aus der dunklen Nacht der Seele" noch eine große Fülle anderer praktischer Mittel und Wege beschrieben, die alle ihren Wert haben können. Bevor man zum Beispiel Serotonin-Wiederaufnahme-Hemmer schluckt, könnte man daran denken, mit einer so einfachen wie natürlichen Roh-

kost-Variante wie „Take me" seinen Serotonin-Spiegel ins Lot zu bringen und ein glücklicheres Leben zu führen.

Der Königsweg aber wäre rechtzeitige Psychotherapie im Sinne echter Schattenbegegnung. Wer freiwillig sein Dunkel durchlichtet, wird erfahrungsgemäß nicht dazu gezwungen, wer bereitwillig Sinn im Leben sucht, wird nicht in der Sinnlosigkeit versinken, wer freiwillig inne hält, wird Inhalt finden und erspart sich Zwangsbelehrungen.

Zum Schluss noch ein Kurztest mit vier Fragen, der verraten kann, wie gefährdet man ist. 1. Liebe ich die Arbeit, die ich mache? 2. Lebe ich mit dem Menschen, den ich liebe? 3. Liebe ich den Ort, wo ich lebe? 4. Lebe ich so, dass ich morgen gehen könnte? Wer darauf spontan mit „ja" antworten kann, ist nicht gefährdet, wer öfter mit „jain" reagiert, sollte sich im Sinne von „Depressionen – Wege aus der dunklen Nacht der Seele" um echte Vorbeugung bemühen.

Sucht und Suche

In alten Zeiten betrachtete man jedes Krankheitsbild als Sucht. Das mittelhochdeutsche Wort „suht", das bereits Sucht ausgesprochen wurde, steht noch für Krankheit schlechthin. Auch in unserer etwas älteren Medizin finden wir Spuren dieses Verständnisses, die sogar bis in die moderne Medizin reichen, die bei Leberentzündung auch noch von Gelbsucht spricht. Es ist gar nicht lange her, da hieß die Epilepsie Fallsucht, die Tuberkulose Schwindsucht, die agitierte Psychose Tobsucht, die Ödemneigung Wassersucht und die Anämie Bleichsucht. Heute haben wir Sucht eingegrenzt auf einen kleinen Bereich der Medizin und selbst innerhalb der Suchtkrankheiten grenzen wir immer mehr aus, so dass für manche Menschen Sucht heute gleichzusetzen mit Drogensucht ist und diese sich wiederum auf die Heroinsucht beschränkt. Die eigene Nikotin- oder Arbeitssucht wird schon gar nicht mehr dazugerechnet. Kurz gesagt, wir wollen von der Sucht nichts mehr wissen, so wie wir überhaupt von Krankheitsbildern nichts wissen wollen, obwohl sie uns viel zu sagen hätten und uns mehr über uns selbst mitteilen können als viele glauben wollen.

Sucht hat mit Suche zu tun und in der Tiefe jeder Sucht finden sich Hinweise auf fehlgeschlagene Versuche, den eigenen Lebensweg zu finden. Früher galt die Suche als das Entscheidende im Leben und so war es nicht verwunderlich, dass man Probleme in diesem Bereich sehr wichtig nahm, ja für lebensentscheidend hielt. Insofern wurden Krankheitsbilder, die *deut*lich machten, dass etwas auf dem Lebensweg nicht stimmte, schnell in Beziehung zur gescheiterten Suche gebracht und im Hinblick auf dieses wichtigste Thema Sucht genannt. Heute dagegen, wo große Teile der Bevölkerung die Suche nach dem eigenen Lebenssinn und -weg für überflüssig halten, lehnen wir die Beziehung zwischen Krankheitsbildern und Sucht ab. Der Wirklichkeit scheint es aber (leider) ziemlich gleichgültig zu sein, ob wir sie durchschauen oder nicht, sie wirkt unabhängig davon weiter.

Wenn zentrale Themen aus dem Bewusstsein gedrängt werden, sinken sie in den Schatten und müssen sich später irgendwo anders Raum verschaffen. Dafür kommt der Körper in Frage als Bühne für die Fülle der Krankheitsbilder, aber auch die Psyche und das soziale Verhalten. Und so haben wir heute, wo wir gar nichts mehr von der Suche wissen wollen, mehr Suchtprobleme als zu allen (überlieferten) Zeiten. Man könnte sogar noch schärfer formulieren und feststellen, dass die bürgerliche Gesellschaft mit großem Abstand das höchste Suchtpotential hat und ihre Kinder unwissend, aber nichts desto weniger zielstrebig in die überall entstandenen Suchtszenen treibt. Wo Suche zu kurz kommt, droht Sucht. Insofern verdienen wir uns unser enormes Suchtpotenzial redlich.

Wollen wir mit diesem Problem je fertig werden, müssten wir uns ihm zuerst einmal zuwenden und zwar auf allen möglichen Ebenen. Im Augenblick verdrängen wir die offensichtlichsten Bereiche der Sucht bis in die Medizin hinein. Als Medizinstudenten lernten wir z.B. alles über die Punktion der Leber und die Auswertung der zu Tage geförderten Zellen, damit wir das jeweilige Stadium einer Leberzirrhose bestimmen könnten. Immerhin ist die Leberzirrhose die vierthäufigste Todesursache in Deutschland. Dagegen lernten wir nichts über den Alkoholismus, der der Leberzirrhose zugrunde liegt. Die internistischen Professoren hielten das für ein psychiatrisches Problem, und die Psychiater hatten fast nichts dazu zu sagen. Das Wenige erschöpfte sich in Allgemeinplätzen wie der Alkoholiker sei willensschwach, man müsse ihm den Alkohol verbieten, was aber kaum Erfolg habe. Zwar gab es eine Reihe Alkoholiker als Patienten in der Psychiatrie, aber sie wurden eigentlich nicht behandelt, sondern ihr Elend lediglich verwaltet. Ähnlich war der Umgang mit sogenannten Drogensüchtigen. Der körperliche Entzug wurde in die Wege geleitet, wohl wissend, dass man beim wichtigeren zweiten Schritt, der seelischen Entwöhnung, nichts zu bieten hatte und deshalb auch scheitern würde. Leider hat sich daran bis heute nichts geändert. Verantwortlich für diese Misere ist sicher nicht Böswilligkeit sondern schlichte Hilflosigkeit. Man müsste den in der Sucht gestrandeten Suchenden wieder zur Suche verhelfen, da aber ist die Schulmedizin prinzipiell überfordert, fehlt ihr doch schon das Verständnis für den Zusammenhang zwischen Sucht und Suche. In dieser unangenehmen Situation wird ignoriert und verdrängt. Genau wie in der übrigen Gesellschaft, deren typisches Aushängeschild die herrschende Medizin ist. Erst wenn einem das Ausmaß dieses kollektiven Verdrängungsprozesses bewusst wird, bekommt man auch ein Gefühl für die Brisanz der uns umgebenden und betreffenden Suchtproblematik.

Die Tagesschausprecher verkünden mit hässlicher Regelmäßigkeit einmal im Jahr, dass wieder um die 2.000, vor allem junge Menschen an Drogen, d.h. für sie Heroin, gestorben sind. Das ist sicher beklagens- und berichtenswert im Rahmen solch einer Nachrichtensendung. Ebenfalls beklagenswert ist aber die Tatsache, dass im selben Zeitraum deutlich mehr Menschen wegen Alkoholeinflusses allein im Straßenverkehr umgekommen sind. An Alkohol insgesamt sterben pro Jahr über 20.000 Menschen in diesem Land. Das sind zehn Mal so viele, und es wird trotzdem nicht erwähnt und schon gar nicht im selben Atemzug mit Suchtproblemen. Da wundert es dann auch nicht mehr, dass die ca. 100.000 Tabaktoten im Jahr ebenso unterschlagen werden wie die Tausenden von Toten, die an ärztlich verordneten Drogen süchtig geworden und schließlich verstorben sind. Wer sollte sie auch zählen? Diejenigen, die an ihrer Arbeitssucht, ihrer Spiel- und Konsumsucht, ihrer Hab- und Herrschsucht zugrunde gehen, werden schon erst recht nicht erwähnt.

Der Grund liegt auf der Hand, es könnte jeder von uns betroffen sein. In dieser Gesellschaft gibt es fast nichts, woran man nicht süchtig werden könnte. Vom Fernsehen, über das Einkaufen bis zu Sex und Sport ist inzwischen schon beinahe alles in Verdacht geraten. Dabei sind es gar nicht die Suchtmittel, die das Problem darstellen. Wer nicht mehr (nach dem Sinn und Ziel seines Lebens) sucht, dem kann praktisch alles zum Suchtmittel werden. Umgekehrt sind die klassischen Suchtmittel lange nicht so gefährlich wie wir sie gerne hinstellen, solange ihre Benutzer sie im Rahmen des Kultes auf der Suche einsetzen. Noch heute gibt es Bergstämme in Thailand, die ausgiebig Opium im Rahmen ihrer Rituale konsumieren. Opiatsüchtig werden sie davon aber trotzdem nicht. Auch in der Geschichte unserer Kultur gibt es entsprechende Hinweise. In der Antike war der Dionysos-Kult auf Alkohol als Kultdroge aufgebaut. Die Menschen berauschten sich am Wein, um in Ekstase ihre Orgien feiern zu können. Von einem Alkoholproblem in der Antike ist uns aber nichts bekannt. Die Überlieferung ist hier durchaus gut genug, dass wir es wüssten, wenn die Straßen von Athen und Korinth von Clochards und Pennern gesäumt gewesen wären. Nicht einmal die Indianer, die viel stärkere Tabake rauchten, bekamen davon Gefäßverschlüsse oder Lungenkrebs, solange sie eingebunden in den Rahmen ihrer schamanistischen Tradition rauchten. Das mag materialistisch gesinnten Menschen völlig unwahrscheinlich erscheinen und doch ist es wahr: wir können dergleichen mit Hilfe unserer raffinierten modernen Untersuchungsmethoden durchaus auch rückwirkend noch feststellen.

Nicht die Suchtmittel also sind das Problem, wie es Mediziner und erst recht Politiker hinstellen wollen, sondern die Einstellung bzw. der Mangel an ritueller innerer Haltung auf der Lebensreise. An jungen Menschen und ihren Suchtmitteln kann man das in den Schatten gesunkene Bedürfnis nach Suche und Ekstase noch ablesen, weshalb sie wohl auch als so besonders verdächtig gelten. In der Hippiezeit war die Suche noch ein ausgesprochenes Thema und so wurden auch entsprechende psychedelische Drogen konsumiert, die praktisch ohne körperliches Suchtpotential mächtige innere Erfahrungen möglich machten. Aber schon Jahrzehnte vorher hatte Aldous Huxley mit ähnlichen Drogen aus schamanistischen Traditionen wie Meskalin und Peyote Erfahrungen gemacht und davon literarisches Zeugnis abgelegt. In Worten wie „LSD-Trip" kommt der Weg noch zum Ausdruck, wenn auch hier bereits die Gefahr aufscheint, vom Weg ab und auf einen Trip zu geraten. Immerhin hatten anfangs seriöse Forscher wir der Psychiater Stanislav Grof damit Patienten zu Reisen in die eigene Bilderwelt angeregt und ihnen innere Seelenwelten eröffnet. Selbst bei so extrem gefährlichen Drogen wie Heroin sieht man am Namen noch den ursprünglichen Anspruch. Der Heros und die Heroine zielen auf die Heldenreise des Lebens und die einschlägige Droge vermittelt für einen Moment das Gefühl von Unbesiegbarkeit und Euphorie, fast so als würde man nicht in die Flucht, sondern auf die Suche nach dem Ziel des Lebens gehen. Der herumgehende Joint verbindet alle Mitrauchenden zu einem verschworenen Kreis und lässt den Ritualcharakter deutlich anklingen. Man braucht nur an das Kalumet, die indianische Friedenspfeife, zu denken, die ebenfalls im Kreis herumwandert, um dem Erdkreis und der Götterwelt, in die der ausgesandte Rauch strebt, den Frieden zu verkünden. Auch wenn diese tiefen Wurzeln bei vielen der modernen bürgerlichen Suchtformen nicht mehr so leicht zu durchschauen sind, können sie doch immer gefunden werden.

Machen wir die Suchtmittel verantwortlich für das Elend der Sucht, lenken wir vom eigentlichen Thema ab, und das dürfte auch das Hauptanliegen bürgerlicher Drogenpolitik sein. Man projiziert das eigene Problem auf eine Randgruppe wie die Heroinabhängigen und bekämpft den eigenen Schatten an ihnen. Solche Sündenbockpolitik ist allerdings nicht nur für die Ausgegrenzten gefährlich, sondern auch für die Ausgrenzenden, weil sie im Kampf an der äußeren Drogenfront überhaupt nicht auf die Spur der eigenen Problematik kommen. Dagegen war der ursprüngliche Umgang mit dem Sündenbock, wie er in archaischen Gesellschaften gepflegt wurde, geradezu hochstehend. Dort wusste man auch schon um Probleme, mit denen man kaum fertig wurde, aber man war sich dessen immerhin bewusst. So wurde ein Schaf- oder Ziegenbock ausgewählt, und das ganze Jahr über projizierte man ganz bewusst alles Böse auf ihn, um ihn – wenn die Zeit gekommen war – feierlich den Göttern zu opfern. Das mag keine Lösung für drängende Probleme sein, steht aber auf alle Fälle weit über der heute üblichen unbewussten Projektionsorgie, die beide Seiten, die Heroinabhängigen und die projizierenden Bürger, ohne Chancen lässt.

Wo aber lägen die Chancen bei diesem heiklen Thema? Die Psychiatrie verrät uns ganz richtig die Kriterien der Sucht. Da wäre die Gewöhnung an das Suchtmittel, das Unbehagen und die Angst, wenn man es nicht bekommt und dann vor allem die Dosissteigerung. Wenn wir diese Kriterien an ganz unverdächtige Bereiche unserer Gesellschaft anlegen wie etwa den Energieverbrauch, können wir bereits Suchttendenzen orten. Wir haben uns so an den Überfluss an Energie gewöhnt, dass sofort Angst aufsteigt bei dem Gedanken, mal nicht mehr genug davon zu haben. Dass die Lichter ausgingen, wenn wir keinen Atomstrom produzierten, ist etwa das Hauptargument der Atomlobby, das dem Normalverbraucher bereits soviel Angst einjagt, dass er zu jeder Gefährdung unserer Zukunft bereit ist. Die jährliche Dosissteigerung können wir schließlich dem Jahresbericht der Energiemultis entnehmen. Wir sind aber nicht nur energiesüchtig, sondern Suchttendenzen sind inzwischen fast überall zu entdecken. Allein das so entscheidende Kriterium der Dosissteigerung ist enorm verbreitet. Das Mehrheitsmedium Fernsehen führt sie uns ständig vor Augen. Ein Mordfall wie in althergebrachten Krimis reicht schon längst nicht mehr, moderne Actionschinken eskalieren die Mordorgien immer weiter ohne absehbares Ende. Aber auch in Industrie und Wirtschaft, ja bis in den Sport ist die Dosissteigerung unübersehbar: Immer mehr, immer besser, effektiver, lukrativer, schneller, höher, weiter.....

All diese Aspekte sind Ausdruck der Tatsache, dass wir kollektiv den Weg genauso verloren haben wie einzelne Süchtige. Das mag schon daran klar werden, dass bei genauerer Selbstbetrachtung fast jeder Suchtkomponenten bei sich ausmachen wird.

Das wiederum ist nicht sehr erstaunlich, denn wer nicht sucht, ist suchtgefährdet, wer aber sucht schon wirklich? Dass wir als Gesellschaft mit dem Weg auch das Ziel aus den Augen verloren haben, zeigen uns einfache Überlegungen. *Die* Politik, die ja nie schuld ist, sondern immer nur Spiegel aber auch *die* Wirtschaft und *die* Medizin, behaupten frech und unüberlegt, Fortschritt sei das Ziel. Doch wohin schreiten wir denn fort? Wäre für jedes Ziel doch die entscheidende Frage. Verblüffender Weise kümmert sich in der Politik gar niemand ums Ziel und so kommt es, dass der Fortschritt immer weiter fortschreitet von den Menschen, denen er angeblich dient. Diese Gesellschaft ist so süchtig und ziellos wie die meisten ihrer Mitglieder.

Die einzige Suchttherapie, die wirklich tief genug greifen würde, müsste die Betroffenen wieder zu Suchenden auf dem individuellen Lebensweg machen. In sogenannten primitiven Gesellschaften, die oft in wesentlichen Lebensfragen nicht annähernd so primitiv sind wie wir, die wir uns so gern als hochentwickelte Zivilisation bezeichnen, gibt es trotz offensiven Umgangs mit Drogen keine Suchtphänomene, solange der Kult intakt ist und die Drogen in Rituale der Suche eingebunden sind. Wo der Kult und damit die Kultur verfällt, Symbole ihre Bedeutung verlieren, Rituale in leeren Formen erstarren und untergehen und statt offensiver Suche Fluchttendenzen in den Vordergrund treten, steigt das Suchtpotential ins Unermessliche. Die Suche anzuregen, wäre eigentlich Aufgabe der Religion und auch der *Medi*zin, die sich, ihrem Namen entsprechend, um die Mitte des Menschen und das rechte Maß zu kümmern hätte. Heute sind breite Schichten der Bevölkerung ohne religiöse Einbindung und auf Ersatzlösungen wie Psychotherapie angewiesen.

Wenn wir sie schon nicht mehr anleiten können, hätten wir wenigstens die Chance, jungen Menschen die Suche als etwas Positives, über alle Maßen Erstrebenswertes darzustellen. Auch Ekstase sollten wir statt sie zu verteufeln als menschliches Lebensrecht durchschauen und sie eher anbahnen als behindern. Wer ekstatisch tanzt oder Sport und Musik bis zur Ekstase erlebt, ist jedenfalls besser gegen Drogenmissbrauch gewappnet als gut angepasste spaßlose Mitglieder der schweigenden Mehrheit.

Um dem Thema wirklich gerecht zu werden, müssten wir das Urprinzipienverständnis zurück in unser Leben holen und das Neptunprinzip hinter der Suchtproblematik erkennen. Hier liegt auch das Geheimnis, dass manche Meditationszirkel und religiösen Gruppen bessere Entzugsergebnisse aufweisen können als die Psychiatrie. Das liegt einfach daran, dass sie „zufällig" etwas anbieten, das dem Neptunprinzip gerecht wird. Alles Neptunische dürfte bei Suchtproblemen nicht verboten, sondern geradezu gefördert werden. Süchtige leben dieses Prinzip in ihrer Sucht und in der Flucht, die knapp dahinter auszumachen ist, und damit auf äußerst unerlösten Ebenen. Es ginge nun darum, ihnen andere Wege zu weisen, wie sie diesem Prinzip gerecht werden können und dabei noch Freude und Spaß auf der Heldenreise des Lebens haben.

Stattdessen wird in der Psychiatrie noch immer dieses ganze Prinzip tabuisiert. Beim verzweifelten Versuch das Umfeld der Sucht trocken zulegen, wird auch alles Neptunische verboten, so dass die Süchtigen ohne Chance bleiben, sich mit diesem Archetyp auszusöhnen. Dafür werden ihnen andere Prinzipien zur Aufgabe gemacht, vor allem das des Saturns. So kommt es, dass sie sich an Stelle von Meditation und Religion, von Transzendenz und Ekstase mit Ordnung und Disziplin beschäftigen müssen. Was auf den ersten Blick noch ganz logisch aussieht, läuft auf den zweiten darauf hinaus, einem Erstklässler, weil er nicht addieren kann, Multiplikationsaufgaben aufzutischen. Das führt mit Sicherheit nicht dazu, dass er addieren lernt und wahrscheinlich auch nicht zu multiplizieren.

So führt die intensive Auseinandersetzung mit dem Suchtthema wieder in den Bereich der Archetypen, jenen Wurzelbereich, der unter der Oberfläche doch das ganze Geschehen im Sichtbaren bestimmt. Wirkliche Lösungen müssen diese tiefe Ebene einbeziehen und sind deshalb wohl auch so selten.

3.4. Regeneration und Kuren

Immer wieder ist es verblüffend zu beobachten, wie gute und über lange Zeiten bewährte Konzepte in Vergessenheit geraten und durch hilflose und ungeeignete Maßnahmen ersetzt werden. Bereits die alten Römer hatten ein Kursystem, das offensichtlich weit bessere Ergebnisse lieferte als unsere modernen Ansätze. Zwar benutzen wir noch dasselbe Thermalwasser und legen uns in dieselben Fangobäder, aber der Zeitpunkt ist völlig anders und sehr zu unserem gesundheitlichen Nachteil verändert worden. In alten Zeiten nutzte man die Chancen der Badekuren früh- und damit rechtzeitig im Leben. Heute warten wir bis beispielsweise die Gelenke weitgehend zerstört sind. Dann erst wird der Arzt die Kur verschreiben und dann erst sind Kassen bereit, sie zu bezahlen. Dabei wäre es für jeden leicht durchschaubar, dass rechtzeitiges Kuren, bevor alles ruiniert ist, die in jeder Hinsicht bessere Lösung wäre. Den Patienten würden so Schmerzen erspart und dem Gesundheitssystem viel Geld. Im alten Rom kurten bereits die Legionäre, um ihre Kampfkraft zu erhalten.

Wie ist es möglich, dass Menschen, die ihr Auto regelmäßig und rechtzeitig zur Inspektion geben, nicht in der Lage sind, ihren eigenen Körper entsprechend sinnvoll zu behandeln? Die Autoparallele mag lächerlich klingen, doch ist das Auto der Autogesellschaft zentrales Symbol und könnte uns vieles klar machen.
Würden wir unsere Autos ähnlich behandeln wie unsere Körper, sähe das in etwa so aus: Das neue Auto schonen wir nie und bringen es auch nicht zur Inspektion, das Öl fahren wir so lange, bis Probleme auftreten und Wasser schenken wir auch nur nach, wenn es aus dem Motor zu rauchen beginnt. An Mineralölprodukten kaufen wir billigstes und höchstens drittklassiges. Wenn dieser Wagen, dessen Bedürfnisse wir während der ersten 80.000 km so weit es irgend geht ignorieren, anfängt, Probleme zu machen, fahren wir dafür alle 1.000 km zur Inspektion und stecken all das Geld, was wir über all die Jahre eingespart haben, in dieser letzten Zeit wieder hinein, in der das Auto auf Grund irreparabler Schäden in seinen buchstäblich letzten Zügen liegt. Unter dem Strich ist das Ergebnis klar: Der Wagen hätte bei einer besseren Planung unserer Investitionen viel älter werden, Motor und Karosserie hätten weit länger halten können.

Beim Auto würde sich praktisch niemand so sorglos und achtlos verhalten, beim eigenen Organismus ist das inzwischen beinahe Routine für die große, früher schweigende, heute jammernde Mehrheit. Wer achtet schon darauf, ob sein Körper jeden Tag genug Wasser bekommt, um alle Reinigungsmaßnahmen optimal durchführen zu können? Beim Motor ist es selbstverständlich, dass wir ihn nicht dem Risiko des Kochens aussetzen. Sich selbst aber setzen die meisten Menschen geradezu skrupellos der Gefahr der Verschlackung aus. Wer würde schon dem Motor minderwertiges Öl und schlechtes Benzin zumuten, auf einem vergleichbar grausigen Niveau, auf dem sich etwa die Mehrheit ernährt? Was wir an „Tankstellen für Menschen" bekommen, erfüllt im Allgemeinen nicht die mindesten Anforderungen an Lebensmittel, wohingegen die Mineralölprodukte für Autos auf höchstem Niveau sind.

Wer würde z.B. nur wegen Herzstechens oder anderer Beschwerden die Autobahn verlassen und einen Internisten aufsuchen? Wegen kleinster Klappergeräusche im

Motorraum aber suchen wir problemlos den Rat des nächsten Mechanikers. Wer würde schon in solch einer Situation einfach das Radio laut drehen, um ungestört weiterfahren zu können? Aber wie viele Menschen werfen noch immer Schmerz unterdrückende Tabletten ein, um ungestört weiterhasten zu können? Niemand würde sich von einem Mechaniker bieten lassen, nur die Warnleuchten abzuschalten, viele aber erlauben ihren Ärzten noch immer, die Warnzeichen des Organismus auszuschalten, während sie weiter, tiefer und vor allem unbemerkt in größere Probleme abrutschen.

Wie kann es passieren, dass eine ganze Gesellschaft kollektiv Raubbau an Körper und Seele treibt und in den letzten Jahren all das eingesparte Geld und noch mehr in die Schadensbegrenzung steckt, die jetzt – wenn eigentlich schon alles zu spät ist – so etwas Aussichtsloses bekommt? Tatsächlich fließt weit über die Hälfte des gewaltigen Gesundheitsetats ins Krankenhaus und dort wiederum ins letzte Vierteljahr des Lebens, wo immer mehr Menschen ihr Leben, an Schläuchen, Kanülen und Elektroden hängend, so unglaublich elend aushauchen.
Wie konnten derlei krasse Missverhältnisse einreißen? Wie ist es möglich, dass im Nachbarland Schweiz praktisch alle jungen Leute gesunde Zähne haben, während in so ziemlich allen übrigen europäischen Ländern schon frühzeitig mehr oder weniger gut sanierte Zahnfriedhöfe das Bild beherrschen? Warum färbt das gute Beispiel nicht ab, warum lassen wir uns nicht von der Idee der Vorbeugung und Pflege unserer Waffen im Mund anstecken? Die Schweiz ist eben reicher, wird schnell eingewandt. Das Gegenteil ist aber wahr: Was die Zähne angeht, sind die Schweizer einerseits ärmer dran als wir, denn dort zahlen die Kassen grundsätzlich nicht für Zahnersatz. Sollte das vielleicht einer der Gründe sein, dass hier Menschen in eigener Verantwortung für ihre Kauwerkzeuge sorgen, während wir, gut abgesichert, die Karre in den Dreck fahren bzw. unsere Zähne verfaulen lassen – denn nichts anderes geschieht ja bei Karies?

In Seminaren im italienischen Kurbad Montegrotto erlebe ich seit Jahren, wie Gesundheit ebenso anstecken kann wie Krankheit. Inmitten von rheumageplagten alten Menschen, die sich nur noch mühsam bewegen können, veranstalten wir mit Gruppen gesundheitsbewusster und meditations- und bewegungsbegeisterter Menschen aller Altersgruppen Seminare, die, während sie Spaß machen, Gesundheitsbewusstsein vermitteln. Die Fragen der alten Geplagten lauten: Was wollt ihr denn hier, ihr seid ja ganz gesund? Warum sollen denn eigentlich die wunderbaren Möglichkeiten eines im Überfluss sprudelnden Thermalwassers erster Güte nur angewendet werden, wenn an sich schon alles zu spät ist? Warum soll sich nicht gerade ein noch Gesunder im regenerierenden Fangoschlamm aalen und sich aus Luxus und Genussbedürfnis massieren lassen?

Gesundheit ist noch steigerbar und die körperliche Abwehr ausbaufähig, selbst wenn man sich bereits gesund fühlt. Warum denn um Gottes Willen warten, bis alle Alarmglocken klingeln, die Gelenke ächzen und die Knochen sich unter der Last des Übergewichtes plagen? Warum lassen sich nicht noch viel mehr Menschen von der Idee eines gesunden erfüllten Lebens infizieren und erlauben sich auf leichten, ja sogar genussvollen Pfaden zu gesunden und anschließlich sogar heil zu werden? Es gäbe so viele einfache und überaus billige Lösungen. Wer hindert uns eigentlich daran, jeden Tag zwei Liter guten Wassers zu trinken? Damit würden wir unserem Organismus genug Spülmittel zur Verfügung stellen, um die anfallenden Schlacken zu entsorgen. Ein guter Freund, Baldur Preiml, spricht in diesem Zusammenhang einfach und lapidar vom Getränk der Weltmeister. Er muss es wissen, hat er doch den österreichischen Adlern auf unvergessliche Weise Flügel verliehen, und sie in Goldmedaillen-Ränge geführt hat. Immer wieder erlebe ich staunend auf unseren gemeinsamen Seminaren, wie er vom Körper kommend zu ganz übereinstimmenden Erkenntnissen über Gesundheit gelangt, wie sie mich die Arbeit mit der Seele lehrt.

Ob wir Wasser als Seelenelement erkennen und wichtig nehmen oder in ihm das Lösungsmittel sehen, dass unseren Körper rein erhält, macht in der Konsequenz wenig Unterschied, solange wir erstens täglich genug davon zu uns nehmen und zweitens darauf achten, dass es eine ausreichend gute Qualität hat. Es sind solche Erkenntnisse, die mich bis heute animieren, der alten Idee der Kur für Körper, Geist und Seele das Wort zu reden und ansteckende Gesundheit zu vermitteln.

Was hindert uns beispielsweise, einmal am Tag aus eigener Kraft und in eigener Regie uns Schweiß treibend zu bewegen oder wenigstens zweimal in der Woche in die Sauna zu gehen, um so passiv schwitzend herauszulassen, was überflüssig geworden ist? Jeder, der es erlebt hat, weiß, wie gut es sich hinterher anfühlt. Wer es einmal mit Bewusstsein erfahren hat, kann vielleicht schon ahnen, dass es auch während des Schwitzens Spaß machen kann, wenn die individuell richtige Bewegungsart gefunden wurde. Wer es regelmäßig macht, wird sich schon vorher darauf freuen, wissend, dass es ihm gut tut und er sich danach lieber mag, was nebenbei automatisch dazu führt, dass einen auch die anderen lieber mögen.

Wer könnte uns hindern, bewusst zu essen, wenn wir doch sowieso immer wieder essen müssen? Niemand müsste es bemerken, wenn wir vor jeder Mahlzeit einen kleinen Moment innehalten, um uns aufs Essen zu besinnen. Wir selbst aber würden rasch bemerken, wie unsere Verdauung von dieser winzigen Maßnahme profitieren würde. Früher wurde gebetet, und das hatte durchaus seinen Sinn bis hin zur Gesundheit. Wer hindert uns eigentlich Mahlzeit zu halten, wenn wir es schon so nennen? Spricht denn wirklich irgendein Grund für jene Schlingzeit, die sich die meisten heutzutage antun? Und was hindert uns, einmal im Jahr mit dem Essen bewusst aufzuhören im Sinne des Fastens, um dem Organismus und der Seele die Chance der Neuorientierung und des Frühjahrs- bzw. Herbstputzes zu gewähren? Es kostete nicht nur nichts, sondern würde noch Geld sparen. Warum gönnen wir unserem Organismus nicht wenigstens täglich eine zwölfstündige Fastenzeit, so dass das Frühstück wirklich ein Fastenbrechen wäre, wie es im englischen ‚breakfast' noch zum Ausdruck kommt? Was zwingt uns denn, bis spät in die Nacht Dinge zu knabbern, die uns nur Unwohlsein machen und unseren Darm überlasten, weil sie verhindern, dass auch er seine verdiente Ruhe bekommt? Wer könnte uns hindern, bei jeder Gelegenheit barfuß zu gehen und so eine gratis Fußreflexzonenmassage zu erhalten? Wer einen Sommerurlaub lang diese Erfahrung gemacht hat, wird sich merklich wohler fühlen. Der Aufwand ist so gering.

Auf all diese Fragen gibt es letztlich die gleiche Antwort: Es sind immer nur wir selbst, die uns hindern können, mit solch kleinen Maßnahmen nachhaltig zu gesunden.
Warum hindern wir uns aber in so absurder Weise? Auch hier liegen die Antworten auf der Hand. Wir tun es gar nicht absichtlich, sondern unbewusst. Unser Problem sind die so genannten lieben Gewohnheiten und jene Trägheit, hinter der letztlich eine (lebens-)gefährliche Faulheit steckt. Wir haben uns an die Misere gewöhnt, ansonsten könnten wir die Situation gar nicht ertragen.

Als wir früher in Seminaren übergewichtigen Teilnehmern ihr eigenes Übergewicht noch einmal in Form von Bleimanschetten aufluden, brachen sie darunter nach kürzesten Spaziergängen oder milden Radtouren innerhalb geringer Zeit zusammen. Ihr eigenes hausgemachtes Übergewicht ertragen sie nur deshalb so klaglos, weil sie sich langsam an diese ungeheure Belastung gewöhnt hatten. Immerhin bewegt jemand mit 20 kg Übergewicht viel mehr Gewicht als ein Schwerathlet in der Kraftkammer, denn letzterer stemmt die Gewichte nur ein paar Stunden am Tag. Die Übergewichtigen müssen sie aber 24 Stunden mit sich herumwuchten.

Ähnliches kann man erleben, wenn sich beim Fasten die Nasennebenhöhlen entleeren. Vorher hat man vielleicht gar nicht mitbekommen, wie sehr und wie chronisch man die Nase voll hatte. Wenn dann die Höhlen leer laufen, wird sich der Kopf freier anfühlen, und das Leben wird entsprechend leichter und weniger eingeschränkt.

Das Problem ist immer dasselbe:

Wir gewöhnen uns an die schrecklichsten Missstände im Innen und Außen, wenn sie sich nur langsam genug entwickeln. Dann bräuchte es einen inneren Ruck, um aus dem eingefahrenen Gleis herauszukommen. Die Erkenntnis, dass es sich dabei um einen Weg in eine Sackgasse handelt, reicht allein sicher nicht. Wir spüren eigentlich an allen Ecken und Enden, dass solch ein Ruck auch schon längstens einmal durch unsere Gesellschaft gehen müsste, wenn wir noch irgendeine Chance haben wollen, mit den anstehenden Problemen fertig zu werden. Das einfachste wäre, sich erst einmal persönlich solch einen Ruck zu geben und bei sich anzufangen.

Wer auch nur einen dieser Vorschläge aufgreift, wird seine Gesundheit in einem Vierteljahr nicht wiedererkennen. Worin liegt denn das Risiko, wenn wir einfach in eigener Regie gesünder und heiler würden?

3.5. Licht, Farbe, Ton und Klang

Mit diesen Aspekten der Therapie gehen wir seit 30 Jahren im Rahmen der Reinkarnationstherapie um und konnten diverse spannende Erfahrungen sammeln. Einzelne Aspekte dieser Therapien haben sich inzwischen langsam und allmählich ihren Weg zur Anerkennung durch die offizielle Medizin gebahnt, während andere noch weit davon entfernt sind. Einzelanwendungen sind – nach anfänglichem Widerstand – mittlerweile sogar schon zum schulmedizinischen Standard geworden wie etwa die Lichttherapie bei Depressionen. Insbesondere bei den sich zunehmend häufenden Winterdepressionen ist der Einsatz von Sonnenlicht unbestritten eines der wirksamen und billigen therapeutischen Mittel und zudem noch völlig nebenwirkungsfrei. Depressionen konfrontieren die Betroffenen mit der dunklen Schattenseite des Lebens und vor allem ihrer Sterblichkeit. Dass hier die Therapie mit Sonnenlicht helfen kann, ist auch für Schulmediziner leicht nachvollziehbar, da sie jener allopathischen Logik folgt, die ja die offizielle Medizin insgesamt beherrscht.

Depressionen sind relativ leicht zu deuten. Die Patienten ziehen sich von allem zurück, bei mehr oder weniger ausgeprägter Antriebslosigkeit und geben sich in schweren Fällen fast nur noch ihren Selbstmordgedanken hin. Diese Beschäftigung mit dem Tod wäre auch die anstehende Aufgabe, der sie sich in der Regel viel zu lange verweigert haben. Allerdings sollte sie auf einer anspruchsvolleren Ebene als im Grübeln über Methoden zur Herbeiführung stattfinden, also eher im Rahmen religiös-spiritueller oder wenigstens philosophischer Beschäftigung mit dem Ziel des Lebens, der (Er-)Lösung im Tod. Außerdem wäre es wichtig und notwendig, sich mit der in Selbstmordgedanken ebenfalls zum Ausdruck kommenden gegen sich selbst gerichteten Aggression bewusst auseinanderzusetzen und auszusöhnen.

All das aber bräuchte eine Menge seelischer Kraft, die oft in diesem Zustand gar nicht mehr aufzubringen ist. Das Buch „Depression – Wege aus der dunklen Nacht der Seele" beschäftigt sich mit der ganzen Fülle der hier notwendigen Maßnahmen von der Ernährung über Psychotherapie bis zur Mythologie.
Viel leichter als sich homöopathisch mit dem Dunkel auszusöhnen und von der allopathisch gewohnten Logik auch naheliegender ist es, sich mit dem Gegenpol zu verbünden und mit Licht das Dunkel zu vertreiben. Wo die Sonne im Herzen verloren gegangen und das innere Licht bedroht ist, ja fast verloren erscheint, kann äußeres Licht helfen, das verlorene Gleichgewicht wieder zu stabilisieren. Insofern wird die Lichttherapie hier zu einer fast idealen allopathischen Möglichkeit, weil sie sich mit dem Licht eines dermaßen natürlichen Heilmittels bedienen kann, das Nebenwirkungen praktisch ausschließt. Die Erfahrung, dass Licht die Seele freut und erhebt, kennt eigentlich schon jedes Kind vom weihnachtlichen Lichterbaum und der Faszination aller Kerzen, die so gerne ausgeblasen und noch lieber angezündet werden. Weniges fasziniert kleine Kinder so wie das Spiel mit Feuer und Licht.

Aber auch später wünschen wir uns nichts so sehnlich wie Erleuchtung oder dass uns wenigstens ein kleines Licht aufgehen möge. Wir meinen das dann im übertragenen Sinn und denken an das innere Licht der Erkenntnis. Wenn wir einen Geistesblitz bewusst erleben, genießen wir diesen lichten Moment und die daraus folgende Erkenntnis ungemein. Zumindest dürfte uns das äußere Licht an das innere erinnern, wenn es dieses auch leider nicht ersetzen kann. Für Menschen, die sich sehr weit von

ihrem inneren Licht entfernt haben, dürfte das äußere umso wichtiger und notwendiger werden, wie eben für die Depressiven, die in ihrem eigenen Schattendunkel zu versinken drohen.
Insofern verwundert es auch nicht, dass sich im alternativen Gesundheitsbereich der Einsatz von Lampen bewährt hat, die ein dem Sonnenlicht ähnliches Strahlungsspektrum abgeben und das Wohlbefinden der in solchen Räumen Arbeitenden und Lebenden spürbar steigern. Wer nicht in sonnige Länder entfliegen kann, lässt in der dunklen Zeit des Jahres wenigstens eine Art Ersatzsonne über seinem Schreibtisch aufgehen.

Im Bereich der subtilen Therapien auf Schwingungsniveau ist die Unterscheidung zwischen homöopathischem und allopathischem Ansatz subtil und aufwendig, aber unverzichtbar. Die Homöopathie versucht, sich mit dem jeweiligen Problem auszusöhnen nach dem Motto „Similia similibus curentur" – Ähnliches möge Ähnliches heilen. Deshalb nimmt man Stoffe, die ähnliche Symptome hervorrufen wie diejenigen, unter denen der Patient bereits leidet, befreit diese Stoffe mittels Verschütteln oder Potenzieren von ihrer stofflichen Form und therapiert mit der übrig bleibenden Information. Beim Licht und vielleicht noch deutlicher beim farbigen Licht, der so genannten Farbtherapie spricht einiges dafür, dass es schon von seiner grobstofflichen Form befreit oder erlöst ist.
Licht entsteht bei der Verbrennung, folglich könnte man den verbrannten Stoff als den grobstofflichen Aspekt des Lichtes betrachten, während die frei werdende immaterielle Strahlung sein erlöster Informationsgehalt ist. Insofern ist alles Brennbare in dieser Schöpfung in Stoff geronnenes Licht. Tatsächlich beruht die chemische Analysemethode der Spektroskopie auf diesem Phänomen. Man erkennt an den bei der Verbrennung entstehenden Farben, welcher Stoff verbrannt worden ist. Die ausgesandten farbigen Lichtmuster sind typisch für die verbrannte Materie.
Bei der Farbtherapie – und Farben sind ja Einzelaspekte des weißen Lichtes – erklärt sich das – äußerlich betrachtet – allopathische Vorgehen aus der Komplementarität der Farben. Wenn jemand an innerer Kälte leidet, werde ich ihn während der Psychotherapie auf der Liege mit Rotlicht bestrahlen, damit er mehr Zugang zu seiner inneren Energie und Wärme findet. Das klingt allopathisch, da ich ja mit dem warmen roten Licht gegen die innere Kälte zu Felde ziehe. Ähnliches passiert, wenn ich einem „heißen Typen" mit Blaulicht zur Beruhigung komme, ich kühle ihn sozusagen.

Da wir aber wissen, wie Farben zustande kommen, löst sich das Rätsel leicht. Rot entsteht dadurch, dass alles Grün aus dem Spektrum des weißen Sonnenlichtes absorbiert wird. Was übrig bleibt, ist der Eindruck rot. Rot ist die Komplementärfarbe von Grün. Beide zusammen ergeben wieder Weiß – jedenfalls in der Theorie, in der Praxis ist es eher ein helles Grau. Ein mit rot bestrahlter Patient wird auf der Therapieliege auch rot erscheinen. Wahrscheinlich wird dadurch in ihm alles Grün angeregt mit dessen belebender Grünkraft, wie Hildegard von Bingen sie nannte. Umgekehrt nehmen die grünen Pflanzen nicht etwa das Grün aus dem Sonnenspektrum, sondern das feurige Rot, das ihnen die notwendige Lebensenergie liefert. Grün brauchen sie gerade nicht, es bleibt übrig und lässt sie selbst grün erscheinen.

Die Farbtherapie hatte im Übrigen schon immer auch in der Schulmedizin einen schmalen Einsatzbereich in der Neonatologie, wo zu früh und unreif geborene Säuglinge mit UV- und Blaulicht gegen die frühe Gelbsucht, den so genannten Neugeborenenikterus, erfolgreich behandelt wurden und noch immer werden. Auch wenn diese Methode in der Vergangenheit übertrieben wurde, hat sie doch für schwere Fälle von Ikterus neonatorum ihre Bedeutung bewahrt. Damit der zerfallende Blutfarbstoff nicht das Gehirn attackiert und zum gefährlichen Kernikterus führt, wird mittels Blaulicht der Blutfarbstoff in der Haut soweit zerlegt, dass er gefahrlos weiterverarbeitet werden kann. So weit die schulmedizinische Erklärung. Auf der anderen Seite wird nach oben Gesagtem dabei wahrscheinlich nicht die Qualität von Blau, sondern die der Komplementärfarbe Gelb angeregt. Das unreife Neugeborene bekäme dann die Sonnenfarbe, die ihm Lebenskraft vermittelt.

Ganz abgesehen von solchen Überlegungen, werden wir im Licht und in seinen Farben noch eine Menge Geheimnisse des Lebens finden. Den Physikern hat das Licht aufgrund seines Quantencharakters schon einmal das ganze Weltbild auf den Kopf gestellt und so zu einem neuen umfassenderen Verständnis der physikalischen Welt verholfen. In den Arbeiten von Prof. Fritz Albert Popp enthüllt uns das Licht bereits ganz neue Dimensionen auch im Hinblick auf die organische Welt des Lebendigen. Allmählich beginnen wir zu verstehen, wie entscheidend jenes Licht ist, das wir mit unserer Nahrung zu uns nehmen. Wahrscheinlich ist es auch das Licht, das Verbindungen und Kommunikation im Organismus herstellt. Es gibt schon länger den Verdacht auf Grund russischer Forschungen, dass Bakterienkulturen mittels Licht miteinander kommunizieren.

Sicher können wir vom Licht noch viel erwarten. In der Reinkarnationstherapie hat sich jedenfalls der Einsatz verschiedener Farben zur Unterstützung von Entspannung und Energetisierung über die Jahrzehnte bewährt.

Was Ton und Klang angeht, ist deren therapeutische Wirkung wohl unbestritten. Immerhin ist es der Klang der mütterlichen Stimme, den das Kind schon im Mutterleib erkennt, und es ist der Ton und Rhythmus ihres Herzens, der es beruhigt.
Die menschliche Stimme kann offensichtlich heilen, denn alle Psychotherapie lebt von ihr. Wobei wir dafür ganz einseitig den transportierten Informationsgehalt verantwortlich machen, was bei Themen wie Meditation und Therapie offensichtlich am Wesentlichen vorbeigeht. Bei einer geführten Meditation ist der Klang und Tonfall der Stimme von ganz entscheidender Bedeutung. Mit aufgeregter Stimme lässt sich niemand in Entspannung versetzen. Mit verschlafener Stimme kann man dagegen kaum zu Engagement und Einsatz motivieren.

Der eigentliche Bereich der Therapie mit Klang und Ton ist aber natürlich die Musiktherapie im weitesten Sinne. Die heilende Wirkung von klassischer Musik ist bezeichnender Weise bisher eher im Kuhstall als im Krankenzimmer belegt worden. Wenn Kühe bei Bach-Musik so viel mehr und von der Qualität her so viel bessere Milch geben, sollte man daraus doch einige Schlüsse ziehen können. Eine ähnliche Versuchsanordnung böte sich – ohne großen Aufwand – in jedem Krankenzimmer an. Die Tatsache, dass wir hier so wenig neugierig sind und kaum etwas unternehmen, zeigt, wie wenig wir noch auf die Wirkungen der Klänge und Töne geben.
Im alternativen und kreativeren Bereich der Heilkunde wird dagegen zunehmend mit Ton und Klang experimentiert. Ständig werden neue Musikinstrumente und Klangmuster auf ihre heilenden Schwingungen hin erprobt. Über die Didgeridoo der Aborigines entdecken wir jetzt allmählich auch die einheimischen Alphörner und alle möglichen anderen obertonreichen Naturtoninstrumente neuerlich.

Meine Erfahrungen beziehen sich diesbezüglich vor allem auf die verwendeten Klangteppiche als Hintergrund zur Psychotherapie, besonders der Reinkarnationstherapie. Hierfür haben sich eindeutig die obertonreichen Klänge und Töne von Naturtoninstrumenten gegenüber synthetischen Klängen der Synthesizer als förderlich erwiesen. Am allerbesten ist die menschliche Stimme, allerdings nur wenn sie ganz im Hintergrund bleibt, sich gerade nicht in Inhalten im Sinne von Liedertexten und Rhythmen ergeht,

sondern einen Klangteppich webt, der im wahrsten Sinne des Wortes zum fliegenden Teppich wird.
Psychotherapie ohne Musikhintergrund ist uns heute kaum noch vorstellbar, da die Ebene der Trance so wesentlich leichter erreicht und viel besser aufrecht erhalten werden kann. Wir sprechen geradezu von Trance-Musik, die – wenn sie obertonreich genug ist – den Patienten auf subtilen Wegen dazu verleitet, sich auf verschiedenen seelischen Ebenen zu öffnen und unterschiedliche Eigenschwingungen ins therapeutische Geschehen einzubringen. So ermöglicht klangliche Trance-Formation seelische Transformation.

In enger und intensiver Zusammenarbeit mit den Musikern Claudia Fried und Bruce Werber sind über die Jahre in unserem Umfeld Musiken entstanden, die unseren Ansprüchen immer besser gerecht wurden und der Reinkarnationstherapie eine noch tiefere Dimension gaben. Eine Musik wie „Trance", in der die menschliche Stimme über eine Stunde hinweg mittels Obertongesang einen Spannungsbogen spannt, ohne dabei Worte oder ablenkende und die Aufmerksamkeit auf sich ziehende Rhythmen zu verwenden, hat uns diesbezüglich eine neue Dimension eröffnet.

Die vielleicht schönste Form der Therapie mit Ton und Klang ist aber das Mantramsingen, jene Form des rhythmisch singenden Wiederholens bestimmter zumeist heiliger Silben über fast beliebige Zeit. Als spirituelle Übung ist Mantramsingen praktisch allen Traditionen bekannt, wenn es auch im Westen und in der christlichen Religion am wenigsten Spuren hinterlassen hat und natürlich auch nicht so genannt wird. Aber auch uns sind ein Halleluja und Kyrie eleison noch sehr vertraut, und sie sind an sich nichts anderes als Mantren. Inzwischen ist aber das indische „Om namah Shivaya" bei uns wohl ebenso bekannt und wird möglicherweise sogar mehr gesungen. Leider haben wir uns den Zugang zu christlichen Mantren durch unsere Geschichte und besonders die persönliche im zumeist gänzlich unspirituellen und uninspirierenden Religionsunterricht weitgehend verdorben, was mehr als schade ist. Wenn man heute ein Ritual zum Beginn eines Fastenkurses machen will und ein christliches Halleluja als Mantram wählt, verliert man einen guten Teil der Teilnehmer, nimmt man dagegen ein buddhistisches oder indianisches, sind alle dabei. Insofern beginnt man vielleicht sogar besser mit fremden Mantren und kommt darüber zurück zu den eigenen Wurzeln.

Wer sich dem Erlebnis des Mantramsingens erst einmal hingibt, was ganz unabhängig von den eigenen musikalischen und stimmlichen Möglichkeiten möglich ist, wird ein

eigentümliches, aber positiv beeindruckendes Mitschwingen erleben, das schon bald jeden Zweifel beseitigt, ob Töne und Klänge seelische Wirkungen haben. Durch nichts können Menschen so schnell in ein gemeinsames Feld eintauchen wie durch Mantramsingen, wobei es nicht einmal so wichtig ist, welches Mantram aus welcher Kultur benutzt wird. Weniges verbindet so sehr wie gemeinsames Singen, das alle Beteiligten in den gleichen Atemrhythmus einbindet und auf eine gemeinsame Ebene bringt. Singen im selben Rhythmus gibt jedem Ritual Energie und Kraft, aber auch deren Wirkung können wir kaum noch schätzen. Chorsänger kennen dieses Phänomen.
Das Singen von Mantrams wäre ein Weg, nicht nur die Kraft von Ton und Klang, sondern auch von Schwingungen und Feldern in sich wiederzufinden.

Jeden Zweifel über die therapeutischen Wirkungen von Klang und Ton kann das Trommeln beseitigen. In fast allen frühen Kulturen dieser Welt haben die Menschen getrommelt, wie wir heute noch an den letzen Resten archaischer Kulturen sehen. Diese Kulturen hielten sich nicht Musiker wie wir heute, sondern die Menschen waren selbst Musiker und zwar Trommler. Dass das Trommeln auch uns noch in den Knochen steckt, sehen und erleben wir an uns selbst. Wir wippen zu jeder Musik mit und trommeln noch den Rhythmus des anspruchslosesten Schlagers auf unser Lenkrad, wenn wir an der Ampel warten müssen.
Bei der Therapie mit dem verbundenen Atem haben wir im Heil-Kunde-Zentrum oft erlebt, welch verblüffende Wirkung getrommelte Livemusik auf die Teilnehmer hat. Weniges ist so geeignet, ekstatische Erfahrungen in uns zu wecken wie die Wirbel der Trommel, die direkt auf das Becken, unser eingebautes Musikinstrument, wirken. Keine andere Musik zieht uns so schnell über ihren Rhythmus in ihren Bann wie diese und bewirkt ekstatische Empfindungen. Ekstase aber ist ein Lebensthema, das wir nicht dem Schattenreich (mit seinen Drogen) überlassen sollten. Rausch und Ekstase hatten zu allen Zeiten immer auch lichte Seiten.
Klang und Ton, Licht und Farbe sind und waren immer geradezu magische Mittel auf dem Weg zu sich selbst. In den modernen Discotempeln versuchen sich das bis heute geschickte Veranstalter mit Recht zu Nutze zu machen. Nichts kann uns aber hindern, auch deren subtilere Aspekte in unser Leben zu lassen.

3.6. Krankheitsbilder- und Reinkarnationstherapie

Nach unseren Erfahrungen ist der Körper die Bühne, auf der diejenigen Stücke gespielt werden, die bewusst von den Betroffenen nicht aufgeführt werden bzw. denen sie keinen Raum geben. Die Bühne aber kann auch bei einem Theaterstück nicht schlecht oder tragisch sein, sondern nur das Stück, der Inhalt. Insofern gehen wir bei einer gestörten Nierenfunktion davon aus, dass nicht die Niere an sich das Problem ist, sondern das Thema dahinter. Natürlich gibt es manchmal und insbesondere in akut bedrohlichen Situationen keine Alternative zu funktionalen Maßnahmen der Symptomunterdrückung. Der Schockzustand erfordert diese z.B. schnell und ohne wenn und aber. Trotzdem ist die funktionale Behandlung von Symptomen für uns grundsätzlich eine Therapie der Zeichen und eben nicht der wesentlichen Strukturen.

Bei der Reinkarnationstherapie lassen wir uns von den Symptomen den Weg weisen, um uns von allen Störungen so frühzeitig und bereitwillig wie möglich stören zu lassen, um erstens Schlimmeres zu vermeiden und zweitens, dem Heil näher zu kommen. Das Wort Heilung enthält eben nicht zufällig das Heil und dieses müsste das Ziel jeder Therapie sein, die diesen Namen verdient.

An diesem Punkt mag deutlich werden, warum wir auch naturheilkundlichen Maßnahmen kritisch gegenüberstehen, wenn sie lediglich auf Wiederherstellung der Funktion zielen ohne der Deutung des Symptoms Bedeutung beizumessen. Selbst dann haben sie den großen Vorteil, wenn überhaupt, zumeist viel geringere Nebenwirkungen im Vergleich zu den schulmedizinischen Medikamenten zu haben. Aber sie vergeben genauso die eigentlichen Chancen, die uns jedes Symptom verschafft, wenn sie es lediglich beseitigen.
Nicht umsonst begannen Ärzte zu alten Zeiten das Patientengespräch mit der Frage „Was fehlt ihnen?" Patienten geben heute darauf zumeist gleich Auskunft, was sie haben und beschreiben ihre Symptome. Die ursprüngliche Fragerichtung bleibt aber doch die entscheidende. Es fehlt etwas zur Ganzheit. Und dieses Etwas lässt sich über das Krankheitsbild finden. Wir fühlen uns deshalb auch nicht einem allopathisch unterdrückenden, sondern dem homöopathisch aufdeckenden Denken verpflichtet und nehmen Symptome wichtig als Wegweiser auf dem Pfad der Entwicklung. Das Ziel unserer Therapie ist also weniger Symptomfreiheit als Selbstverwirklichung. Das Selbst ist aber – um mit C.G. Jung zu sprechen – das Ganze. Es enthält unsere Ich-Identifika-

tionen, wie auch alle Schattenanteile. Krank aber wird der Mensch immer am Schatten, an dem, was ihm fehlt im Bewusstsein, wovon er nichts weiß.

Der Schatten wird uns vom Schicksal auf verschiedenen Wegen nahe gebracht, wohl kaum, um uns das Leben zu erschweren, sondern um uns heil werden zu lassen. Davon jedenfalls gehen Religionen aus. Der eine Weg läuft über die Umwelt. Grundsätzlich können wir davon ausgehen, dass alles, was wir draußen nicht wahrhaben wollen, was uns stört oder als feindlich begegnet, mit uns selbst zu tun hat. Unsere Feinde haben eben genau die Eigenschaften, die wir bei uns selbst ablehnen. Gerade das macht sie zu Feinden. Hier liegt wohl auch der Grund, warum Christus uns aufforderte, unsere Feinde zu lieben. Wenn es uns nämlich gelingt, sie anzunehmen, uns ihnen zu öffnen, sie also zu lieben, müssen wir uns mit unseren durch sie gespiegelten Schattenanteilen aussöhnen und werden folglich heiler. Die Mehrheit der Menschen – und leider auch der Christen – neigt aber stattdessen zur Projektion und bekämpft den eigenen Schatten in den Feinden.
Ganz ähnlich verhält es sich bei der zweiten Möglichkeit, den Krankheitsbildern und Schicksalsschlägen, mit denen das Schicksal (das geschickte Heil (lat. salus = Heil)) versucht, uns Schatten nahe zu bringen. Wir wollen genauso wenig wie von den äußeren auch von diesen inneren Feinden wissen und bekämpfen sie oft bis aufs Blut. In jedem Krankheitssymptom kommt aber Schatten zum Ausdruck, wenn auch auf eine verschlüsselte Weise, ganz ähnlich wie in den Träumen der Nacht die seelischen Themen in symbolischer Form verschlüsselt werden. An diesem Punkt setzt die Krankheitsbilder-Deutung an. Wir können also sagen, Symptome seien die Verkörperung von Schatten, die Inkarnation jener dunklen Inhalte, die das Bewusstsein nicht wahrhaben will, von denen wir nichts wissen wollen. Dabei haben sie uns so viel zu sagen.

Bewusstsein ist hier natürlich im Sinne jenes kleinen Bewusstseinsausschnittes gemeint, den wir auch Ego nennen. Das Ego hat Angst, durch die Integration von Schatten sich im Selbst aufzulösen. Das ist aber letztlich das Ziel aller Entwicklung und auch das der Reinkarnationstherapie. So betrachtet, ist das Auftauchen eines Symptoms im Körper eigentlich schon der Beginn eines Heilungsprozesses. Nach unserer Auffassung wäre es die Aufgabe der Medizin, diese Heilungsprozesse nicht zu unterdrücken, sondern zu fördern, indem sie den Sinn deutlich macht. Natürlich ist dieser Selbstheilungsprozess über die Körperbühne nicht ideal, in vielen Fällen geradezu gefährlich und manchmal sogar lebensbedrohlich. Trotzdem würden wir ihm nicht seine Rolle als Heilungsprozess absprechen. Natürlich müssen wir versuchen, die Problematik wieder auf eine

Ebene zu heben, auf der sie besser und leichter lösbar wird. Diesbezüglich ist die Bewusstseinsebene viel geeigneter als die Körperbühne.

Wenn das Symptom die Verkörperung eines Schattenbereiches ist, muss es im Sinne von Heilung darum gehen, dieses Schattenthema bewusst zu machen, d.h. das Symptom ist als in den Körper gestürztes Thema wieder auf die Bewusstseinsebene zu heben. Genau hier setzt die Reinkarnationstherapie an. Bevor ich jetzt auf ihre Vorgehensweise eingehe, ist allerdings noch ein paar häufigen Missverständnissen vorzubeugen. Ich verstehe unter Reinkarnationstherapie jene Therapieform, die in den 70er Jahren in München entwickelt wurde und später ab den 90er Jahren im Heilkunde-Zentrum Johanniskirchen weitergeführt wurde. Sie hat z.B. nichts mit jener aus den USA gekommenen, auf Netherton zurück gehenden Past-Life-Therapie zu tun, die in früheren Leben nach Urtraumata forscht. Für uns ist Reinkarnationstherapie weit mehr als eine zeitlich verlängerte Psychoanalyse, die einfach den Betrachtungsrahmen weiter zurückschiebt. Nach unseren Erfahrungen lässt sich gar kein Ur- oder erstes Trauma finden, einfach, weil es unzählige gibt. Mit der Ursachenfrage können wir beliebig fortfahren zu fragen „Warum?" und finden nie ein Ende im Sinne einer wirklichen Ursache.

Warum bekommt er einen Schnupfen? Weil er sich bei einem Freund angesteckt hat. Aber warum hat er sich denn angesteckt, andere haben es ja auch nicht getan? Weil er an dem Tag eine schwache Abwehrlage hatte. Warum aber hatte er eine schlechte Abwehr? Weil er dieses Abwehrsystem letztlich von seinen Eltern geerbt hat. Warum aber haben die es ihm vererbt? Weil sie es auch wieder geerbt haben von ihren Eltern usw. bis Adam und Eva. Wobei die Frage offen bleibt, warum diese beiden ersten Menschen mit so einem unzulänglichen Abwehrsystem ins Leben geschickt wurden. Wissenschaftlich anspruchsvollere Denker können diese Warum-Kette auch nach Belieben bis zum Urknall zurückverfolgen, ohne natürlich eine Antwort auf die Frage zu finden, warum es denn da plötzlich geknallt hat? Die Kausalität führt, so wie sie heute im Rahmen der naturwissenschaftlichen Medizin angewandt wird, letztlich immer in eine Sackgasse. Das wiederum hat damit zu tun, dass der Wissenschaft im Laufe ihrer Entwicklung das Verständnis für die Polarität abhanden kam bzw. es sich nie sehr weiter entwickeln konnte.

Als Aristoteles den Übergang vom ganzheitlichen Weltbild seiner Vorgänger Sokrates und Plato zum wissenschaftlichen strukturierte, setzte er noch auf vier Arten von Kau-

salität, nämlich die aus der Vergangenheit auf die Gegenwart zielende so genannte Causa efficiens und die von der Gegenwart in die Zukunft weisende Causa finalis, außerdem auf die Causa formalis oder Musterursache und die Causa materialis. In den Naturwissenschaften hielt sich aber nur die erstere Ursache, so dass dort seither konsequent in der Vergangenheit nach Ursachen geforscht wird. In den Geisteswissenschaften dagegen verlegte man sich mehr auf die Zielursache. Wenn man einen Naturwissenschaftler danach fragt, warum ein Vogel Flügel hat, darf er streng genommen nicht antworten, damit er fliegen kann. So würde zwar jeder normale Mensch antworten, aber der Naturwissenschaftler darf sich solch einer finalen, d.h. auf die Zukunft weisenden Antwort nicht bedienen. Ganz offensichtlich kann man mit dieser einseitigen Betrachtungsweise der Wirklichkeit aber nicht gerecht werden. Nicht einmal einfachste Ereignisse lassen sich so ausreichend beschreiben.
Warum läuft der 100 Meter-Sprinter bei der Olympiade wie verrückt in Richtung Ziel? Wo jeder vernünftige Mensch antworten würde, weil er die Goldmedaille gewinnen will, bleibt dem Schulmediziner nur die Suche nach einer Causa efficiens, die aus der Vergangenheit auf die Gegenwart wirkt. Er könnte als solche z.B. den Startschuss angeben. Natürlich ist es aber lächerlich zu glauben, dass der Sprinter nur wegen des Startschusses Jahre lang hart trainiert hat. Die Naturwissenschaften und mit ihnen die Medizin binden sich hier selbst die Hände. Nichtmediziner können natürlich leicht alle vier Arten der Kausalität wieder vereinen und nehmen so auch erfahrungsgemäß leichter ganzheitliches Denken an.

Sowohl die Reinkarnationstherapie als auch die Krankheitsbilder-Deutung haben sich außerhalb der „naturwissenschaftlichen Medizin" durchgesetzt. Beide resultieren aus einem Weltbild mit erweiterter Kausalität, das sich die Schulmedizin ohne jede Not selbst verstellt. Sobald wir nämlich die Finalität ins Spiel bringen, bekommen die Dinge und Ereignisse Sinn. Für Geisteswissenschaftler ist das kein Problem. Werden sie gefragt, warum van Gogh jenes Bild gemalt habe, sind sie gewohnt in finalem Sinn zu antworten, weil er damit dieses oder jenes Thema ausdrücken wollte. Eine Causa efficiens ist zwar auch hier vorhanden, aber sie wirkt eher lächerlich. Natürlich sind auch die Armmuskeln und ihre Bewegungsmöglichkeiten eine notwendige Ursache wie auch vielleicht die materielle Not van Goghs, entscheidend für uns heute ist jedoch seine (künstlerische) Absicht.
Es kann also nicht darum gehen, eine Ursache zu finden. Nicht weil es keine Ursachen gäbe, im Gegenteil, es gibt sie in unendlicher Zahl, und sie treten wie alles in der Polarität immer im Doppelpack auf.

Menschen leben in ihrem jeweiligen Muster, und das findet sich in allen möglichen Zeiten und Lebenssituationen. Dieses Muster ergibt sich aus dem Zusammenspiel von bekannten und noch unbekannten Anteilen des Bewusstseins. In der Reinkarnationstherapie gehen wir von den Problemen beziehungsweise Symptomen der Patienten aus und finden sie durch alle Zeiten gespiegelt. Schon bei der Geburt, die in jeder Reinkarnationstherapie ausführlich bewusst gemacht wird, finden wir das jeweilige Thema wieder. Wir finden es aber natürlich auch in jedem früheren Leben wie auch in seiner heutigen Beziehung und im aktuellen Beruf. Wer gelernt hat, diese mustergültigen Themen zu sehen, findet sie tatsächlich überall.

Nehmen wir das Beispiel eines Allergikers, um zu zeigen, warum wir überhaupt auf Inkarnationen zurückgreifen. Hier ist noch anzumerken, dass wir durchaus nicht der Meinung sind, dass die ganze Fülle des zu Tage geförderten Materials aus historischen Inkarnationen stammt. Für die Therapie ist das auch gänzlich gleichgültig, denn es handelt sich jedenfalls um für diesen Menschen typische Anteile seines Seelenmusters, die sich aus Phantasien, Projektionen und Inkarnationsbruchstücken zusammensetzen. Nehmen wir nun einen Allergiker an, der – möglicherweise über das Nachschlagen in „Krankheit als Symbol" – schließlich zu der Erkenntnis kam, dass sich in dem Krieg, den sein Abwehrsystem gegen irgendwelche Pollen führt, sein Aggressionsproblem spiegelt. Trotzdem wird er sich selbst meist als gar nicht aggressiv wahrnehmen, im Gegenteil, das Aggressionsproblem projiziert er wie die meisten Menschen nach draußen auf andere. Hier ist es nun hilfreich, mit dem Mittel der zeitlichen Regression zu arbeiten. Schon beim Wiedererleben seiner Geburt wird er ein Gefühl dafür bekommen, mit wie viel aggressiver Kraft er hinaus ins Leben geschoben werden musste. Gehen wir weiter zurück in frühere „Leben", wird er immer wieder wahrnehmen, wie sehr er zum Opfer von Aggressionen wurde. Es ergeben sich auf diese Weise ganze Ketten zu einem Thema, die wir beliebig in der Zeit zurück verfolgen können. Durch dieses Anschauen und damit einhergehende Aussöhnen mit diesen Situationen ergibt sich eine energetische Entladung der betreffenden Kette, was bereits zu Symptombesserungen führen kann, aber nicht mit Heilung verwechselt werden sollte. Hier liegt aber immerhin die (Erfolgs-)Basis vieler Past-Life-Therapien, die häufig auch als Reinkarnationstherapien bezeichnet werden.

In unserer Therapie gehen wir immer weiter zurück, bis dorthin, wo sich der Patient plötzlich nicht mehr als Opfer, sondern als Täter erlebt. Wenn er dann mit einer Waffe auf jemanden losgeht und seinen ganzen Hass in dieser Situation spürt, wird ihm viel leichter bewusst, dass er dieses Gefühl kennt, und es genau dem entspricht, was er spürt, wenn er mit seinem Anwalt wegen der bevorstehenden Scheidung verhandelt. Wir spielen in dieser Situation sozusagen mit der Zeit, denn der Patient erlebt ja alles in der Gegenwart. Es ist natürlich unmöglich, sich an früheste Zeiten (intellektuell) zu erinnern, das klappt schon bei der Geburt nicht mehr, wie die Psychoanalyse ja hinlänglich bewiesen hat. Analytiker stehen dieser ganzen Arbeit, die mit dem Wiedererleben in der Gegenwart, wie sie auch von vielen Methoden der humanistischen Psychologie bevorzugt wird, deshalb wohl auch oft so kritisch gegenüber. Über den Intellekt und seine Analysen kann man sich schlauer über das Funktionieren von Seele machen, aber über eine analytische und damit archetypisch männliche Methode wird man der archetypisch weiblichen Seele nicht einmal nahe kommen. Das ist auch der Grund, warum Patienten nach langen Gesprächstherapien oft erstaunlich gut über ihre seelischen Probleme Bescheid wissen, ohne dass sich an denen etwas Wesentliches geändert hätte.

Der Reinkarnationstherapie geht es stattdessen darum, dass ein Mensch aufwacht für sein Muster und Schritt für Schritt mehr davon bewusst in sein Leben integriert. Die Inkarnationen sind an sich unwichtig, ja außer für den Patienten selbst sogar langweilig. Es geht lediglich darum, das Muster darin zu erkennen, um es auch in der Gegenwart zu finden und so frei zu werden von einer belastenden Vergangenheit. Je bewusster uns die Vergangenheit wird, desto leichter ist es, sie hinter sich zu lassen und im Hier und Jetzt anzukommen. Wenn das eigene Muster in der Vergangenheit deutlich geworden ist, wird es überall wieder entdeckt und z.B. besonders deutlich in der Geburt, die wie eine Zusammenfassung des ganzen Lebens erscheint. Nicht umsonst sagen Volksmund und spirituelle Tradition, im Anfang liege alles begründet. Ein solcherart erwachter Mensch wird immer wieder auf seine eigenen Strukturen stoßen, er wird selbstverständlich aufhören zu projizieren, weil er ja erlebt, wie sehr er selbst mit all seinen Problemen verbunden ist und auf beiden Seiten an ihnen mitwirkt. Er kann so erkennen, dass innen und außen letztlich eines sind und alles draußen nur Spiegel des eigenen Inneren ist. Natürlich wird er nach solch einer Therapie z.B. nicht mehr auf Ausländer projizieren, denn er hat sich ja selbst in so vielen Zeiten, Ländern und Kulturen erlebt. Er neigt nun mehr dazu, sich in allem wiederzufinden, als alle Schuld auf andere zu projizieren. Allein dieser Punkt der Zurücknahme aller Projektionen ist eine unbeschreibliche Befreiung und nicht Beschwernis, wie es manchen erscheint. Wenn nach einer langen Therapie – wie bei manchen Analysen – nur herauskommt, dass die Eltern oder bevorzugt die Mutter Schuld ist, war die Anstrengung umsonst.

Allein das Übernehmen der Verantwortung für uns selbst kann uns befreien. Die Erkenntnis, dass alle Menschen ihre Rollen spielen im Rahmen ihrer Muster, kann dazu der wesentliche Schritt sein. Auf alle Fälle wird das leidige Schuldzuweisen beendet, das noch niemandem genützt aber schon viele behindert hat. Das Ende der Projektionen ist gleichbedeutend mit Schattenintegration, denn sobald wir erkennen, dass alles Äußere nur ein Spiegel unseres Inneren ist, beginnt auch das Anerkennen der eigenen dunklen Seiten. Daraus folgt wiederum ein allmähliches Aufgeben von Wertungen. Böses entsteht ja nur durch unsere Abwertung dieser Seite der Wirklichkeit. Ein diesbezüglich ganz entscheidender Punkt ist, dass die Therapeuten ihren Patienten frei von Wertungen begegnen und Räume zur Verfügung stellen, in denen die Patienten so sein dürfen, wie sie sind. Wertungen auf Seiten der Therapeuten können den Erfolg der Therapie nicht nur gefährden, sondern die ganze Situation noch verschlimmern. Das ist einer der Hauptgefahrenpunkte dieser Therapie. Wenn der Patient nämlich nicht aus den Wertungen herauskommt, wird er sich nach der Therapie auch noch für all die alten dunklen Erfahrungsbereiche verurteilen. Erlebt er aber, dass er so sein darf, wie er mit allen seinen Aspekten ist, wird das enorm befreiend wirken und ungeahnte seelische Kräfte freisetzen, um dem eigenen Lebensmuster in eigener Verantwortung gerecht zu werden. Der sicherste Weg für Therapeuten, um aus dem Wertungsdilemma herauszufinden, ist Eigenerfahrung und -therapie.

Das große Ziel der Reinkarnationstherapie ist es, Menschen mit sich selbst auszusöhnen. Das muss natürlich beim Therapeuten beginnen, denn er wird seine Patienten kaum weiter bringen können, als er selbst ist. Insofern ist Eigentherapie das A und O für die Therapeuten bei diesem Ansatz.

Bezüglich seines Musters wird der Patient erfahren, dass er aus diesem genauso wenig heraus kann wie aus seiner Haut, aber er wird Ebenen finden, wo sich diese Energie sehr viel geschickter und angenehmer für ihn und andere ausdrücken kann. Die Energie hinter der Allergie ist Aggression. Aber statt sein Abwehrsystem wie verrückt gegen an sich harmlose Allergene kämpfen zu lassen, kann der Allergiker diese Energie z.B. nutzen, um sich besser in der Firma durchzusetzen oder um sich durch seine Beziehungsprobleme durchzubeißen usw.

Was die Inkarnationen angeht, die dieser Therapieform immer noch etwas Spektakuläres anhaften lassen, ist anzumerken, dass sie natürlich nur dann historisch gesehen „langweilig" sind, wenn die Reinkarnationstherapie auf seriösen Grundlagen erfolgt.

Dazu gehört nach unserem Verständnis unbedingt die permanente Messung des Hautwiderstandes während der ganzen Therapiezeit, da ansonsten kostbare Zeit sinnlos verschwendet wird und das Therapieergebnis viel zu vage bleibt. Ansonsten kann es passieren, dass von der Esoterikszene infizierte Patienten sich und ihren „Therapeuten" die nettesten Eso-Märchen zusammenphantasieren. Nach 30 Jahren Reinkarnationstherapie kann ich feststellen, dass die überwältigende Fülle der zu Tage geförderten Inkarnationen in einfachsten Verhältnissen spielt als Tagelöhner und Mägde, Bäuerinnen und Fischer und eben nicht als Pharao und Hohe Priesterin. Natürlich wird das ganze lächerlich und der Begriff Therapie unpassend, wenn Therapeut und Patient die Regressionen nutzen, um ihr Ego auf solch dümmliche Weise aufzuplustern. Man braucht ja nur ein Geschichtsbuch zu öffnen, um festzustellen, wie 99 % der Menschen zu allen Zeiten gelebt haben.

Die Hautwiderstandskontrolle ist aber auch darüber hinaus unverzichtbar, weil sie erlaubt, nur Themen zu verfolgen, die unter Ladung stehen, d.h. die seelisch wirklich relevant für die Patienten sind. Damit kann man enorm viel (Therapie-)Zeit einsparen. Gerade das macht diese Therapiemethode allerdings nicht zu einer ähnlich beschaulichen Angelegenheit wie viele sich über Jahre ziehende Psychotherapien. Es geht hier im Gegenteil sehr direkt und rasch zum Thema, was sich auch darin niederschlägt, dass sie täglich 120 Minuten über vier Wochen dauert.

Dafür ist Reinkarnations-Therapie vergleichsweise sehr erfolgreich, nicht nur im Umgang mit primär seelischen Problemen, sondern auch in der Aufarbeitung psychosomatischer Krankheitsbilder und auch solcher, die von der Schulmedizin immer noch als rein körperlich angesehen werden. Das liegt neben dem inhaltlichen Aspekt, sicher auch an Begleitumständen, wie eben der routinemäßigen Hautwiderstandsmessung, aber auch an der Intensivierung der Prozesse durch begleitendes Fasten, Atem- und Mandalaarbeit, vor allem aber auch an der Durchführung in vier Wochen an einem Stück. Ein Mondzyklus mit täglich zwei Stunden Therapie und einem ausgefeilten Begleitprogramm hat sich für uns als ideal für die Psychotherapie ganz allgemein und die Reinkarnationstherapie im Speziellen erwiesen. Schattenarbeit ist durchaus nicht so angenehm, dass es irgendeinen Sinn hat, solche Prozesse über Monate auszudehnen. Auch muss sich der Patient, wenn er nach 120 Minuten aus der Sitzung auftaucht und zurück in sein normales Lebensumfeld kommt, dort wieder in den alten vorgeprägten Mustern zurechtfinden. Insofern wird die Therapie mit zwei Wochenstunden leicht zu einer Sisyphusarbeit. Der mühsam den Berg hinaufgerollte Stein wird bis zur nächsten Sitzung wieder hinunterrollen und alles beginnt in einem fort von vorn. Um solches zu vermeiden, erwarten wir, dass die Patienten zu uns aufs Land kommen und hier in der

Abgeschiedenheit sich und ihrer seelischen Entwicklung einen ganzen Monat widmen, ohne andere Arbeit oder Ablenkung. Was sich auf den ersten Blick sehr hart und aufwendig anhört, ist auf den zweiten eher eine Erleichterung. Je schneller man in die eigenen dunklen Bereiche hinabtaucht, desto rascher wird man von ihren negativen Auswirkungen frei und kann sich der seelischen Entwicklung im Licht der Bewusstheit widmen.

Das gewichtigste Argument gegen die Reinkarnationstherapie kommt nach meinem Geschmack aus der spirituellen Philosophie in Form der Feststellung, dass es keine Zeit gäbe und insofern auch Inkarnationen, die hintereinander auf einer Zeitachse ablaufen, nicht existieren können. Das ist letztlich richtig, aber für die allermeisten von uns wenig relevant. Solange wir nämlich noch eine Vergangenheit haben, gibt es auch Zeit für uns. Erst wenn wir die Vergangenheit abschütteln, wozu gerade die Reinkarnationstherapie eine wesentliche Hilfe ist, wird uns die Illusion der Zeit bewusst und wir landen im viel besungenen Hier und Jetzt.

4. Geist – Gedankenanstöße

4.1 Woran krankt die Welt?

Globalisierung und Turbokapitalismus – Auswege aus der globalen Krise

Wir sind von den Medien darauf eingestellt worden, dass die Zeiten schlecht seien. Es herrscht amerikanischer Krieg gegen den Terrorismus und alles was die USA dafür halten. Im kleinen Stil rüsten wir in Europa dem großen Bruder hinterher und unterminieren unsere Rechtsstaat nach Washingtoner Vorbild. Die Wirtschaft bricht ein, und wir werden darauf eingeschworen, den Gürtel enger zu schnallen. Letzteres wäre ja noch nicht sehr bedenklich, wenn wir denn sehen würden, dass diese Entwicklung längst bestanden hat und nur ein wenig beschleunigt worden ist durch die Terrorakte. Die Terroristen haben vier Flugzeuge vom Himmel geholt, wir aber lassen ganze Fluggesellschaften abstürzen und bereiten das schon seit langem vor. Das Schicksal von Swissair, Sabena und LTU war längst besiegelt und weitere werden folgen. Unsere Politiker nutzen die neue Gefahr und den daraus entstandenen Krieg nur zu gern, um uns über die Bedrohung durch das eigene System hinweg zu täuschen. Es hat uns und vor allem die ärmeren Teile der Welt in eine beispiellose Abwärtsspirale gezogen, von der jetzt nur schlecht abgelenkt wird. Trotz der Nachteile für breite Schichten werden die Anhänger des Turbokapitalismus nicht müde, die Globalisierung als das Allheilmittel besonders für die armen Länder zu preisen. Die Wirklichkeit sieht aber leider ganz anders aus. Zwar wird tatsächlich durch sogenanntes Outsourcing viel Arbeit in arme Drittweltländer verlegt, allerdings zu Bedingungen, die dort das Elend eher vergrößern. Wenn Nike seine Näherinnen in Vietnam und Indonesien unter dem dortigen Existenzminimum abspeist, wird dadurch die Reichtumsverteilung in der Welt keineswegs gerechter. Das Beispiel Mexiko mag das verdeutlichen. Um dem Diktat des IWF (internationaler Währungsform) gerecht zu werden, ordnete der mexikanische Präsident in seinem Land eine Radikalkur an. Die Zinsen stiegen auf über 20 %, und die Staatsausgaben wurden drastisch beschränkt, sodass das Land – laut *Newsweek* vom 18.03.1996 – in die ärgste Rezession seit dem Zweiten Weltkrieg stürzte und seine Bürger in entsprechende Depressionen. Innerhalb von wenigen Monaten gingen über 15.000 Unternehmen in Konkurs, etwa drei Millionen Mexikaner verloren ihre Arbeit, und die Kaufkraft nahm um über 34 % ab. Zehn Jahre von den internationalen Organisationen verordnete Deregulierung, Privatisierung und Stärkung des Marktes nach dem Lehrbuch des Neoliberalismus haben dem Land viel mehr geschadet als genutzt. Das Ergebnis sind die Guerilla der Zapatisten im Süden des Landes, die sich vorwiegend aus armen Bauern rekrutiert, aber auch Protestbewegungen des Bürgertums, das durch die hoch schnellenden Zinsen seine Kredite nicht mehr abzahlen konnte und so in den Strudel des Elends mit hineingerissen wurde. Mexiko ist eher auf dem Sprung zum Bürgerkrieg als auf dem Weg in die gelobte Erste Welt. Die zunehmenden Anschuldigungen hiesiger Arbeiter und ihrer Gewerkschaften gegen die billige, weil so arme Konkurrenz aus dem Ausland entbehren im Wesentlichen der Grundlagen. Die ebenso billigen wie fleißigen Arbeitsbienen der Dritten Welt sind es kaum, die den Menschen der Industrieländer Arbeit wegnehmen. Deren Arbeit will hierzulande sowieso kaum jemand machen. Wenn überhaupt, wäre in diesem Zusammenhang an die hoch qualifizierten ausländischen Computerfachleute zu denken. Die sind aber nicht durch Deutsche zu ersetzen – mangels Qualifikation. Viel mehr Arbeitsplätze schluckt der ständig weiter vorangetriebene technische Wandel, der Rationalisierungen *am laufenden Band* mit sich bringt. Tatsächlich ist die Wahrheit gerade umgekehrt: Die Globalisierung nutzt weder den Armen in der Dritten Welt noch den Unterprivilegierten der Ersten, sondern ausschließlich den Reichen und Privilegierten überall auf der Welt. Im Übrigen wachsen auch die wirtschaftliche Gesamtleistung der Industrienationen und deren Reichtum stärker denn je weiter, lediglich deren Verteilung wird immer ungleicher. Wir hätten alle ökonomischen Möglichkeiten für eine gerechtere Verteilung, aber es gibt keinerlei politische Ambitionen in diese einzig Rettung verheißende Richtung zu gehen.

Tittitainment

Stattdessen wird eine fast komisch anmutende Strategie entwickelt. Leider ist sie in ihren Konsequenzen aber zutiefst traurig. Den ganzen Arbeitstag über gehetzt und gestresst, suchen die Menschen nach solch einem Tag oft nur noch Ablenkung. Sie verkriechen sich in ihren Fernsehsessel und lassen sich von Seifenopern und Spielshows ablenken. Die fast ausschließlich auf Horror aufgebauten Nachrichten deprimieren sie so, dass ihnen ihr eigenes Schicksal bis Mitternacht wieder erträglicher erscheint, so dass sie dann in jeder Hinsicht fertig ins Bett sinken. Tittitainment ist das peinliche US-Wort dafür, das entertainment (Unterhaltung) als die Kunst, jemanden unten zu halten – mit den Tittis, einem Slangwort für weibliche Brüste – verbindet. Es geht dabei um die Beschäftigung und zugleich Ruhigstellung jener 80 % der Bevölkerung, die in Zukunft von gesellschaftlichem Reichtum ausgeschlossen werden, durch eine

Mischung aus Ablenkung und flacher Lustbefriedigung, um sie so weit bei Stimmung zu halten, dass sie nicht gewalttätig werden. Auf diese Weise verlieren sie den Kontakt zu ihren Leidensgenossen, der sie vielleicht über Solidarisierungseffekte aus der Lethargie herausreißen könnte. Stattdessen erleben sie ihre Entmachtung und Ohnmacht in relativer Isolierung, hören auf Fragen zu stellen, zu wählen und sich zu entwickeln.

Ausweglosigkeit in der wirtschaftlichen Abwärtsspirale

Die von den noch halbwegs mächtigen Politikern in den G7-Staaten weltweit betriebene Anpassung an den Freien Markt und seine Gesetze führt immer schneller und tiefer in einen Abwärtsstrudel, dem sich zu entziehen, immer schwerer wird. Über weite Strecken gleicht das Spiel der berühmten Fabel vom Wettlauf zwischen Hase und Igel. So sehr sich der Hase auch anstrengt, der Igel hat einfach den wirksameren Trick. Die Hasen und Arbeitnehmer werden bei den modernen Industriewettläufen immer nur verlieren können. Irgendein billiger produzierendes Unternehmen wird weltweit schon zu finden sein oder jedenfalls bald auftauchen. Dann müssen alle den Gürtel enger schnallen, um sich anzupassen und der Herausforderung zu begegnen. Selbst wenn das gelingt, wird es aber nur dazu führen, dass sich auch die anderen anpassen (müssen) und so geht das Spiel ewig weiter, während der Druck wächst und nebenbei auch die Gewinne der Aktienhalter. Für die Mehrheit der Menschen wird die Situation zunehmend unerträglich, die Kluft zwischen Besitzenden und Abhängigen wird größer und irgendwann wohl auch für Unfrieden sorgen. Denn die Zahl der Menschen, denen im wahrsten Sinne des Wortes nichts mehr übrig bleibt, wächst ständig. Sie haben dann irgendwann einfach nichts mehr zu verlieren, was eine auch politisch gefährliche Situation heraufbeschwört. Das haben jene Entwicklungsländer gezeigt, in denen die Machthaber es mit Unterdrückung und Ausbeutung zu weit getrieben haben.

Die „Financial Times vom 30.04.1996 wird sehr direkt, wenn sie der Wirtschaft für die Zukunft empfiehlt, „mehr Arbeitsplätze für junge Männer" zu schaffen. Dahinter steckt die Erkenntnis, dass es vor allem männliche Jugendliche sind, die mangels gesellschaftlicher Chancen zu Kriminalität und Gewalt tendieren. Da aber mehr als 2/3 der US-Stellen für Ungelernte von Frauen besetzt sind, wäre es nach dieser perfiden Logik am wirkungsvollsten, die Arbeitsmöglichkeiten für Frauen zu beschränken, da diese weniger zu Gewalt neigen als Männer. Neben der Diskriminierung der Frauen fällt bei dieser Argumentation der führenden Wirtschaftszeitung der USA auf, dass hier der kriminellen Seite bereitwillig nachgegeben wird. Wer schlimmer droht, bekommt schließ-

lich, was er will. Das könnte leicht die Maxime einer immer kälter und härter agierenden Gesellschaft werden.
Der „International Herald Tribune" zitiert Klaus Schwab, den Gründer des World Economic Forum in Davos, also durchaus einen Mann der Wirtschaft: „Die menschlichen Konsequenzen der Globalisierung erreichen ein Niveau, mit dem das ganze Sozialgefüge der Demokratien in nie da gewesener Weise auf die Probe gestellt wird". Schwab erkennt sehr richtig die Stimmung von „Hilflosigkeit und Angst, die in eine unberechenbare Gegenbewegung münden könnten" und fährt fort: „Die politischen und wirtschaftlichen Führer sind herausgefordert, zu demonstrieren, wie der neue globale Kapitalismus so funktionieren kann, dass er auch der Mehrheit Nutzen bringt und nicht nur Konzernen und Investoren." Mit dieser Forderung sind aber Regierungen und Konzernmanager völlig überfordert. Es gibt kaum Anzeichen, dass die neoliberale Wirtschaftsstrategie allen nützt, aber jede Menge, dass sie den allermeisten schadet. Auf jeden Fall steht die Zahl der weltweiten Verlierer in gar keinem Verhältnis zu den Gewinnern. Ökonomisch funktioniert das Ganze natürlich perfekt, aber immer mehr Menschen bemerken doch, dass sie nur noch sehr peripher zur Ökonomie gehören, spüren dafür aber immer deutlicher, dass ihr Leben nicht nur aus wirtschaftlichen Erwägungen besteht.

Am Beispiel der deutschen Großstadt Essen mag das deutlicher werden. Der Stadtkämmerer Horst Zierold antwortet auf die Frage, warum im Zuge des notwendig werdenden Rückbaus aufgrund von Bevölkerungsschwund gerade in den ärmeren Stadtteilen mit Freibadschließungen gespart wird, sehr direkt, die Stadt Essen müsse für Investoren und die bereits ansässigen Konzerne attraktiv bleiben. Nur so und keinesfalls mit sozialen Wohltaten wie kostenloser Schulmilch sei der Wohlstand zu erhalten. So wird folgerichtig letztere ersatzlos gestrichen und dafür der Zuschuss für die Oper erhöht. Das kostet 32,5 Millionen und die Einsparung der Milch bringt nur 25.000 Euro. Also muss der Rotstift weiter walten. Und er wird nach herrschender Logik immer dieselben – und nicht nur in Essen – treffen und das Land weiter in Sieger- und Verliererregionen polarisieren.

Lösungsansätze

Lösungsansätze wären – ganz abgesehen von der dringend notwendigen Bewusstwerdung auf allen Seiten – selbst auf der wirtschaftlich-politischen Ebene durchaus denkbar, nur bräuchten sie den Mut zu auf den ersten Blick unpopulären, ja unamerikanischen Maßnahmen. Die Besteuerung des Geldverkehrs (Tobinsteuer) könnte die riesigen Devisenströme, die täglich um die Welt fließen und ganze Staaten bedrohen, drastisch eindämmen. Die Welt würde dadurch nichts verlieren, denn auf diesem „Markt wird nichts geschaffen, sondern nur (ver-)spekuliert. Früher galten Spekulanten als der Abschaum der Gesellschaft, heute liegt das Schicksal der Welt in den Händen „dieser Burschen", wie sie der französische Staatspräsident einmal genannt hat. Das ließe sich mit einem einfachen Gesetz ändern. Natürlich wäre das eine der verpönten Regulierungen, die allerdings dazu führt, dass jemand, der gegen die Währung eines Landes oder eine Firma spekulieren will, zuerst selbst zur Kasse gebeten wird. Das allein würde viele Spekulanten schon merklich beruhigen. Warum, um Gottes Willen, müssen denn Geld- und Aktiengeschäfte steuerfrei sein, wenn alles andere auch versteuert werden muss?

Ein weiterer unaufschiebbarer Schritt ist die von der deutschen Regierung viel zu zögerlich, aber immerhin begonnene ökologische Steuerreform. Zögerlich wohl deswegen, weil die Politiker gegen die von den Massenmedien (der Konzerne) bestimmte Meinung nicht ankommen. Der Bildzeitungsleser in Deutschland wird aufgrund seiner täglichen Lektüre wenig begreifen von den Zusammenhängen der Globalisierung. Er wird aber von seinem Blatt dahingehend ge-bild-et, dass sein Benzin nicht teurer werden darf. Das ist genau die Strategie der Corporation nation. Die Bildzeitung wird als Zentralorgan deutscher Biertrinker und Stammtischler und damit Mehrheitsmedium, ihren Lesern den Zusammenhang zwischen subventionierter billiger Energie und den eigenen beruflichen Problemen kaum auseinander setzen. Damit aber wird die Chance weiter steigen, dass ihre breite Leserschaft weiter für eine Politik der billigen Energie votieren wird, die den eigenen Niedergang beschleunigt.
Würden die Energiekosten auf ein Niveau steigen, das all die Schäden, die durch ihren großzügigen Verbrauch entstehen, abdeckt, würde der (Welt-)Handel durchaus frei bleiben. Allerdings entfiel der Anreiz, Erz zur Veredelung von Australien nach Namibia zu verfrachten, um es anschließend zurückzuholen. Viel Verkehr würde einfach verschwinden, weil es sich nicht mehr lohnte, was übrigens auch dem Bildzeitungsleser auf seinem Lieblingsweg, der Autobahn, angenehm zugute käme. Für die vielen Schlachttiere wäre es ein Segen und die überstrapazierte Luft könnte wieder aufatmen, sogar die Atmosphäre mit ihrem Ozonloch fände Entlastung. So ließe sich bei gutem Willen und entsprechender Einsicht ein Teufelskreis mit einer Spirale nach unten in eine nach oben wandeln. Gerechte, das heißt kostendeckende Energiepreise würden auch die zunehmende Arbeitsteilung begrenzen. Outsourcing würde weniger attraktiv, weil

der Transport über weite Strecken zu teuer käme. Hier läge also unsere ökologische Hauptchance. Energiesteuern verführen auf sehr direkte Art zum Energiesparen. Neben der Umweltentlastung werden dadurch andere Energieträger attraktiver, die Forschung kommt in Gang und neue Arbeit in Sicht. Dänemark sei hier als leuchtendes Beispiel erwähnt. Die weit niedrigeren Arbeitslosenzahlen und der deutlich geringere Energieverbrauch pro Kopf (in einem bioklimatisch kühleren Land!) sind laut dänischem Finanzminister Ergebnis der seit 1992 laufenden ökologischen Steuerreform.
Auch die menschliche Arbeitskraft würde in dem Maß wieder wertvoller, in dem Energiekosten stiegen. Nach einer Modellrechnung des „deutschen Instituts für Wirtschaftforschung" könnte eine allmähliche Steigerung aller Energiekosten innerhalb von 10 Jahren allein in Deutschland mehr als 600.000 neue Arbeitsplätze schaffen. Logischer Weise würden zum Beispiel im handwerklichen Bereich am Bau mehr Arbeiten anfallen, wenn sich Dämmung endlich rechnete. Bei den momentanen Energiekosten lohnt sie sich durchaus nicht. Es bringt mehr ein, zum schlecht isolierten Fenster hinaus zu heizen und sein Geld in irgendeinem Bankenfonds arbeiten zu lassen. Die Menschen sind mehrheitlich weniger dumm als egoistisch. Die Bauherren würden schon dämmen und Solaranlagen installieren, wenn es sich lohnte – wohl nicht aus Einsicht, sonst hätten sie es längst getan, aber ganz sicher aus Egoismus.

Einige Beispiele zeigen, dass es geht. Die Erhöhung der Vergütung für Solarstrom, die die rot-grüne deutsche Regierung wagte, führte zu einem noch immer anhaltenden Boom in diesem Bereich. Hermann Scheer hat in „Sonnen-Strategie", dem Grundlagenbuch für die solare Wende, den Weg in ein anderes Energiezeitalter skizziert. Wir bräuchten dem Plan nur zu folgen. In ihrem Buch „Ökokapitalismus" bringen Hawken und das Ehepaar Lovins, eine Fülle von Szenarien, wie unser Gesellschaftssystem wieder menschlich zu gestalten und nebenbei die Umwelt zu retten wäre. Interessant für die ob solcher Ideen leicht verschreckte Schicht der Besitzenden ist, dass es dabei keineswegs um Revolution, sondern um Evolution geht, die allen, auch den Reichen, nützt. Über sinnvollen Ressourceneinsatz ließe sich auch wieder Arbeit schaffen, obendrein eine, die bewusste Menschen befriedigen könnte.
Angemessene Preise für die nicht erneuerbaren Ressourcen, die uns unsere Erde liefert, würden dazu führen, dass *nachhaltiger* gewirtschaftet wird, um das neue Zauberwort zu gebrauchen. Warum sollen denn die Schätze der Erde nicht ebenfalls Geldwert haben, sondern nur die Industrieprodukte. Wegwerfartikel würden dann zu teuer werden, Reparatur würde sich wieder lohnen und während Arbeitsplätze entstünden, würde die Umwelt entlastet.

Für die Autoindustrie könnte das zum Beispiel bedeuten, dass man dazu überginge, endlich technisch bereits mögliche Autos mit doppelter Lebensdauer zu produzieren. Dadurch würde der Anteil an Reparaturkosten für die Gesamtaufwendungen gegenüber dem Kaufpreis steigen. Das aber würde die Arbeit der Mechaniker gegenüber der der Roboter in der Produktion aufwerten. Natürlich könnte man auch längst auf andere Motorenkonzepte umstellen. Im Augenblick stehen den Erdgas-, Brennstoffzell- und Wasserstoffmotoren lediglich wirtschaftliche, aber keineswegs technische Hindernisse entgegen. Die Tatsache, dass überall bereits Prototypen herumfahren, belegt das eindrucksvoll.
Und natürlich liegt die Lösung nicht bei den Autos, sondern bei sinnvolleren Verkehrskonzepten, die sich aber ebenfalls schon abzeichnen, wenn Politiker die Chance bekämen, Mehrheiten für entsprechende Umstellungen zu gewinnen. Das allerdings ist in der Mediendemokratie schwer, solange die Medien mehrheitlich Konzerninteressen vertreten. Aber alle Projektion auf Politiker, Konzerne und Fondsmanager bringen nichts, wir haben genau die Politiker, die wir gewählt haben, genau die Manager, die wir zulassen und haben die freie Wahl, wen wir mit unserem Geld ermächtigen.
Hätten wir zum Beispiel endlich eine drastische Besteuerung des Flugbenzins, um nur ein recht oberflächliches Beispiel zu wählen, würde das den Flugverkehr keineswegs zum Erliegen bringen, aber doch auf das notwendige Maß begrenzen. Selbst der Tourismus würde weiter florieren, aber sich mehr auf nahe gelegene Ziele konzentrieren, was wiederum der Gesundheit der Touristen und der Ökologie zugute käme. Diese Entwicklung der Einschränkung des Flugverkehrs haben wir mit dem 11. September über den harten Weg der berechtigten Angst bekommen. Das wäre längst vorher durch Einsicht möglich und überfällig gewesen.

An solchen Punkten lässt sich erkennen, dass wir aus dem Sog in den Abgrund selbst durch einfache politische Weichenstellungen noch eine Aufwärtsspirale machen könnten. Momentan scheitern wir aber am mangelnden Bewusstsein. Weder durchschaut die Mehrheit der Wähler, was sie retten könnte, noch erkennt sie, was sie gesundheitlich und seelisch bräuchte.
Statt der Globalisierung der Ungleichheit ließe sich theoretisch mit unserem enormen Zuwachs an Produktivität auch für globalen Ausgleich sorgen, statt Konsum- und Verschwendungswirtschaft könnte auch der Schwerpunkt auf Nachhaltigkeit, auf Erhaltung und Schutz der Umwelt gelegt werden. Finanzierbar wäre das leichter denn je, aber mit den jetzigen Organisationen und dem Bewusstsein der Bevölkerungen ist es noch nicht realisierbar. Bildungsoffensiven könnten hier sicher etwas ändern, aber

solange wir in dem beschriebenen wirtschaftlichen Teufelskreis stecken, bleibt nur der Weg, über das Bewusstsein einzelner immer größere Bevölkerungskreise zu erreichen. Allerdings erkennen auch ganz oben an der Spitze der Pyramide immer mehr Manager, dass sie mit der Implementierung zunehmend unmenschlicher Effizienzsteigerungsmaßnahmen neben dem Zugang zu ihrer eigenen Seele auch alle Freunde und vor allem alle Freude am Leben verlieren. Schließlich machen sie zuerst ihr eigenes Leben zu jener einsamen Hölle, die heute in den USA schon einen medizinischen Namen trägt. Die Alexithymie ist ein Zustand, in dem einem wirklich nichts mehr übrig bleibt, der lange nach dem Burnout-Syndrom kommt und dieses weit in den Schatten stellt. Eine Art Roboter- oder Zombieexistenz, von Partnern, Kindern und früheren Freunden längst verlassen, funktioniert er immer noch ziemlich perfekt, aber ohne jeden Zugang zu Gefühlen oder Emotionen. Er ist jetzt wirklich durch und durch *cool* und hat damit das weltweite US-Ideal für die Jugend der Welt umgesetzt. Bisher konnte dieses Krankheitsbild nur in den USA verwirklicht werden. Bisher auch nur von Männern und zwar von solchen, die sich den Erfolgsweg bis zur bitteren Neige gegeben und sich das Leben nachhaltig missgönnt hatten.

Wenn Manager weltweit entdeckten, dass auch sie Menschen mit menschlichen und sogar spirituellen Bedürfnissen sind, würden sie sich eher weigern, unseren Heimatplaneten und seine Bewohner zu drangsalieren und sich selbst und allen anderen die Lebensgrundlage zu entziehen. Leider haben sie sich in der Regel so weit im männlichen Yang-Pol verfangen, dass sie die große Welt gar nicht mehr wirklich wahrnehmen, sondern nur noch ihre eigene *Corporationworld* der täglichen kleinen und großen Gemeinheiten. Sie sind auf eine schauerliche Weise in einer Karikatur des Hier und Jetzt gelandet, denken vor lauter Anspannung und Wichtigkeit wohl gar nicht mehr an Morgen. Würde man sie fragen, ob sie Lust hätten, für einen Einkommenszuwachs von 40 % ihre Arbeitsleistung um weitere 30 % zu steigern, noch einmal 20 % der Belegschaft hinauszudrängen, ihre Kinder noch weniger zu sehen und die letzte Lust zu verlieren, mit ihrer Frau zu schlafen, würde die Mehrheit wohl erschrecken und dankend verzichten. Die Frage wird aber nicht gestellt, trotzdem gehen sie diesen Weg in jedem Moment und wer von ihnen hat schon Musse, über die eigene Zukunft und die der eigenen Spezies nachzudenken?

In jedem Mann und auch im noch so harten schlummert aber ein weiblicher Anteil, von C. G. Jung Anima genannt, der immer und jederzeit der Erweckung harrt. Hinter jedem Mann steht auch mindestens eine Frau, wenn nicht die eigene, dann zumindest die ureigene (Mama). Statt sich als Opfer einer vom Yang dominierten und geknechteten Welt zu fühlen, könnten Frauen diese Rolle als Chance erkennen und in sich und ihren Männern den Yin-Pol beleben. Oft ist der Weg für die Männer alleine zu schwer und sie sind schon zu weit in eine Richtung gegangen, um aus eigener Kraft noch umkehren zu können. Dann könnten ihnen ihre Partnerinnen auf die Sprünge helfen, solange für sie und uns noch Zeit bleibt. Sie täten es der Welt und sich selbst zuliebe. Diesbezüglich habe ich selbst gute Erfahrungen gemacht. Bei Gesundheitstrainings für Manager hat es sich sehr bewährt, die Partnerinnen mit einzubeziehen. Anfangs war der Gedanke den Organisatoren auf den Chefsesseln gänzlich ungewohnt, aber bei so einfachen Dingen wie einer gesunden Lebensführung zeigte sich sehr schnell, dass neue Ernährungsstrategien und Regenerationsprogramme nur gemeinsam eine Chance haben. Oft konnte ich als Therapeut erleben, wie die ersten Impulse in Richtung mehr Lebendigkeit von den Partnerinnen ausgingen oder manchmal sogar von den naiven Fragen der eigenen Kinder. Hier eröffnet sich eine riesige Chance für all die Millionen Frauen, die mit der grundsätzlichen Richtung ihres Lebens in dieser Welt gar nicht einverstanden sind.

Wer möchte schon, wenn er in seinem Herzen ehrlich ist, abends mit einem Menschen *verkehren*, der tagsüber anderen Menschen das Leben zur Hölle macht, selbst oder gerade, wenn der vorgibt, es mache ihm gar nichts aus. Für einen bewussten, fühlenden Menschen muss es eine deprimierende und scheußliche Vorstellung sein, an seiner Seite so zu tun, als wäre tagsüber nichts geschehen. Wenn aber Manager niemanden mehr fänden, der ihr seelisches Elend teilt, würden sie sich rasch eines Besseren besinnen. Das ist natürlich vorerst utopisch, denn gerade Geld macht angeblich besonders sexy , und Geld haben die Exekutoren der gesellschaftlichen Verelendung für sich und ihresgleichen genug – all das, was sie auf den unteren Etagen der Pyramide eingespart haben. Längerfristig könnte sich hier aber ein Weg ergeben. Frauen haben auf dieser sensiblen Ebene einen ungleich besseren Zugang zum Yin und darüber eine ungeheure Macht, derer sie sich noch kaum bewusst sind und die sie noch seltener nutzen. Es sind aber vor allem auch Frauen, die unter dem Raubtiersystem der neuen Marktwirtschaft leiden. Was läge also näher, als sich im direkten Umfeld an dessen Vertreter zu halten? Eine Analogie mag diesen Ansatz noch deutlicher machen. Es sind auch vor allem Frauen, die aufgrund ihres durchschnittlich größeren Einfühlungsvermögens unter der Tatsache der sinnlosen Tierversuche leiden, wenn man einmal von den Tieren selbst absieht, was bei uns ja leider üblich ist. Was aber wäre, wenn Frauen sich weigerten mit Männern zu verkehren, die es als ihre tägliche Aufgabe ansehen,

Tiere zu martern. Zuerst würden die Tierquäler wohl ihre Tätigkeit verschweigen, aber sich auch schon was ihre Rückkehr zur Menschlichkeit einläutete dafür schämen. Möglicherweise könnten einige wenige vor sich und ihrer Welt sogar begründen, warum sie das für die medizinische Forschung und zum Wohl von Kranken tun. Aber nur ein Bruchteil könnte das für sich in Anspruch nehmen. All jene, die Tiere ohne Not, aufgrund sinnloser Gesetze und längst widerlegter bürokratischer Bestimmungen „vernutzen", würden allmählich Auswege aus dem Elend ihrer eigenen Tierquälerexistenz suchen und damit allmählich das sinnlose Leiden unzähliger Tiere beenden.

Dieses gesamtgesellschaftlich scheinbar so unbedeutende Beispiel kann uns zeigen, wo die Hebel anzusetzen wären und wie aus kleinen Schritten große Bewegungen werden könnten. In einer Zeit, in der die US-Politik nur noch destruktive Aktionen setzt und ihr die internationale in beklemmender Weise dabei folgt, bräuchten wir gerade diese kleinen und mittleren Schritte in konstruktive Richtung, um das Blatt doch noch zu wenden.

4.2. Medizin und Umwelt

Alles fällt modernen Menschen leichter als die Verantwortung – egal wofür – bei sich selbst zu suchen. So ist es auch naheliegender, die Probleme und vor allem Ursachen in der äußeren Umwelt zu finden, als eine eigene Beziehung zum erlebten Leid herzustellen.

Diese Feststellung soll die Umweltmedizin in keiner Weise herabstufen, sondern viel mehr helfen, ihren Platz zu bestimmen und sie einzuordnen in das große Gefüge der Medizin. Wenn ein Fußgänger heute im Winter auf glatten Wegen ausrutscht, wird die erste Frage lauten: „Wer war hier streupflichtig?", und weniger: „Warum bin ich mit solchen Schuhen so unaufmerksam bei solchem Wetter unterwegs?" Im Zuge einer zunehmenden Ablenkung von eigener Verantwortung zugunsten von engagierter Schuldsuche im Außen wird die Umwelt naturgemäß immer mehr zur Projektionsfläche. So wichtig die Betrachtung einer Projektionsfläche ist, denn nur über sie können wir uns überhaupt wahrnehmen, so gefährlich wird sie, wenn sie nicht als solche durchschaut wird. Und diese Gefahr ist enorm und wächst noch ständig weiter.

Diagnose: Umweltkrank

Die Umweltbelastung nimmt in einem nie für möglich gehaltenen Ausmaß zu und liefert so gleichsam objektive Kriterien für zunehmendes Leid durch Schmutz und Gift. Bald wird es wohl in der Medizin so sein, dass nicht alles, aber immer mehr auf die Umwelt projiziert wird, so wie es schon längst in den Praxen Mode geworden ist, (zu) vieles als „stressbedingt" zu diagnostizieren. Früher sprach man von „vegetativer Dystonie", was nichts anderes meinte als ein grundsätzlich aus dem Gleichgewicht geratenes Eingeweide-Nervensystem. In dieses Denkschema passt die „Ursache" Umweltverschmutzung geradezu wie angegossen.

Wir wissen sehr wohl, dass die beängstigende Zunahme der Allergien und insbesondere des Heuschnupfens weniger auf dem Lande stattfindet, wo das Heu ist, als in den großen Städten, wo die Pollen mit ihrer großen Oberfläche die Schadstoffe anziehen und so vermehrt als Allergene fungieren. Auf dem psychosomatischen Hintergrund fällt sogleich das gemeinsame Thema der bekämpften Symbolik auf. Ob der Pollen als männlicher Samen vom Unbewussten als schmutzig in übertragener Hinsicht eingestuft wird oder der daran anhaftende Dreck gleich als solcher zum Feind erklärt wird, scheint für die Auslösung entsprechender Allergien einerlei zu sein. Letzteres Beispiel könnte uns gut aufzeigen, wie nahe es läge, vom Dualismus „entweder seelisch oder körperlich" wegzukommen zu einem „sowohl als auch". Die in den Industrienationen zunehmend verdreckte und vergiftete Umwelt findet ihren Spiegel in entsprechenden Gewebe- und Seelensituationen. Und das alles ist Ausdruck einer zunehmend und auf allen Ebenen eskalierenden Entwicklung, die die großen Gesetze der Schöpfung ignoriert.

Medizin und Ökologie

Nicht zufällig finden wir in der Zusammenschau von Medizin und Ökologie immer wieder unübersehbare Hinweise auf die schon von Paracelsus beschriebene Analogie zwischen Mikrokosmos und Makrokosmos. So wie wir die Atmosphäre langsam aber sicher haben versauern lassen, machen wir es auch mit unserem eigenen Gewebe. Bezüglich der Umwelt pfeifen es inzwischen die Spatzen vom Dach, wie der ungeheure Ausstoß an Säuren, der durch die Industrie und ihre Abgase in die Umwelt gerät, als saurer Regen auf uns zurückkommt und den Boden versauern lässt.

Im menschlichen Organismus suchen und finden bislang nur so genannte Alternative die Übersäuerung im Gewebe, aber doch mit einer solchen Konstanz und in einem solchen Ausmaß, dass Paracelsus' Wahrheit auch an diesem traurigen Punkt unübersehbar wird – jedenfalls für die, die sehen wollen. Zunehmend erleben wir in den Praxen vor allem Patientinnen mit einem bislang völlig unerklärlichen generellen Haarausfall von den Kopf- bis zu den Schamhaaren. Ist es da so weit hergeholt, mit Paracelsus´ Gedanken im Hinterkopf eine Analogie zwischen dem Sterben der Bäume auf der Erdoberfläche und dem Absterben der Haare auf menschlicher Haut zu vermuten? Auch für die Therapie könnten wir aus diesem Analogiedenken Schlüsse ziehen.

Was im ökologischen Bereich längst bewiesen ist, muss im medizinischen oft erst noch erforscht werden. Als Ökologen feststellten, dass das Waldsterben in den Kalkalpen deutlich geringer war als in den übrigen Bergregionen, drängte es sich auf, das auf die neutralisierende Wirkung des alkalischen Kalkes zu schieben. So lag es nahe, in den übrigen Waldgebieten Kalk auszubringen, um dem Sterben der Bäume entgegenzuwirken. Das Ergebnis war allerdings eine herbe Enttäuschung, stand doch der damit angerichtete Schaden im Bereich von Mikrofauna und -flora in keinem Verhältnis zu dem erreichbaren Nutzen. Ökologen durchschauten, dass der natürliche Kalk im Boden in seiner Wirkung nicht mit dem ausgestreuten zu vergleichen war und stellten diese Hilfsversuche für den sterbenden Wald wieder ein. Im Mikrokosmos unseres Körpers sind wir aber noch längst nicht so weit. Noch immer empfehlen gut meinende alternative Therapeuten ihren Patienten auf Dauer Basenpulver einzunehmen, um der Übersäuerung entgegenzuwirken. Was aber bei einer Fastenkur kurzfristig durchaus von Wert sein kann, ist auf die Dauer mehr als zweifelhaft. Zwar ist das Gewebe durchaus übersäuert, aber die ständige künstliche Zufuhr von Basenpulver ist in ihren Nebenwirkungen nicht zu unterschätzen. Allein das Milieu des Magens wird dadurch ständig neutralisiert, was der Funktion des Magens durchaus unangemessen ist. Viel besser als die künstliche Basenzufuhr in Medikamentenform wäre die Umstellung der Ernährung auf eine artgerechte Form der Nahrung. Das aber bedeutete das Ende für die gigantische Mast mit tierischem Eiweiß und rüttelt damit an einem Tabu. Würden wir uns artgerecht auf der Basis von Gemüse, Körnern und Obst ernähren und nur ausnahmsweise Fleisch und Süßigkeiten zu uns nehmen, wäre die Säurezufuhr deutlich geringer. Eiweiß besteht – nomen est omen – aus Aminosäuren.

Noch zielführender und deshalb wichtiger wäre die seelische Umstimmung. Wer sein Leben morgens schon sauer beginnt, fördert die Übersäuerung seines Gewebes in beachtlicher Weise. Der Versuch morgens um halb acht im Stoßverkehr einer modernen Großstadt die Spur zu wechseln, führt zum Erlebnis saurer Mitbürger. Die meisten lassen einen auch dann nicht hinein, wenn es nur ein paar Sekunden kosten würde. Sauer machen wir uns das Leben schwer.

Lebensraum

Neben all dem Lärm, der nachweislich gefährlich für unser vegetatives Nervenkostüm ist, selbst dann noch, wenn wir meinen, uns daran gewöhnt zu haben, wäre hier auch an die zunehmende Enge in unseren Lebensräumen zu denken. Wenn man einer kleinen Anzahl von Ratten ein geräumiges Freigehege mit guten Ernährungsmöglichkeiten zur Verfügung stellt, werden sie sich vermehren und friedlich miteinander umgehen. Wird es durch die Vermehrung zunehmend enger, verändern die Ratten ihre Lebensart und schließlich werden im Extrem die Väter ihre eigenen Jungen fressen und Halbstarke die Alten totbeißen.
Von solchen Zuständen sind wir in unseren Großstädten noch weit entfernt, aber immerhin ließe sich unschwer den Statistiken entnehmen, dass die Bissverletzungen durch Großstadthunde in den letzten Jahren drastisch zugenommen haben. Die Hunde sind dabei nur direkter, auch die Menschen werden in zunehmender Enge und daraus folgender Bedrückung immer bissiger. Nachdem wir im Außen kaum mehr Möglichkeiten haben, dieser Enge, aber auch der Lärmbelastung zu entkommen, wäre es naheliegend, sich die inneren Räume zu erschließen und hier auf die Suche nach Ruhe und Lösungen zu gehen. Damit soll nicht einer Flucht nach innen das Wort geredet werden, sondern gerade umgekehrt der Weg nach innen als Möglichkeit aufgezeigt werden, Kraft zu schöpfen, um im Außen doch noch etwas zu ändern und zu bewegen.

Was den Lärm in unserer (un)natürlichen Umwelt angeht, haben wir bereits sehr deutliche Hinweise, was auf uns zukommen wird. In meinem Studium, das gerade einmal 30 Jahre zurückliegt, spielten die Krankheitsbilder Hörsturz und Tinnitus noch keine Rolle, heute aber sind bereits Millionen von Bundesbürgern von diesen Symptomen betroffen und nicht selten auch gequält – mit leider unvermindert steigender Tendenz. Der Verdacht liegt nahe, dass es sich hier um Menschen handelt, die zu viel um die Ohren haben, ohne sich das einzugestehen. So zwingt das Krankheitsbild des Tinnitus sie, nach innen auf ihr warnendes Ohrgeräusch zu hören. Das aber könnten wir rechtzeitig und viel angenehmer haben, wenn wir schon vorher beginnen würden, auf unsere innere Stimme zu hören, zu horchen und ihr auch hin und wieder zu gehorchen. So wäre die innere Einstellung zum Leben ein entscheidender Ansatz zur generellen Umstellung.

Wer erkennt, dass Freundlichkeit ein Bumerang ist, wird erleben, wie Menschen ganz anders auf ihn reagieren und zukommen. Gerade wenn wir die Außenwelt mittels Umweltmedizin unter die Lupe nehmen, sollten wir die Innenwelt nicht vergessen, sondern immer darauf achten, dass diese beiden Welten untrennbar zusammenhängen, die eine so wichtig ist wie die andere, und beide sich in jedem Moment spiegeln. Im Buch „Die Schicksalsgesetze" habe ich diese unübersehbaren Parallelen deutlich gemacht, die bis zu Parallelen zwischen den Organen des Menschen und denen der Erde gehen, jetzt aber vor allem im Leiden auf beiden Ebenen deutlich werden. Was wir unserer Welt antun, tun wir auch uns an – das wird immer offenbarer.

Wenn der Kanzler der (deutschen) Einheit blühende Landschaften prophezeite und damit Industrieansiedlungen meinte, wird das ganze Ausmaß unserer Entwicklung beziehungsweise Verwicklung klar. Von solchen Politikern wird uns noch einiges blühen, vor allem, weil sie den Wünschen der Mehrheit Rechnung tragen, die noch immer Wohlstand über Gesundheit und Wachstumszuwächse über Regeneration stellt. Auf solche Weise aufblühende Landschaften atmen keine Ruhe und strahlen keinen Frieden aus, sie sind ausgebeutet und ihrer natürlichen Regenerationskräfte auf augenfällige und drastische Weise beraubt. An den Rändern der Städte kann man solche Industriezonen überall wachsen, ja wuchern sehen. Ähnlich ausgebeutet und ihrer natürlichen Regenerationskräfte beraubt finden sich zunehmend Menschen an den Randgebieten der Gesellschaft. Ihre Abwehrkräfte lassen nach, sie erholen sich kaum noch, fühlen sich dauerhaft müde beziehungsweise ausgebrannt oder neudeutsch „ausgepowert".

Für solche Entwicklungen Ursachen zu suchen ist müßig. Man kann – wenn man will – das kranke Verhalten der Menschen als Ursache für die Umweltmisere anschuldigen oder die in ihren Gleichgewichten gestörte Umwelt als Ursache für die Krankheitsbilder der Menschen sehen. Wie die moderne Physik nahelegt, dürfte hier eher Synchronizität herrschen als Kausalität. Wir schaffen uns genau die Umwelt, die unserer Innenwelt entspricht und diese spiegelt natürlich die Außenwelt. Paracelsus war sich bereits sicher, dass man aus der Umwelt auf die entsprechenden Krankheitsbilder schließen könne, die ein in ihr lebender Mensch entwickeln müsse, und umgekehrt aus seinen

Symptomen auch auf die jeweilige Umgebung. Von einem guten Arzt forderte er das sogar ausdrücklich. Die Zusammenhänge sind heute – anders als zu Paracelsus´ Zeiten – überall und noch viel leichter zu durchschauen, weil die Probleme weiter eskalierten. Selbst Schulmediziner kommen inzwischen auf die Idee, dass der Niedergang der männlichen Fruchtbarkeit etwas mit der Belastung der Umwelt mit Hormonen zu tun haben könne usw. Die Auswirkungen der Handystrahlung sind inzwischen so „unüberspürbar", dass sich Ärzte wie im Freiburger Manifest für schärfere Grenzwerte aussprechen.

Insofern wäre die Entwicklung einer wirklichen Umweltmedizin natürlich längst überfällig, aber diese müsste auch den Blick auf die Innenwelt riskieren, anstatt in der Suche nach Schadstoffen steckenzubleiben. Anderenfalls wird sie (wie etwa die Sozialmedizin) zwar aufzeigen, wo Probleme liegen, aber daran nichts ändern können. Die Umwelt anzuschuldigen, ist genauso wenig lösend, wie die Arbeitswelt als Alleinschuldigen auszumachen. Mit Forderungen, diese äußeren Welten zu ändern, haben sich viele in den letzten Jahrzehnten hervorgetan, ohne damit etwas in Richtung Besserung zu bewegen. Auch die von uns gewählten Politiker versprechen hier ständig Verbesserungen. Alle zusammen aber scheuen wir uns noch, innen anzufangen. Dabei wäre es längst möglich und überfällig. So wie wir bei jeder Fußballweltmeisterschaft ein weltweites und von Milliarden Menschen getragenes Feld für Fußball aufbauen, müsste es gelingen, ein entsprechendes für Ökologie und Gesundheit zu schaffen.

Entsprechend meinem Buchtitel „Woran krankt die Welt" ließen sich Antworten auf beiden Ebenen finden. Wir kranken an der äußeren Umwelt und der inneren Seelenwelt gleichermaßen. Dass wir hier immer noch im kontraproduktiven „entweder oder" verharren, verschärft unsere Probleme und verhindert umfassende nachhaltige Lösungen. Letztlich ist es ein geistiges Problem.

4.3 Die moderne Geld-Oper

Staunend erleben wir, wie konservative Politiker, die über Jahrzehnte alles und vor allem die Gewinne privatisierten, nun mit großem Engagement Kernforderungen von Kommunisten umsetzen und große Banken verstaatlichen. Täglich kommen neue hinzu, darunter so gewaltige Institute wie die Schweizer UBS, gegen die die Deutsche Bank ein kleiner Fisch ist. Verhalten sich die Politiker dabei nun vor allem staatsmännisch und verantwortungsbewusst, wie sie uns ständig bedeutungsschwanger weis machen wollen? Oder ist es nicht doch so, dass sie im großen Stil mit Steuergeldern die Spielschulden von wenig- bis unverantwortlichen Investment-Bankern sanieren? Staunend lesen wir in der Zeitung, dass die Manager der belgischen Dexia-Bank, die diese so vor die Wand fuhren, dass die belgischen Steuerzahler sie mit einem Milliarden-Kredit retten durften, ihre eigene Rettung gehörig feierten. Auf der 150.000 Euro teuren Party im mondänen Hotel de Paris im Fürstentum Monaco floss der Champagner in Strömen zu Trinksprüchen wie: „Auf alle, die ihr Geld verloren haben!"

„Kredit" kommt von glauben, wer aber kann denen – nach solchen und anderen Taktlosigkeiten, die sie zur Garnierung ihrer Unfähigkeit bieten, noch glauben? Den Bankern wie den Politikern, die mit ihnen verblüffend gut zusammen oder ihnen doch zumindest in die Hände spielen? Was für ein Spiel ist das überhaupt, das da (mit uns) gespielt wird? Und wieso spielt der Staat in Gestalt unserer Politiker da mit? Weshalb werden die Verantwortlichen für die Katastrophen nicht einmal gesucht, gestellt und zur Verantwortung gezogen? Nicht dass wir ihnen Gefängnis wünschen, aber vielleicht einmal richtige Arbeit, die auch anderen Nutzen bringt. Kommt der Ausdruck Gemeinwesen für Staat vielleicht doch von gemein? Lieschen Müller und Otto-Normal-Verbraucher haben ja ihre schlechten Erfahrungen mit den Stellen des Staates, wenn es um Schulden geht. Sie kennen die harte und oft gnadenlose Linie und jetzt erleben wir einen verblüffend sanften Umgang mit unfähigen Gierhälsen und gierigen Spitzenspekulanten, die sich in guten Zeiten skrupellos selbst bedient und ihre Taschen bis weit über die Peinlichkeitsgrenzen vollgestopft haben. Man fühlt sich langsam auch wieder an einen anderen Kommunisten erinnert, Bert Brecht, der einmal gesagt haben soll, was ist schon der Einbruch in eine Bank gegen die Gründung einer solchen?
Inzwischen haben die Einbrüche der Banken die Einbrüche in Banken längst aus den Schlagzeilen verdrängt. Was mögen sich Bert Brecht und Karl Marx wohl so bei ihren späten Triumphen denken, falls sich ihre Seelen noch um solche Dinge kümmern sollten?

Wie krank dieses System ist, habe ich vor Jahren in dem Buch „Woran krankt die Welt?" dargestellt. Als ich damals schrieb, wer so vielen Menschen, wie in der Stadt Salzburg leben, in zwei Türmen unterbringt und eine Arbeit verrichten lässt, die nur ganz wenigen nützt und ganz vielen schadet, müsse sich nicht wundern, wenn das einmal schief ginge, ist mir das sehr übel genommen worden. Besonders natürlich als wenige Monate später der 11. September die beiden Türme ereilte. 3.000 Geldmanager sind an diesem schrecklichen Tag von uns gegangen, deutlich weniger als täglich Kinder verhungern an den Folgen einer Wirtschaftspolitik, die Geldspekulanten und Superreichen nützt und den Kindern dieser Welt schadet.

Und wo sind wir heute? Der 11. September hat mit dem Terrorthema noch einmal abgelenkt von unseren zentralen Problemen. Ein völlig aus den Fugen geratenes Geld- und Wirtschaftssystem, die die schlechtesten Seiten der Menschen belohnen und folglich fördern, gehören dazu. Nach dem Gesetz der Polarität muss aber aller Schrecken auch gute Seiten haben. So könnten wir aus dieser Misere eine Chance machen, Positionen, die jetzt wie faule Früchte in Staatshand fallen, nie mehr in die Hände privater Spekulanten und Gierhälse zu legen. Den sich noch am freien Markt einschlägig Betätigenden könnten die Staaten bei dieser Gelegenheit Grenzen setzen und ihrer Gier Barrieren. An diesem vielleicht entscheidendem Punkt ließe sich eine andere, menschlichere Welt bauen auf einem Finanz- und Wirtschaftssystem, das Spekulationen nicht in diesem Ausmaß fördert, sondern eindämmt und sanktioniert.

Ein wenig wäre ja schon gewonnen, wenn viele Investment-Manager umschulen und in Zukunft ehrenwerter Arbeit statt Spekulation nachgingen? Auch sie selbst hätten dabei durchaus zu gewinnen, könnten ihren Nachbarn wieder in die Augen schauen und ihren Kindern Fragen nach ihrer Arbeit beantworten ohne zu lügen.
Wie viel aber wäre erst zu gewinnen gewesen, wenn wir all diese schon unübersichtlich werdenden Milliardensummen, die jetzt so locker von den Politiker locker gemacht werden, für sinnvolle Projekte wie Bildung, Entwicklungshilfe etwa im Sinne der Grameen-Bank aufgewendet hätten, für Umwelt- oder Arten- oder gar Kinderschutz? Nicht auszudenken, was für ein Segen über die Welt hereingebrochen wäre und den Terrorismus hätten wir über eine weltweite Bildungs- und Entwicklungshilfe-Offensive noch nebenbei und nachhaltig erledigt.

Aber scheinbar sind wir noch lange nicht so weit. Wie weit muss es mit uns noch kommen, damit wir endlich mehrheitlich kapieren, was mit uns und unserer Welt passiert?

Und natürlich liegt die Lösung wiederum nicht in der Projektion auf Politiker und Banker – fast jeder kennt ja auch ein paar nette und verantwortliche darunter. Wir haben selbstverständlich die Politiker und Banker, die wir verdienen. Also müssen wir uns entwickeln, um reif für ein besseres beziehungsweise menschlicheres System zu werden. Dazu gehört, dass wir unser Verhältnis zum Geld klären und nicht selbst gierig ein Spiel mitspielen, das wir in Wirklichkeit weder wollen noch zu spielen verstehen. Am Geld hängt so viel und so viele hängen so sehr am Geld. Hier anzusetzen ist zwar weniger angenehm, weil es sofort persönlich wird, aber gerade hier bieten sich beträchtliche Chancen persönlichen Wachstums. Mein kleines, wie zu dieser Krise verfasstes Buch „Die Psychologie des Geldes – Erfolgreicher und glücklicher mit Hilfe der Lebensgesetze“ bietet die Chance an Hand der eigenen Geldthemen auch gleich noch die Gesetze des Lebens zu lernen, um mit den Spielregeln in Zukunft mehr Spaß an all den Spielen zu haben, die hierzulande gespielt werden. Vor allem liegt darin auch die Chance, statt mit sich spielen zu lassen, aktiv und bewusst mitzuspielen. Wer allerdings nicht nur das Resonanzgesetz, das nie ein Secret (Geheimnis) war, versteht, das inzwischen schon die Spatzen von den Dächern pfeifen, sondern auch die Tiefe des Polaritätsgesetzes erfasst, wird sich hüten, das Geldspiel in der heute üblichen und gerade so übel zum Himmel stinkenden Form neuerlich zu beginnen. Dieses kleine Büchlein kann dabei helfen, sein Geld zu besitzen, statt von ihm besessen zu werden und so zum Spielball niederer eigener und fremder Instinkte zu werden.

Geld war einmal ein wundervoller Fortschritt für die sich entwickelnde Menschheit. Es liegt nicht an ihm, sondern an unserem Umgang damit, dass wir heute solche Probleme haben. Wir könnten es wieder zu einer Chance machen und auch zu unserer ganz persönlichen.

4.4. Die Eile moderner Zeit

Wahrscheinlich glaubt jeder Mensch von sich, er sei sensibel, und in gewisser Weise ist er es sogar auch. Trotzdem erleben wir gerade eine eigenartige Entwicklung, bei der sich eine relativ robuste und weniger sensible Bevölkerungsmehrheit, die Tempo und Herausforderungen der modernen globalisierten Gesellschaft noch gerade ertragen kann, zunehmend von einer dafür zu sensiblen Minderheit absetzt. Und würden wir all die Kranken hinzurechnen, die unter den modernen Lebensbedingungen zusammengebrochen sind oder doch massive Symptome entwickelt haben, ist der Anteil der für die heutige Zeit und das von ihr vorgegebene Lebenstempo zu Sensiblen viel höher und wahrscheinlich schon längst mehrheitsfähig. Die EU-Kommission geht davon aus, dass ein Viertel der europäischen Bevölkerung psychiatrisch behandlungsbedürftig ist, wovon wiederum 80 % depressiv sein sollen. Mir kommen diese Zahlen mehr als realistisch vor. Allerdings ist zusätzlich zu bedenken, dass – einer deutschen Untersuchung zufolge – über 50 % der Depressionen bei Männern hierzulande gar nicht diagnostiziert werden, weil diese seelische Symptome einerseits kaum klagen, Mediziner andererseits nicht gelernt haben, die richtigen Fragen zu stellen und obendrein in der üblich gewordenen Fünf-Minuten-Medizin gar nicht die Zeit dazu haben.

Die Globalisierung sorgt dafür, dass immer weniger Menschen immer mehr arbeiten müssen und immer mehr Menschen in die Arbeitslosigkeit abrutschen. Arbeitslosigkeit ist im Kleinen wie im Großen immer eine Beleidigung für die individuelle Seele. Sie bahnt geradezu den Weg in die Depression, wie entsprechende Studien zeigen. Das ist auch leicht verständlich, denn ihre Botschaft lautet doch, „wir brauchen Dich nicht", „Du kannst nichts, was gebraucht würde", „Du bist eigentlich überflüssig". Wem seine Sinn- und Nutzlosigkeit für die Gesellschaft von dieser auf ähnlich herzlose Art einmal wöchentlich vorgehalten wird, der verliert leicht die Hoffnung und rutscht in Depressionen ab. Die Übrigen, die noch arbeiten dürfen und können, geraten unter immer mehr Druck, weil sie die Arbeit der Ausgemusterten in der Regel mit übernehmen müssen und sich bei der zunehmenden Geschwindigkeit des modernen Lebens kaum noch Sensibilität und Gefühle leisten können. Alles läuft bzw. rennt nach dem von Mark Twain in seinem Roman „Huckleberry Finn" beschriebenen Motto: „Kaum hatten wir das Ziel aus dem Auge verloren, verdoppelten wir die Geschwindigkeit."

Nachdem die Religion ihre diesbezügliche Funktion für die Mehrheit verloren hat, konnte die Politik keinen Ersatz schaffen, und so leben immer mehr Menschen ohne Inhalt, Sinn und Ziel in einer bedrückenden Drucksituation, in der sie immer mehr leisten sollen, aber kaum je wissen, wofür und warum. Wer aber durchs Leben rast und keine Zeit mehr findet zum Innehalten, wird auch keinen Inhalt mehr erhalten. Ohne Inhalt wird sein Leben aber haltlos und bald auch sinnlos. Aus der Sinn- und Ziellosigkeit ergibt sich Hoffnungslosigkeit. Das Ergebnis sind nicht selten Selbstmordgedanken, um dem Elend ein Ende zu machen bzw. Depressionen, die im selben Ausmaß zunehmen, wie die Menschen ihre Werte und Ziele verlieren und die Lebens- und vor allem Leistungsgeschwindigkeit erhöhen sollen.

Nur abgehärtete Menschen können bei dem atemberaubenden Tempo noch mithalten. Wer aber nicht mehr Schritt hält, fällt immer häufiger durch das größer werdende Raster der modernen Gesellschaft, die sich anschickt, die Maschen des sozialen Netzes weiter zu spannen, so dass längst nicht mehr jeder aufgefangen wird. Selbst die wenigen sehr Reichen und Einflussreichen, die von dieser Entwicklung profitieren, leiden seelisch unter den Ergebnissen. So geraten wir allmählich alle in Gefahr, zu sensibel für diese Entwicklung zu sein.

Dabei haben wir so gewaltige Schritte gemacht. Eigentlich könnte ein sensibler Mensch gar keine moderne Nachrichtensendung ertragen, denn all das Elend würde ihn ständig zu Tränen rühren. Aber wir haben gelernt, die Tränen nicht nur hinunter zu schlucken, bei den meisten steigen sie schon gar nicht mehr auf. So sind wir härter und abgebrühter geworden gegenüber dem Elend der Mitmenschen, besonders wenn dieses weit entfernt stattfindet. Die Bilder wirken aber trotzdem auf das Gemüt nicht nur der Sensiblen, aber auf ihres natürlich besonders. Elend, das wir hilflos tolerieren, macht uns doch zumindest unfroh, wenn nicht traurig. So sind heute – aus ärztlicher Sicht – viel zu viele viel zu zart besaitet, um die rabiate Gangart mithalten zu können. Die zahlreichen Kollateralschäden umfassen auch all die Störungen aus dem Bereich der Handy- und Telefonstrahlen, die natürlich ebenfalls den Sensiblen, mehrheitlich Frauen, zu schaffen machen in Gestalt von Schlafstörungen und vegetativen Dysbalancen. Das ist nicht nur für die Betroffenen hart, sondern auch für die Gesellschaft, denn die zart-besaiteten Ausgemusterten fehlen ihr. Es sind oft besonders einfühlsame und kreative Menschen, die gerade in der Lage wären, wesentliche Lösungen zur Milderung des rasenden Leides beizusteuern.

Wenn sie mit ihrem Alltag nicht fertig werden, nimmt die Gesellschaft automatisch an, dass es an ihnen liegt, aber könnte es nicht auch an der Gesellschaft liegen? Alle Anzeichen bis hin zu wissenschaftlichen Studien sprechen dafür.
Wenn die Sensiblen sich zunehmend in Krankheitsbilder wie Depression, Burnout-Syndrom oder auch Fibromyalgie und Tinnitus und wie all die alten und vor allem auch neuen Leiden heißen, zurückziehen, ist das nicht nur teuer für die Gesellschaft, sie fehlen vor allem so sehr. Dass die Tinnituspatienten zu viel um die Ohren haben, hat sogar die Schulmedizin erkannt. Das ist überhaupt ihre Lieblingserklärung für viele Krankheitsbilder geworden, und so hat man auch die stressbedingte Depression entdeckt und ortet zu viel Stress in der Vorgeschichte von Fibromyalgie- und Burnout-Patienten.

Was aber ist Stress anderes als Überforderung durch (Leistungs-) und anderen Druck, durch Enge und soziale Not wie Arbeitslosigkeit und vor allem Sinnlosigkeitsgefühle?

Ein Mensch kann enorm viel leisten, ohne krank zu werden, wenn er den Sinn davon einsieht und sein Herz für die entsprechende Aufgabe brennt. Ein typisches Beispiel sind die Isländer, die viel mehr gewohnt sind zu arbeiten als die Amerikaner auf ihrer einen und die Europäer auf ihrer anderen Seite und trotzdem die deutlich höhere Lebenserwartung haben. Sie sind hoch motiviert und leisten viel, ohne sich offenbar unter so erheblichen Leistungsdruck zu setzen.
Wo der Mensch aber unter hohem Tempo mit innerem Widerstand Dinge vollbringen soll, an die er nicht glaubt oder von denen er sogar weiß, dass sie (ihm und anderen) schaden, wird er selbst an seiner Seele Schaden nehmen. Und hier sind beileibe nicht nur die Ingenieure der Waffenfirmen betroffen, sondern auch all die Banker, die Geld um den Globus verschieben zu keinem anderen Zweck als damit noch mehr Geld zu verdienen und dem Nebeneffekt, zu der Vergrößerung des allgemeinen Druckes und der seelischen Not beizutragen.

Je mehr sensible Menschen jedenfalls aus dem ebenso rasenden wie ziellosen Fortschrittstrott herausfallen, desto weniger können sie helfen, diesen Fortschritt, der immer rascher von den Menschen fortschreitet, zu bremsen. Insofern wäre es höchste Zeit, dass sich die Gesellschaft dieser Menschen wieder annimmt und ihnen Existenz- und Lebensbedingungen schafft, mit denen sie zurecht kommen und ihren Anteil zum Ganzen beitragen können – gerade weil er mäßigen und beruhigen könnte.
Was aber können die Sensiblen von sich aus tun? Sie könnten sich auf ihre einfühlsame Weise wehren und zum Beispiel jene Gesetze verstehen lernen, die diese Welt regieren, wie vor allem das der Polarität und das der Resonanz, aber auch das Wirken der Felder und Symbole. Sie könnten und müssten sich innere Räume der Sicherheit schaffen, etwa durch „Reisen nach innen“.
Idealerweise würden sie durch ihren Einsatz und ihre Arbeit sogar dazu beitragen, dass die Robusteren, die glauben, den Affenzahn der modernen Entwicklung noch aushalten zu können, bemerken, dass auch sie eigentlich sensibler sind und mehr Achtsamkeit und Besinnung auf die innere Seelenwelt bräuchten, um bei guter Gesundheit leben und wachsen zu können.

4.5. Die „Droge" Arzt

Über Reglementierungen mit Gebührenordnungen und entsprechende Leistungskataloge hat sich bei uns eine eigenartige Medizin entwickelt, bei der der einzelne Arzt kaum noch be*hand*elt und immer weniger Zeit für immer mehr Patienten hat. Die Behandlung ist mittlerweile bei Rechtsanwälten und Ärzten recht ähnlich geworden. Die Klienten bekommen am Anfang und am Ende die Hand gereicht, und das war es dann auch, jedenfalls was die Hand angeht.

Wo die Erstellung eines Röntgenbildes oder ein Labortest deutlich mehr Geld bringen als ein Gespräch, werden auf die Dauer Gespräche seltener und besser honorierte Leistungen häufiger. Das Ergebnis ist die hinlänglich bekannte und beklagte Dreiminutenmedizin, die wohl den Abrechnungsmöglichkeiten entspricht, aber weder dem Wesen der Patienten noch dem der meisten Ärzte gerecht wird. Wo die *Behandlung* aus Zeitgründen ausfallen muss, liegt der Griff zu Pharmaka nahe, denn so bekommt der Patient immerhin etwas und geht wenigstens nicht ganz leer aus, bzw. unbefriedigt nach Hause. Zumeist hat er wie sein Arzt längst gelernt, den wunderbaren Versprechungen der Pharmaindustrie zu glauben. Die diesbezügliche Werbung erweckt den Eindruck, dass moderne Heilung aus Tablettenschachteln und Tropffläschchen, Kanülen und Infusionsflaschen zu kommen habe.

Andere schauderhafte Effekte des deutschen Gesundheitssystems sind etwa, dass ihm gravierende Diagnosen mehr Geld entlocken. Das verschlimmert die Diagnosen auf die Dauer dramatisch und damit schlägt es wieder auf die Gesundheitslage zurück. Denn schlimme Diagnosen machen Angst und – wie die Psychoneuroimmunologie weiß – Angst macht krank.

Tatsächlich passieren trotz all dem immer noch Heilungen

Es müssen offenbar noch ganz andere Komponenten in Heilungsprozesse hineinspielen und die zu erwartenden negativen Ergebnisse positiv verfälschen. Eine recht plausible Erklärung lieferte der langjährige Vorsitzende der englischen Kassenärzte gleich nach seinem Rücktritt von dieser Funktion: Den erstaunten Kollegen erklärte er, er ginge davon aus, dass 90 % der in der Normalpraxis verordneten Medikamente als Placebos wirkten.

Diese Aussage bekommt vor allem dadurch Sprengstoffcharakter, weil es sich hier ja offensichtlich nicht um echte Placebos, also Scheinmedikamente handelte, die gar keinen Wirkstoff enthielten, sondern um potente Pharmaka mit all ihren Nebenwirkungen. Der englische Kollege wollte damit wohl sagen, dass die meisten Medikamente auf der Verschreibungsebene gar nichts brächten, sondern lediglich über die „Droge Arzt" ihr Ziel erreichten. Unabsichtlich ließ er dabei aber nebenher durchblicken, was für ein – vor allem sinnloses – Ausmaß die Vergiftung durch Pharmaka inzwischen angenommen hat.
Die hohe Einschätzung von 90 % Placebowirkung nach einem langen Leben als Kassenarzt mag erschrecken, in entspannter Feierabendatmosphäre wird diese Rate unter Kollegen jedenfalls kaum unter 50 % angenommen. Das bedeutet immer noch, dass über die Hälfte der verordneten Medikamente nicht auf Grund ihrer chemischen Inhaltsstoffe, sondern auf Grund bisher unerklärlicher seelischer Faktoren wirkten. Diese ließen sich wohl am ehesten mit dem Glauben der Patienten an die Fähigkeiten ihres Arztes und ihrem Wunsch nach Gesundung, ihrer Hoffnung auf Heilung also, umschreiben.

Angesichts dieser Situation mutet die konsequente Vernachlässigung der Erforschung des Placeboeffektes über Jahrzehnte recht eigenartig an. Schon der Ausdruck Placebo, vom Lateinischen „gefallen" kommend, ist der Schulmedizin recht unbehaglich, denn er entwertet die Pharmakologie erheblich bzw. relativiert deren Erfolge. Wenn wir wirklich 90 % der Heilungen in der Kassenpraxis dem Placebo zuschreiben müssten, wäre natürlich die Frage, was bleibt dann den Pharmaka? Als nächstes drängt sich die Überlegung auf, ob dann die Unsummen überhaupt gerechtfertigt sind, die die Pharmakotherapie verschlingt.
Stünden die Interessen der Pharmaindustrie nicht im Wege, könnte die dem Placebo innewohnende Kraft zum besten Verbündeten des Arztes werden. Hier lägen u.a. große Chancen der Psychoneuroimmunologie, die das Verständnis für diese Vorgänge in die Schulmedizin einbringen könnte. Immerhin hat bereits in der Vergangenheit der Verdacht, dass es oft nicht die verordnete Pharmaflut ist, die Erleichterung bringt, sondern anderes, zumeist Seelisches, zu jener anderen aufschlussreichen Wortschöpfung von der „Droge Arzt" geführt. Die Wortwahl ist bei einer Medizin, die sich fast nur noch über Drogen definiert, verständlich. Dahinter steckt die späte und für Schulmediziner inzwischen als sensationell zu bewertende Erkenntnis, dass ein guter Arzt oftmals besser heilt als die Chemie.

Eigentlich kennt natürlich jede Mutter dieses Phänomen, das sie selbst zur besten Medizin für ihr krankes Kind macht. Hat es sich das Bein aufgeschlagen und taucht das austretende Blut die Szene bereits in bedrohliches Rot, steht der Schmerz oft in keinem Verhältnis zur Bedrohung. Kaum aber nimmt die Mutter ihr Kind in die Arme und spricht ein magisch rituelles „Heile heile Gänschen" über dem Schaden, ist alles nur noch halb so schlimm. Kinder machen den Zusammenhang zwischen der „Droge Mama" und der von ihr ausgelösten augenblicklichen Linderung unübersehbar. Zu fragen wäre an dieser Stelle ganz naiv, warum etwas von Anfang an so gut Erprobtes später im Leben schlecht sein sollte.

Statt die „Droge Arzt" weiter abzuwerten, sollte die Schulmedizin lieber dafür sorgen, mehr junge Ärzte diesen Heilfaktor bei sich entwickeln zu lassen bzw. erst einmal über dessen Wirkung aufzuklären, um sich Mittel zu verschaffen, ihrem Arztsein auch in dieser wichtigen Hinsicht gerecht zu werden. Heutzutage ausgebildete Studenten lernen dagegen von Anfang an, sich auf leichter objektivierbare Kriterien zu verlassen und werden so besserenfalls zu pharmahörigen Medizinern, schlechterenfalls zu Medizynikern und jedenfalls kaum noch zu Ärzten, die durch ihre Art des Arztseins heilen.

Eigentlich ist schon die Forderung nach Doppelblindstudien diesbezüglich sehr ehrlich machend. Um den Pharmaeffekt einer Droge zu ermessen, müssen die beiden anderen Effekte, die Selbstheilungskraft des Patienten und die Droge Arzt, ausgeschaltet werden. Nichts anderes meint ja dieser Ausdruck.
Inzwischen ist die Placeboforschung durch einen US-Orthopäden ein deutliches Stück vorangekommen. Um eine neue Kniebehandlungsmethode gegen die alte Arthroskopie abzugrenzen, hatte er die Ethikkommission überzeugen können, noch eine Kontrollgruppe zu genehmigen, die nur zum Schein operiert wurde. Zum Erstaunen des Kollegen ließen sich die beiden Behandlungsmethoden nicht voneinander unterscheiden, zu seinem Entsetzen auch nicht von der Kontrollgruppe. D.h. der Glaube der Patienten, operiert zu werden, hatte zu gleich guten Ergebnissen geführt wie die tatsächlichen Eingriffe. Daraufhin genehmigte eine Ethikkommission ein noch mutigeres Experiment. Zur Bypass-Operation anstehende Patienten wurden in zwei Gruppen geteilt. Die eine wurde mit Bypässen versorgt, die andere nur zum Schein operiert. Wieder waren beide nicht zu unterscheiden.

Ganz offenbar hatte das Ritual der Operation und die damit einhergehende Heilungserwartung einen unglaublich wirkungsvollen Effekt, der der konkreten mechanischen

Reparatur in nichts nachstand. Die Wirkung der Rituale, auf denen der Schamanismus und die meisten archaischen Heilungstraditionen aufbauen, erscheinen hier nun plötzlich in einem ganz neuen und von der Schulmedizin noch gar nicht akzeptierten Ausmaß.

An dieser Stelle ließe sich das ganze Thema heutiger Heilungsrituale abhandeln, die noch immer und gerade auch in modernen Praxen von großer Bedeutung sind. Würden sie nicht negiert, sondern bewusst eingesetzt, könnten sie noch viel heilsamer wirken. Meine erste Erfahrung mit einem bewusst eingesetzten Heilritual hatte ich in einer großen, ausgesprochen schulmedizinisch geführten Hautklinik. In der Ambulanz wurden routinemäßig Warzen weggeätzt, was diese allerdings nur selten hinderte, recht bald zurückzukehren. Als bei einer solchen Gelegenheit eine Mutter die Ambulanz mit ihrer Tochter aufsuchte, deren Körper von Warzen übersät war, kam unsere Methode an ihre Grenze. All ihre Warzen wegzuätzen, hätte jedenfalls größere Komplikationen heraufbeschworen. Stattdessen inszenierte der Oberarzt durch Abdunkeln und einige geschickt positionierte Fluoreszenzlichter eine magisch anmutende Atmosphäre, in der Mutter und Tochter empfangen wurden. Mit einer Stablampe leuchtend begab er sich sodann auf der Haut des Kindes auf die geheimnisvolle Suche nach der „Mutterwarze". Als diese ge- bzw. erfunden war, wurde die Stelle mit einem dicken Stift auf der Haut markiert und die kleine Warze konventionell weggeätzt. Als das Kind ein paar Tage später neuerlich vorgestellt wurde, waren auch die übrigen Warzen verschwunden.
In diesem Fall hatte ein Schulmediziner ganz offensichtlich vorsätzlich die Grenzen der wissenschaftlichen Medizin überschritten und war auf eine viel frühere Stufe der Heilkunde, die noch mit Ritualen umgehen konnte, regrediert. Das Ergebnis dieser magisch rituellen Manipulation war eindrucksvoll überzeugend. Er hatte – sicherlich aus Mitgefühl – dem kleinen Mädchen eine Menge Schmerzen erspart, indem er an seine magische Vorstellungskraft zu Heilzwecken appelliert hatte. Das kleine Mädchen, das sicher ahnte, dass es selbst ohne seine Mama nicht überleben könnte, nahm offenbar gleiches von den Warzen an. So waren sie tatsächlich, einmal ihrer Mutter beraubt, auf dem Boden der Vorstellungskraft eingegangen.

Diese Situation war zwar in diesem Klinikzusammenhang mehr als erstaunlich, insgesamt ist sie aber so überraschend auch wieder nicht, gehen doch insbesondere auf dem Land viele Menschen bei diesem Thema noch immer lieber zur Gesundbeterin oder

Warzenwenderin als zum Schulmediziner, wo es zwar nichts kostet, aber meist auch nichts hilft.

Auch in lebensbedrohlichen Situationen kann die Verbindung von Placeboeffekt mit der Droge Arzt wundervolle Heilkräfte entfalten. Der amerikanische Psychoonkologe Simonton beschrieb die Geschichte eines schwer Krebskranken, der mit einer Lebenserwartung von nur wenigen Wochen darniederlag. Gefragt, ob er an sich ein neues Krebsmedikament erproben lassen wollte, das bisher noch nicht an Menschen getestet sei, auf dem aber große Hoffnungen ruhten, stimmte er zu und erlebte mit dem Mittel eine so genannte Spontanremission, wie die Schulmedizin schamhaft die Wunder nennt. In unglaublich kurzer Zeit bildeten sich sowohl der Tumor als auch die Metastasen zurück.
Viele Monate später, in denen er sich guter Gesundheit erfreut hatte, las der Patient in einer gar nicht für ihn bestimmten medizinischen Zeitschrift, dass dieses Medikament auf der ganzen Linie enttäuscht habe, und so rasch wie er verschwunden war, kam der Krebs zurück. Ein neuerlicher Versuch, ihn – diesmal aber mit einem bewusst eingesetzten Placebo – zu heilen, scheiterte und der Patient starb innerhalb kurzer Zeit. Offenbar ist es also wichtig, dass auch die Behandler an ihre Medizin glauben, um den inneren Heilimpuls im Patienten anzustoßen. Wird der Placeboeffekt geringschätzig oder gar abwertend im Sinne des Belügens eingesetzt, funktioniert er offenbar nicht oder jedenfalls nicht so gut.

Leider wissen wir noch viel zu wenig über diese seelischen Zusammenhänge, obwohl hier enorme Chancen lägen. Es wäre die Psychoneuroimmunologie, die hier Licht ins Dunkel bringen könnte und der Schulmedizin eine neue uralte Perspektive eröffnen könnte. Mit entsprechender Forschung ist allerdings kaum Geld zu verdienen, da hier keine Patente zu holen sind und folglich die Industrie davon nichts hat. Im Gegenteil wird weitere wissenschaftliche Erhellung dieser Phänomene, die so alt sind wie die Medizin selbst, immer mehr Zusammenhänge zu Tage fördern, die eine Verschiebung der Schwerpunkte in der Medizin von der Pharmakologie zur Psychologie nahelegen.

Selbstverständlich arbeitet die Pharmaindustrie nicht uneigennützig und neigt kaum dazu, Dinge zu erforschen, die allen gleichermaßen zugute kämen. Das ist nicht einmal ein Vorwurf, denn in unserem Wirtschaftssystem ist es kaum anders denkbar. Hier wären eher die Universitäten aufgerufen, die allerdings auch leider immer enger an die Industrie angebunden sind und schon jetzt in bedenklichem Ausmaß von deren Geldern abhängen. Frei ist die medizinische Forschung hauptsächlich auf dem bekanntlich geduldigen Papier.

Auch wenn die Schulmedizin die Kräfte von Ritualen und die damit verbundenen seelischen Möglichkeiten kaum bewusst nutzt und sie eher im Gegenteil als verdächtig betrachtet auf ihrer Suche nach objektiv reproduzierbarer Wirksamkeit, finden unbeabsichtigte Rituale doch bis heute in Praxis und Klinik gleichermaßen statt. Nach wie vor wird ein Patient am Eingang einer modernen Klinik ähnlich wie früher am Eingang des Heilungstempels sein Selbstbestimmungsrecht weitgehend abgeben. Als äußeres Zeichen dafür wird er heute genötigt, sich seiner normalen Kleidung zu entledigen. Ab jetzt wird er mehr oder weniger wie ein krankes, unmündiges Kind behandelt. Wo er ohne weiteres auch zu Fuß hingehen könnte, fährt man ihn im Bett vor, bei der Visite wird er wie zu ältesten Zeiten den (Halb-)Göttern zu Füßen liegen und aus der demütigen Haltung von unten die Ratschlüsse über sein Schicksal entgegennehmen. Geradezu selbstverständlich kleiden sich die modernen Götter wie zu alten und allen Zeiten in strahlendes Weiß und sprechen eine Sprache, die nur „Eingeweihte" wirklich verstehen können. Für die Farbe Weiß sprechen ausschließlich mystische Gründe, ist sie doch seit altersher die Farbe der Ganzheit, weswegen sie auch viele Gurus bis hin zum Papst bevorzugen. In der Klinik ist Weiß an sich ausgesprochen unpraktisch. Deshalb wird es im OP auch sofort gegen weniger blendende und kontrastschwächere Farben wie Blau oder Grün ausgetauscht, sobald die Patienten in Narkose sind und das Bewusstsein verloren haben. Als Farbe der Vollkommenheit, die alles andere enthält, neigt Weiß wenig dazu, andere Schwingungen aufzunehmen und ist so in vieler Hinsicht tatsächlich die angemessene Farbe für die Heilberufe und sollte es auch bleiben.

Wenn ich auf diese Weise einen kleinen Teil der schulmedizinischen Ritualistik entschleiere, geht es mir natürlich nicht darum, diese zu beschädigen oder gar abzuschaffen, sondern im Gegenteil, sie wieder in den Vordergrund zu rücken. Wir können es uns gar nicht leisten, auf die Droge Arzt, die Placeboeffekte und die sie befördernden Rituale zu verzichten.

Ohne größere Probleme ließe sich hinter modernen Ärzten noch immer ihr schamanistischer Schatten entdecken. Zwar legen sie heute statt geheimnisvoller Kristalle und Federn Stethoskope und Schallköpfe auf, und statt auf die Stimme des Herzens hören sie lieber auf Herztöne und Darmgeräusche, aber das Prinzip bleibt doch verblüffend gewahrt. Die innere Stimme des Patienten zählt ihnen kaum noch etwas, aber dafür erforschen sie die tiefsten Winkel des Körpers mit für den Patienten äußerst okkult anmutenden Apparaten. Maßnahmen, die sie zu seinem Wohl ergreifen, sind mitunter nach wie vor ausgesprochen gefährlich und bleiben ihm trotz Aufklärungspflicht manchmal gänzlich unverständlich, was durch strategisch eingestreute lateinische Worte unüberhörbar gefördert und unterstrichen wird.

Selbst bei Operationen spielt – wie wir gesehen haben – der Placeboeffekt eine erhebliche Rolle. In den meisten Teilen der Welt wurden weit weniger Blinddärme operiert als in Deutschland, wo die Ausbildungsordnung für Chirurgen diese und andere Operationen ebenso ungebührlich wie gebührenträchtig förderte. Die solcherart zu Tage geförderten Wurmfortsätze waren dann auch zumeist „jungfräulich", wie ich selbst erleben konnte. Selbst schulmedizinisch gesehen war die Operation unentzündeter und folglich völlig unberechtigt angeschuldigter Wurmfortsätze gänzlich überflüssig. Das Faszinierende aber war die Tatsache, dass die vorher geklagten Bauchschmerzen auch mit solch „überflüssigen" Operationen zumeist behoben werden können.
Viele entsprechende Erfahrungen auch aus anderen Feldern der Medizin lassen vermuten, dass im modernen Gesundheitswesen inzwischen viel Psychotherapie mit dem Skalpell betrieben wird. Würden diese Zusammenhänge besser durchschaut, ließen sich viele Operationen einsparen. Die Frage wäre, wer daran Interesse haben könnte und der Psychoneuroimmunologie ist der Mut zu wünschen, sich auch an solche Tabubereiche zu wagen. Dass sich die Abwehrlage durch Operationen verbessern lässt, ist ja abgesehen von Herdsanierungen kaum zu vermuten. Wenn Operationen darüber hinaus „nützen", ist zu klären, welche verblüffenden Wirkmechanismen hier im Spiel sind. In der Praxis niedergelassener Ärzte läuft ähnlich viel Rituelles ab. Die Wartezimmerprozedur, die einen erst zum Geduldigen macht, (denn nichts anderes heißt ja das Wort Patient) und so für den großen, aber kurzen Moment vorbereitet, wo man vorgelassen wird, ist in einer Zeit, die längst erkannt hat, dass Zeit Geld ist, ein eigenartiges Relikt aus uralter Vergangenheit. Die Länge der Warteschleife und die Kürze der Zeit, die einem im Allerheiligsten zugestanden wird, erhöhen gleichermaßen die Bedeutung jenes Halbgottes, bei dem um Audienz nachgesucht wurde. Obwohl es so leicht wäre, dieses alte Ritual zugunsten eines modernen zeitsparenden zu reformieren, verweigern sich viele Ärzte gegenüber solch effizienten Neuerungen. Nur wenige werden ahnen, was für ein wirksames Ritual sie da haben, das die Patienten zwingt, sich Zeit zu nehmen, ohne den Arzt welche zu kosten.

Nicht weniger symbolträchtig und heilwirksam ist die sprichwörtliche Unlesbarkeit ärztlicher Handschriften. Die Erklärung, dass Ärzte so viel schreiben müssten, ist nicht mal ein Witz, es gibt ja wohl kaum einen anderen akademischen Beruf, wo so wenig zu schreiben wäre. Die für Laien unentzifferbaren Hieroglyphen, die ein moderner Schamane auf das Rezept genannte Dokument als krönenden Abschluss des Heilrituals kritzelt, sind so geheimnisträchtig, wie es der Wille der Götter immer für die ihnen ausgelieferten Menschen war. Niemand außer weis(s)en Ärzten und den ebenfalls weißgewandeten Apothekern, die anschließend unter ca. 80.000 Möglichkeiten die richtige symbolträchtig verschlüsselte herausfinden, kann solche Zeichen deuten.

Ungezählte Patienten werden auf Grund solcher Rituale und weniger auf Grund der Inhalte der verschriebenen Pillen gesund. Auch wenn es nicht 90, sondern nur 70 % sein sollten, so bleiben es doch bedenklich viele. Wir wären gut beraten, diese Reste einer alten Tradition sorgsam zu bewahren und wieder verstehen zu lernen, um sie bewusst neu entstehen zu lassen, anstatt zu versuchen, sie wissenschaftlicher Transparenz und Reproduzierbarkeit zu opfern. Die Frage nämlich, was dann noch heilen soll, wenn solche Heilfaktoren wegfallen, ist in unserem jetzt schon hoffnungslos überforderten Gesundheitssystem äußerst brisant. Zu unserem großen Glück gelingt das Überbordwerfen der uralten Ritualbestandteile kaum, wie wir gerade an der Schulmedizin ablesen können.

Statt den Placeboeffekt, die „Droge Arzt" und die letzten Rituale weiter ins Abseits zu verbannen, wäre es denkbar, sie im Rahmen der von der Psychoneuroimmunologie zunehmend gewonnenen Erkenntnisse aufzuwerten. Für die Patienten liegt es ja schon lange nahe, Schritte zu unternehmen, sich selbst auf den Weg zu machen und die eigenen Heilkräfte zu mobilisieren. Es wäre so leicht, durch einfache Übungen wie etwa derjenigen, sein eigenes inneres Lächeln durch die Organe des Körpers zu schicken, einen lebendigeren und bewussteren Bezug zum eigenen Körper zu entwickeln. Über weiterführende Reisen nach Innen ließe sich unschwer der Bezug zur eigenen inneren Stimme und daraus folgend dann auch zum Inneren Arzt aufbauen, den schon Paracelsus als Archeus kannte und schätzte. Er hat im Gegensatz zu modernen äußeren Ärzten immer Zeit, wann immer man sich Zeit für sich nimmt. Er kennt einen auch ungleich besser als jeder äußere Arzt, selbst wenn der sich noch soviel Mühe gibt.

So gäbe es eine ganze Reihe von Möglichkeiten, die eigenen Heilkräfte in eigener Regie zu nutzen, am besten lange bevor Symptome und Krankheitsbilder dazu zwingen. Solch eine Medizin zur Selbsthilfe mit dem Ziel ansteckende Gesundheit zu verbreiten, haben fast alle meine Veröffentlichungen im Auge. Besonders sei an dieser Stelle auf die einfache Möglichkeit der geführten Meditationen hingewiesen, wie sie in „Reisen nach Innen" in ihren verschiedenen Aspekten vorgestellt werden und zu vielen Themen auf CD vorliegen. Sie können Ärzte in ihrer Arbeit unterstützen und Patienten angenehm entspannende Möglichkeiten zur Mitarbeit an der eigenen Genesung schaffen. Dass solche Schritte zu unserer inneren Stimme bzw. zum inneren Arzt heilsam sind, lässt sich heute in wissenschaftlichen Versuchen zeigen. So ist belegt, dass dort, wo man seine Achtsamkeit hinschickt, die Durchblutung zunimmt. Wo aber bessere Durchblutung ist, wachsen auch die Heilungschancen. So belegt die Forschung, dass wirkt, was Heiler aller Traditionen schon immer machten. Vielleicht trauen sich nun endlich auch moderne Schulmediziner an diese Bereiche heran. Ihre Patienten hätten gewiss Interesse und Lust dazu. Denn die Medizin, die sich uns so erschließen kann, macht obendrein noch Spaß, Patienten wie Ärzten.

Darauf aufbauend kann der Patient über weiterführende Reisen nach Innen einen Bezug zur eigenen inneren Stimme und daraus folgend dann auch zum eigenen Inneren Arzt finden. Dieser hat immer Zeit für einen, wann immer man sich Zeit für sich nimmt. Er kennt einen auch ungleich besser als jeder äußere Arzt, selbst wenn der sich noch soviel Zeit nimmt und Mühe gibt. Deshalb stellt er dessen beste Unterstützung dar.

4.6. Wohin geht die Medizin?

Unter den verschiedenen Tendenzen gibt es einige sehr erstaunliche, die ich an einem Beispiel deutlich machen will. Die sogenannte „evidence based medicine" (ebm), eine Richtung, die die eigenen wissenschaftlichen Maßnahmen wissenschaftlich untersucht, wird auf die Dauer die Medizin wissenschaftlicher und seriöser machen und in Zukunft viele ihrer Auswüchse kappen. Aber soweit ist es noch nicht. Noch gibt es einen erstaunlichen Trend, der geradezu gegen die neuen Erkenntnisse läuft. Mit immer stärkerem Druck werden sogenannte Vorsorge-Untersuchungen propagiert, obwohl oder vielleicht auch gerade weil diese den Erkenntnissen der evidence based medicine nicht mehr stand halten.

Größte Vorsicht gilt dabei vor der männlichen „Vorsorge"-Untersuchung der Prostata. In England wurde sie bereits vor Jahren ersatzlos gestrichen, weil sie viel mehr Schaden als Nutzen bringt. Aber auch für Mammographien, ebenfalls reine Früherkennungsmaßnahmen und weit von Vorbeugung entfernt, die von vielen Medizinern offensiv befürwortet werden, ist ebensolche Vorsicht geboten. Jeder Arzt muss wissen, dass die dazu notwendige weiche Röntgenstrahlung durchaus nicht so harmlos ist, weil sie im Gewebe aufgenommen wird, im Gegensatz zur harten Strahlung bei Knochenaufnahmen.
Eine Studie der ebm macht das deutlich. Schwedische Ärzte verglichen zwei Risikogruppen bezüglich Brustkrebses von je 1.000 Frauen 12 Jahre lang. In der ersten Gruppe wurde zweimal im Jahr mammographiert, in der zweiten gar nicht. So konnte in der ersten Gruppe einer Frau durch die intensive Früherkennung das Leben gerettet werden, sechs andere aber starben an den gehäuften Mammographien.

Das gibt dem Gynäkologen Prof. Volker Zahn Recht, der schon vor Jahren davon ausging, dass jede Mammographie ohne ernsten Krebsverdacht ein schwerer ärztlicher Kunstfehler sei. Da es beim Krebsverdacht heute bessere Möglichkeiten wie Ultraschall und MRI gibt, erscheint die Mammographie überflüssig. Jedenfalls darf sie keinesfalls routinemäßig einmal im Jahr durchgeführt werden.

Das Dilemma aber geht viel tiefer und ist grundsätzlicher. Wirkliche Vorsorge würde bedeuten, sich mit der Gefahr inhaltlich auseinanderzusetzen, wie etwa in „Frauen-Heil-Kunde" angeregt. Eine Frau, die ihrem eigenen individuellen weiblichen Weg folgt, ihre inneren Seelenbilderwelten einbezieht und den großen Themen der Brust, dem Versorgen und Nähren und dem Verlocken und Lust spenden auf ihre eigene individuelle Weise gerecht wird, wandelt auf vergleichsweise sicheren Wegen. Vor allem wenn sie in ihrem Leben für Wachstum auf geistig-seelischer Ebene sorgt, tut sie ungleich mehr und vor allem Sinnvolleres für ihre Gesundheit und Entwicklung als wenn sie regelmäßig zur Mammographie geht.
Auch um andere weibliche sogenannte Vorsorge-Untersuchungen steht es nicht besser, wie die ebm offenlegt. Um 40 Frauen mit Gebärmutterhals-Karzinom zu finden, müssen 600.000 Frauen regelmäßig dem so genannten Screening unterzogen werden. 15 Karzinome sind aber mit dieser Methode gar nicht zu finden. Während man die übrigen 25 entdeckt, werden aber fast 100.000 falsch positive Krebsdiagnosen und sogenannte Überdiagnosen gestellt. Die betroffenen Frauen, durch die Krebsdiagno-

sen gefügig gemacht, lassen sich operieren und konisieren mit all den daraus folgenden Nebenwirkungen.
In dieser schrecklichen Situation verweigerten zunehmend Frauen diese Art von „Vorsorge", die in Wirklichkeit wieder nur Früherkennung ist. Hier soll nun die Impfung abhelfen, mit der es keinerlei Langzeiterfahrungen gibt, wie ein Wiener Hygiene-Professor zu Recht von Anfang an beklagte. Allein er ist überstimmt, man ist auf schulmedizinischer Seite froh, ein Elend durch ein anderes, vermeintlich harmloseres ersetzen zu können. Lediglich in Österreich, wo bald nach Einführung der offenbar doch nicht so unproblematischen Impfung eine junge Frau daran starb, ist statt landesweiter Impfung eine gewisse Vorsicht und Zurückhaltung bis in schulmedizinische Kreise zu registrieren. Dabei wäre bei Cervix-Carzinomen alles so verblüffend einfach. In Gegenden, wo die Männer beschnitten sind, gibt es dieses Krankheitsbild gar nicht, auch Nonnen sind davor verschont. Entscheidend für die Entstehung des Carzinoms ist, dass der Gebärmutterhalsmund mit Smegma, dem unangenehm riechenden Sekret unter der ungewaschenen männlichen Vorhaut in Berührung kommt, das den Nährboden für das Papilloma-Virus darstellt, das den Krebs in Gang setzt und gegen das sich die Impfung richtet. Daraus ergäbe sich die einfachste Lösung. Die Männer müssten sich täglich waschen – und zwar mit Seife und auch unter der Gürtellinie. Das hätte nur Vorteile und keinen Nachteil, außer dem, dass sie der Industrie und den Medizinern nichts einbringt, im Gegenteil. Von solch einer Wasch-Kampagne ist daher auch nirgends die Rede.

Die augenblicklich erlebte regelrechte „Vorbeugungskampagne" der Schulmedizin, die auf breite Unterstützung der Medien und der Bevölkerung stößt, könnte man fast als ein letztes Aufbäumen auffassen, bevor man sich dann der wissenschaftlichen Vernunft beugen muss. Dabei sind sich natürlich alle einig, dass Vorbeugen besser sei als heilen. Das Problem ist, dass die Schulmedizin – wie schon eingangs gezeigt – leider gar nicht zu Vorbeugung in der Lage ist. Wirkliche Vorbeugung würde dafür sorgen, dass das Symptom gar nicht erst entsteht. Dazu aber müsste – wie bei Brustkrebs schon angedeutet – das Wesen der Krankheit durchschaut und durch prophylaktisches Verhalten überflüssig gemacht werden. Die Schulmedizin mit ihrer Antihaltung gegenüber Symptomen will aber gar nichts von deren Wesen wissen, sondern sie sofort unterdrücken. Außerdem wäre natürlich darauf zu achten, dass Früherkennung nicht schädlich ist. Hier gilt der alte ärztliche Grundsatz, der noch die Medizin meines Großvaters prägte: nil nocere – nicht schaden.

Hier steht der evidence based medicine, die auf den Engländer Archibald Cochrane zurückgeht, ein riesiges Betätigungsfeld offen, das keinesfalls auf die Früherkennungsmaßnahmen beschränkt ist. Würde aber die komplette Schulmedizin mit diesem Instrumentarium überprüft, dürfte wenig von ihr übrig bleiben. Insofern liegt hier ein gewaltiger Sprengsatz verborgen. Immerhin muss man der Schulmedizin zugute halten, dass sie ihre Fehler auch in der Vergangenheit meist selbst korrigiert hat, wenn auch oftmals spät, nämlich zwei Langzeitstudien oder 20 Jahre später.

Unter dem Eindruck solcher Zahlen und der offenkundigen Unfähigkeit zur Vorbeugung mag es noch wichtiger erscheinen, sich der Be-Deutung der Krankheitsbilder und der „Archetypischen Medizin" zu widmen, die vorbeugen kann. Mit Hilfe des Nachschlagewerkes „Krankheit als Symbol" ist es möglich, das Wesen einer Beschwerde zu durchschauen und sie nicht nur durch eine veränderte Einstellung zu kurieren, sondern auch sich im Vorfeld so zu verhalten, dass die Symptomatik gar nicht erst notwendig wird. Insofern hoffe ich natürlich, dass sich dieser Trend zur deutenden Medizin weiter durchsetzt und der schulmedizinischen Früherkennung langfristig – jedenfalls dort, wo sie gefährlich ist – den Rang abläuft.

Ähnliche Vorsicht wie der so genannten „Vorsorge" sollte der Nachsorge gelten. Untersuchungen bezüglich des schulmedizinischen Wunsches nach engmaschiger Kontrolle nach Krebsoperationen enthüllten Verblüffendes. Regelmäßige zeitnahe Kontrollen ermöglichen tatsächlich, einen neuerlichen Tumor ein Jahr früher zu entdecken, was der schulmedizinischen Logik Recht zu geben scheint. Das dicke Ende folgt aber sofort, wenn man erfährt, dass sich dadurch die Überlebenszeit um keinen Tag verlängert. Mit einer Logik nach dem Motto „wenn es schon nichts nutzt, schadet es wenigstens auch nicht" ist das Thema aber längst nicht erledigt. Denn wenn das so, wie von der „evidence based medicine" belegt, stimmt, wäre auf solche Nachsorge-Untersuchungen ganz zu verzichten, denn dadurch verlängerte sich die angstfreie Spanne um genau dieses eine Jahr, das bei den frühzeitig entdeckten Tumorpatienten voller Operationen und zum Teil furchtbarer Therapien ist. Außerdem könnten sich die Patienten all die beunruhigenden Nachuntersuchungen sparen und das an den Nerven zehrende Warten auf die Ergebnisse und die damit verbundene Angst. Obendrein stellt die Studie der ebm die Nachsorge noch als reine Geldverschwendung hin.

Sobald man die Lebensqualität mit im Auge hat, sind die beiden Situationen durchaus nicht ähnlich. Im Fall der engmaschigen Kontrolle ist die Zeit nach der Operation eine der Angst und offensiver Medizin. Im Fall der Spätentdeckung ist die ungetrübte Zeit viel länger und das Elend vergleichsweise kurz. Die alles entscheidende Nachsorge wäre, ganz unabhängig von der schulmedizinischen Früherkennung des Rezidivs, die Aufarbeitung der seelischen Situation, die in den Krebs geführt hat. Wer das in jedem Leben notwendige Wachstum auf die geistig-seelische Ebene heben kann, erspart sich damit, dass es in den Körper sinkt. Das aber erfordert immer eigenes Engagement.

Auf dem Gegenpol gibt es aber auch hoffnungsvolle Ausblicke in der Schulmedizin. Die Stammzellenforschung etwa macht berechtigte Hoffnungen im Hinblick auf Krebstherapien. Sogar aus dem Bereich der naturheilkundlichen Forschung scheint sich ein guter Weg zu ergeben, die Stammzellenausschwemmung ins Blut zu erhöhen über die Einnahme spezieller Algenextrakte. Genug aktive Stammzellen wären eine geniale Chance für Regeneration und Reparatur. In den Monaten seit Beginn des Jahres 2009 hab ich persönlich dabei auch erstaunlich positive Auswirkungen auf die Psyche festgestellt.

Schließlich hat auch die Informationsmedizin, der – aus meiner Sicht – ein guter Teil der Medizin-Zukunft gehören wird, und die in der Radionik am weitesten fortgeschritten ist, verblüffende Fortschritte gemacht. Die Geräte des Marktführers, quantec, haben bereits die Psychosomatik von „Krankheit als Symbol" integriert.

Meine eigenen Ansätze im Hinblick auf das Feld ansteckender Gesundheit werden das letzte Kapitel dieses Buches ausmachen.

Es werden sich also unterschiedliche neue Wege auftun, Patienten auf verschiedensten Ebenen besser zu informieren, von der Seele bis zum Gewebe.

Über die Rolle der Rituale in Medizin und Gesellschaft

Morphogenetische Felder und Rituale

Der englische Biologe Rupert Sheldrake hat mit seiner Theorie der formgebenden Felder eine mögliche Erklärung für das Wirken der Rituale geliefert. Sheldrake war Unstimmigkeiten im Bereich biologischer Forschungen nachgegangen und darauf gekommen, dass es so etwas wie Felder geben müsse, die ohne materielle Vermittlung und ohne kausale Zusammenhänge doch eindeutig feststellbare Wirkungen haben. Eines der Experimente, die ihn auf die Spur der geheimnisvollen Felder brachten, war ein Rattenversuch, der klären sollte, ob erworbenes beziehungsweise erlerntes Wissen vererbbar sei. Man trainierte Ratten darauf, den Weg aus einem Labyrinth schneller zu finden und kreuzte die gelehrigsten Tiere später untereinander. Als man dann deren Junge in das Labyrinth setzte, stellte sich heraus, dass sie nur solange wie ihre hochtrainierten Elterntiere brauchten, um herauszugelangen. Was wie der Beweis der Vererbung erlernten Wissens aussah, wurde aber von anderen Forschern bezweifelt, die das Experiment mit anderen Ratten, aber demselben Labyrinth in einem ganz anderen Erdteil wiederholten, und siehe da: Ihre Ratten waren von Anfang an bereits auf dem Stand der Kindergeneration der ersten Ratten. Sooft man den Versuch auch wiederholte und Ratten trainierte, es noch schneller zu schaffen, nicht nur ihre Kinder, sondern alle Ratten übernahmen augenscheinlich weltweit dieses Wissen, oder anders ausgedrückt, die Ratten dieser Welt waren immer auf dem selben Stand und mussten also auf unerklärliche Weise miteinander verbunden sein. Das aber konnte und durfte nach aller herrschenden Logik nicht sein.

Viele andere logisch unerklärliche Phänomene tauchten plötzlich auf, die einer Erklärung bedurften und sie in Sheldrakes Feldern fanden: Warum zum Beispiel haben die Marder dieser Welt überall ziemlich zeitgleich angefangen, ihre List an Autokabeln zu stillen, obwohl sie das über Jahrzehnte nicht taten? Wenn nur einer für sich alleine damit angefangen hätte, die Verbreitung dieser tierischen Unsitte hätte Jahrhunderte brauchen müssen, vorausgesetzt, er hätte sie sozusagen über konventionelle Wege an seine Kinder weitergegeben und diese an ihre und so fort. Über den Kanal nach England oder gar über das Meer nach Irland wäre das Verhalten mit dieser Methode allerdings wohl nie gekommen. Tatsächlich ist es aber längst schon überall in Marderkreisen bekannt, und Autofahrer aller Herren Länder und Inseln haben staunen über diesen neuen „Brauch" gelernt.

Nachdem er einige Forschungen mit ähnlich unerklärlichen Endergebnissen gesammelt hatte (das Marderphänomen gehörte nicht dazu), formulierte Sheldrake seine Hypothese der Morphogenetischen Felder. Inzwischen kann er belegen, dass diese Felder bis in menschliche Bereiche hinein wahrnehmbar sind. Wenn man Menschen, die nie im Leben Hebräisch gelernt hatten, mit einer Auswahl an echten und unechten, nur hebräisch klingenden Worten konfrontierte, waren die meisten in der Lage , die beiden Gruppen zu unterscheiden. Offenbar haben die echten Wort ein stärkeres Feld, das erkannt beziehungsweise erspürt werden kann.

In eine ähnliche Richtung weist die Erfahrung, dass die Mehrzahl der Menschen sich im Erdmagnetfeld orientieren kann, ohne es zu wissen oder auch nur zu glauben. Werden sie, wenn sie sich völlig desorientiert, in einem Raum, der keinerlei Außenorientierung zulässt befinden, aufgefordert, sich mit ausgebreiteten Armen in Nord-Südrichtung zu stellen, ist ein großer Teil der Menschen dazu in der Lage.
Der US-Forscher Conden konnte nachweisen, dass Sprecher und Zuhörer über synchrone Simultanbewegungen der mimischen Muskulatur verbunden sind, die so gering sind, dass sie von den Betroffenen selbst gar nicht bemerkt werden, aber so deutlich, dass sie in Superzeitlupe durchaus gut nachweisbar sind. Die einzigen Menschen, die diese Miniatur-Bewegungen nicht zeigen, sind autistische Kinder.

Auch Menschen leben offenbar in solchen Feldern, auch wenn wir es nicht wissen und vielfach auch noch gar nicht wahrhaben wollen. Hinzu kommt, dass wir noch viel zu wenig über diese mysteriösen Felder wissen.

Was die Rituale angeht spricht einiges dafür, dass ein Jugendlicher einer archaischen Kultur, der in die Erwachsenenwelt eingeweiht wird, in das Feld der Erwachsenen eintaucht oder unter seinen Einfluss gerät und sich – ohne dafür intellektuell etwas lernen zu müssen – automatisch wie ein Erwachsener verhält. Er wird im wahrsten Sinne des Wortes der Einweihung teilhaftig und Teil der Erwachsenenwelt.
Vieles weist darauf hin, dass solche Rituale durch ständige Wiederholungen ein immer stärkeres Feld entwickeln. Unter Umständen unterliegt den Ritualen genau das Phänomen, das wir gerade mit dem Namen „Morphogenetische Felder" zu bezeichnen beginnen. Formgebärende Felder, die sich, ohne materielle Grundlage und vor allem ohne den Gesetzen der kausalen Logik zu folgen, durch Raum und Zeit fortpflanzen, sprengen unseren Denkrahmen. Sie tun dies auf so verblüffend ähnliche Weise, wie es der modernen Physik zu Anfang des letzten Jahrhunderts widerfuhr, so dass man automatisch an die Entdeckung der Synchronizität durch die Quantenphysiker denken muss. Wahrscheinlich tritt die Biologie mit diesen Entdeckungen gerade in das Stadium des Paradigmenwechsels ein, und Rupert Sheldrake könnte in die Rolle eines Einsteins unter den Biologen wachsen.
Viele Dinge lassen sich schon jetzt auf den Hintergrund seiner Theorie der Morphischen Felder erstmals befriedigender verstehen. Wenn zum Beispiel eine ge- oder sogar übersättigte chemische Lösung nicht in der Lage ist, das entsprechende Salz auszufällen, gewinnt man den merkwürdigen Eindruck, als wisse sie nicht, wie es geht. Denn gibt man ein (Vor-)Bild des zu erwartenden Kristalls in die Lösung, beginnt ein

geradezu lawinenartiges Auskristallisieren, ganz so, als hätte nur diese Vorlage gefehlt, um alles in Gang zu bringen. Ein ganz ähnliches Phänomen stellt der Siedeverzug dar. Wasser kann man über den Siedepunkt hinaus erhitzen, ohne dass es zu kochen beginnt. Bringt man aber nur die Spur von Bewegung hinein und lässt eine kleine Blase entstehen, beginnt sofort und manchmal sogar explosionsartig der Kochprozess überall zugleich. Es ist wirklich, als habe dem Wasser nur die Vorlage der Blase gefehlt oder eben das Feld, um dann selbst überall solche Kochblasen hervorzubringen.

Die Macht der Felder

In den Feldern könnte aber auch der Grund für eigenartige und schon immer auffällige „Schallmauern" in Sport, Wirtschaft und Politik liegen. Nicht selten sind es bestimmte Rekordhöhen oder -zeiten, die im Sport für lange Zeit allen Versuchen trotzen, sie zu überspringen oder zu unterbieten. Geschieht es dann aber, sind plötzlich viele dazu in der Lage. Ist der Bann einmal gebrochen oder eben das Feld etabliert, gelingt etwas plötzlich überall, was lange Zeit als fast unmöglich galt.
Nachdem Reinhold Messner einmal ohne Sauerstoff auf die Achttausender des Himalayas geklettert ist, konnten es ihm schon viele nachmachen. Jetzt, wo das Feld vorhanden ist, geht es plötzlich. Jahrhunderte vorher ging es in Ermangelung dieses Feldes nicht. Ein ähnliches Phänomen gibt es am schweizerischen Matterhorn, das lange als geradezu unbezwingbar galt und heute fast zu einem Touristenberg geworden ist, ohne dass sich am Berg etwas geändert hätte. Lediglich das Feld um ihn herum hat sich offenbar gewandelt.

Der Bevölkerung ist längst bekannt, dass der erste Schritt immer der schwerste ist. Für ihn gibt es eben noch kein Feld und keine Vorlage. Ist beides aber einmal geschaffen, geht alles Weitere wie von selbst. Der Volksmund weiß davon zu berichten, dass „der Teufel immer auf den größten Haufen scheißt", was nichts anderes besagt, als dass die erste Million schwierig zu verdienen sei, spätere dann aber viel einfacher und wie von selbst dazu kommen. Gibt es erst ein Feld für die Ansammlung des Geldes, folgt ein breiter Strom diesem Trend. Hier läge eine Untermauerung des Gesetzes der Resonanz.

Die Medizin weiß längst, dass der körperliche Entzug bei Drogenproblemen allein nichts nützt, weil das seelische und soziale Feld stärker ist. Wie stark die Macht der Felder ist, kann man daran ersehen, dass dieselben Drogen, die heute in der so genannten ersten Welt zur Basis schrecklicher Drogenszenen werden, eingebunden in Rituale in ihren Herkunftsländern und deren Kultur kaum je zum Problem wurden. Die Indianer hatten Tabak in ihr Feld integriert, und er stellte nicht die geringste Bedrohung für sie dar, der Alkohol der Bleichgesichter hingegen, für den sie kein rituelles Feld hatten, richtete sie schnell zu Grunde. Dieses selbe Feuerwasser war aber in der Antike die Basis des orgiastischen Dionysos-Kultes und stellte in dieser Funktion – rituell eingebunden – keine Gefahr für die Bevölkerung des antiken Griechenland dar.

In der modernen Welt aber, die die religiöse Suche aufgegeben hat, werden fast alle Drogen schnell gefährlich. Einmal gefangen im Feld der Drogenszene, wird das Entkommen schwer, zumal wenn der Feldcharakter auch noch übersehen und die ganze Schuld auf die Drogen projiziert wird. Die Drogenszene saugt ihre fluchtbereiten Opfer immer wieder auf. Deshalb versuchen Drogentherapeuten mit radikalen Schnitten die jeweiligen Felder zu ändern und damit ihre Macht und die der Suchtmittel zu brechen. Großstädtische Junkies werden da schon mal auf Einöd-Bauernhöfe geschickt, um das alte Feld weit hinter sich zu lassen und ein neues, den Rhythmen der Natur angepasstes aufzubauen.

4.7 Die schwebende Leichtigkeit des Seins

Dieser leichte Ausklang mag bei einem so schweren Thema wie Krankheit und Medizin eigenartig anmuten. So wichtig es aber ist, sich den materiellen Grundlagen des Lebens zu widmen und für Ausgewogenheit zwischen Seele und Geist zu sorgen, so wichtig bleibt es auch, die Hoffnung auf den Himmel und seine schwebende Leichtigkeit lebendig zu halten. Deshalb möchte ich das Schweben und die Leichtigkeit des Seins genauso gerne weiterempfehlen wie das Verständnis für die Symbolik der Krankheitsbilder. Wer sich mit all seinen Symptomen auseinandersetzt und die in ihnen verborgenen Lernaufgaben bereitwillig aufgreift, wird sich weiter entwickeln und irgendwann mit den körperlich irdischen Themen durch sein und bereit für den spirituellen Weg. Auf diesem gibt es immer wieder Momente von Einheitserfahrungen, die von der Leichtigkeit des Seins geprägt sind.

Aus 30 Jahren Suche und Erfahrungen mit Meditation und Exerzitien, um diese Entwicklung voranzubringen, ist nur wenig von bleibendem Wert übriggeblieben. Das aber verdient es, in den Mittelpunkt gerückt zu werden.

Sicherlich birgt der Himmel auch die Gefahr, als Fluchtort missbraucht zu werden und die Erde darüber zu vernachlässigen. Es gilt die zeitlose indianische Weisheit, dass nur wer seine Füße tief in Mutter Erde verwurzelt, es wagen dürfe, den Kopf zum Vater im Himmel zu erheben. Nun sind aber viele Menschen einer materialistischen Gesellschaft und Zeit unendlich fest mit dem Irdischen verbunden, ohne sich je mit den himmlischen Energien einzulassen. Für sie ist der Himmel mit seinen Möglichkeiten schwebender Leichtigkeit eine große und wundervolle Aufgabe.

Die weiblichen Elemente Erde und Wasser sind und bleiben die Ausgangsbasis, kommen wir doch alle individuell aus dem Fruchtwasser wie das Leben kollektiv aus dem Urmeer. Schon mit dem Wasser beginnen aber die berauschenden Erfahrungsmöglichkeiten des Schwebens. In körperwarmem Thermalwasser ist die Erfahrung der Grenzenlosigkeit wie sie John Lilly schon vor langer Zeit mit seinem Samadhi-Tank vorschwebte, inzwischen zu einem für jeden leicht erfahrbaren Traum geworden. Wasser ist unser Freund, ganz im Gegensatz zu der lange herrschenden Gräuelpropaganda, die davon ausging, dass es vor allem zum Ertrinken führe. „Ins Wasser gehen" bedeutet in unseren Seminaren längst, sich mit Genuss und Freude dem eigenen weiblichen Seelenanteil zu nähern. In die Unterwasserwelt abzutauchen und auf den Spuren der Delphine die sinnliche Wärme des Wassers auf der Haut zu spüren, zu Unterwassermusik schwerelos zu schweben und den Körper loslassend, sich als Seelenwesen zu erleben, ist eine wundervolle Möglichkeit. Die Leichtigkeit der eigenen Seele wahrzunehmen, wird von allen Menschen ausnahmslos als Geschenk erlebt. Genau das macht Erleuchtungs- und Sterbeerfahrungen gleichermaßen so berührend und unvergesslich.

Mit Hilfe des Luftelementes gelingt es, auf den Schwingen des „verbundenen Atems" tief ins Reich leichter Energieerfahrungen einzutreten und nicht selten sogar, seine wirkliche Bestimmung zu erfahren. Aber auch der Windsurfer, der den Wind als himmlisches Kind in seinen Händen hält, während sein Board auf dem Wasser ins Gleiten kommt, spürt manchmal etwas von der schwebenden Leichtigkeit des Seins.

Das Feuerelement in Gestalt der Kundalini-Energie kann beim „verbundenen Atem" oder spirituellen Exerzitien wie Kundalini-Meditationen dazukommen und wird nicht

selten bei jenen Wiegespielen seine bezaubernde Wirkung entfalten, die inzwischen die spirituelle Szene erobert haben. Lange hat es gedauert, bis wir jetzt endlich entdecken, was für wundervolle Erfahrungen einfaches Wiegen beschert.
Uns frei und ungebunden, ja glücklich und beschwingt zu fühlen, ist ein tiefer und heilsamer Traum, der gerade in schweren Zeiten von Krankheit Belebung verdient. Wir können uns nur dann erfolgreich mit den Forderungen des Irdischen auseinandersetzen, wenn wir auch Zugang zu den lichten Höhen unseres Wesens haben. Nur dann haben wir vor allem die Kraft und Energie, uns und damit auch die Welt zu bewegen. Die Möglichkeiten dazu sind weit vielfältiger als wir gemeinhin annehmen. Jeder Waldlauf, jede Berg- oder Fahrradtour, aber auch jeder Tanzabend kann uns zu Gipfelerlebnissen führen, wenn wir die darin liegenden Möglichkeiten, in den Augenblick einzutauchen, (er-)kennen und zulassen. Die allermeisten Menschen werden irgendwann in ihrem Leben von solchen Träumen und Sehnsüchten erfasst, sie bewusst ins Auge zu fassen und zu verwirklichen ist gar nicht so schwer. Wer an einem der vielen Punkte auf das Spiel mit den eigenen Energien einsteigt, wird damit auch andere Bereiche seines Lebens beeinflussen und sich bald der Leichtigkeit des Schwebens nicht mehr entziehen wollen. Diese Leichtigkeit aber ins alltägliche Leben einfließen zu lassen, wird auch das eigene Umfeld positiv beeinflussen.

4.8. Das Feld ansteckender Gesundheit

Dieser in so kranken Zeiten auf den ersten Blick fast paradox wirkende Begriff ist mir seit Jahren wichtiges Anliegen. In der modernen Medizin fehlt nicht nur die spirituelle Perspektive des Lebens, sondern vor allem auch jede Philosophie. Insofern es gar kein Anliegen dieser Medizin ist, das Wesen der Krankheitsbilder zu verstehen, ist ihr nicht einmal vorzuwerfen, dass sie nicht vorbeugen kann und sich so in oft absurde und leider auch gefährliche Früherkennungsmethoden verrennt.
Eine Medizin dagegen, die die Lebensgesetze zur Basis hat und mit Urprinzipien umgehen kann, ist natürlich in der Lage zu Vorbeugung und tieferem Krankheitsverständnis. Sie wird Krankheitsbilder als Zeichen der Abweichung vom eigenen Weg der Selbstverwirklichung erkennen und entsprechende Wegweisung im Rahmen ihrer Therapie anbieten.
Selbstverständlich wird sie die Seele mit auf den Weg nehmen, ja diese wird sogar die Führung übernehmen, wenn es darum geht, körperliche Entgleisungen wieder auf die

Reihe zu bekommen. In diesem Sinne ist „Krankheit als Symbol" bereits vielen Menschen zu einer wesentlichen Hilfe im Sinne von Therapie und Wegweisung geworden.

Die Chancen, dieser Medizin ein breites Feld zu schaffen, steigen zu meiner großen Freude ständig. Nachdem ich über 20 Jahre die Schicksalsgesetze als ihre Grundlage gelehrt habe, beginnt für mich mit dem Buch „Die Schicksalsgesetze" eine neue Phase, in der ich versuche, die Basis für ein selbstverantwortliches Leben durch möglichst breit gestreute Vermittlung der Spielregeln fürs Leben zu erweitern. Hierbei erlebe ich – begeistert – breite Unterstützung von Seiten der Wissenschaft, aber auch der spirituellen Szene. Letztere hat etwa über „The Secret" wenn auch nur mit dem zweitwichtigsten der Lebensgesetze, nämlich dem der Resonanz, dafür aber auf breiter Front vertraut gemacht.

Die Wissenschaft liefert ihrerseits eine Menge Belege für die Stimmigkeit der „Schicksalsgesetze", etwa durch Entdeckung der Spiegelneuronen. Mit der Prägung hat sie das Phänomen der Resonanz belegt. Bestseller-Autor Malcolm Gladwell sammelte schon in seinem Buch „Tippingpoint" überzeugende Belege für die Existenz von Feldern, in „Blink" vereinigt er eine Fülle von wissenschaftlichen Belegen für das Gesetz des Anfangs. Axel Werbach hat in „Radionik im 21. Jahrhundert" an Hand wissenschaftlicher Versuche aufgezeigt, wie weit Resonanz gehen kann. US-Wissenschaftler zeigten frisch geschlüpften Graugansjungen in einer Kopie von Konrad Lorenz´ Versuch zum Beweis der Prägung, zuerst einen Roboter anstatt ihrer Mutter. Nun hielten die Jungen diesen Roboter tatsächlich für ihre Mutter und waren nachweislich und jederzeit reproduzierbar in der Lage, ihn zu beeinflussen. Wir haben noch keine Ahnung, wie das möglich ist, ob sie es mit ihrem kleinen Hirn oder Herzen machen, aber sie tun es – und wissenschaftlich belegbar. Damit ist die Wissenschaft in einen Bereich vorgestoßen, der ihr selbst nicht mehr erklärbar ist, den sie aber gut belegen kann. Solche Punkte gab es immer wieder in der Entwicklung der Wissenschaft, etwa als Einstein sagte, Gott würfle nicht, nachdem er gerade die Basis der Quantenphysik begründet hatte, die genau das nahe legt.
Von solchen Ergebnissen angeregt, könnten wir mutiger weitergehen auch in anderen Bereichen. Seit Jahrtausenden wissen Menschen um die Qualität von Räumen, wie sie sich etwa im chinesischen Feng Shui oder indischen Vastu ausdrückt. Auch in Österreich lassen inzwischen Straßenämter besonders gefährliche Straßenstellen von Geomanten entstören. In der Medizin sind Störfelder im Körper aber auch in Räumen – jedenfalls sensibleren Therapeuten – bekannt.

Hier könnten wir im Rahmen einer neuen Medizin und des Feldes ansteckender Gesundheit mutiger weitergehen. Persönlich habe ich eine beeindruckende Entwicklung miterlebt, die mich an obiges Experiment erinnert. Durch einen der berühmten Zufälle fand der Unternehmer Adolf Wiebecke heraus, dass eine von ihm installierte neue Decke in einer Intensivstation dort vieles sehr auffällig zum Besseren wendete. Zusammen mit dem Chefarzt ging er dem Phänomen nach: Die Geburtsstunde der Welle! Diese Welle ist ein ästhetisch ansprechendes geschwungenes Gebilde aus Metall, das am höchsten Punkt des Raumes aufgehängt, dessen Feld spürbar verbessert und – seit Jahren – auch in allen meinen Seminaren aufgehängt wird. Inzwischen ist diese wissenschaftlich mehrfach untersucht und in ihrer für den westlich analytischen Verstand schwer verständlichen „Wunder-Wirkung" auf vielen Ebenen wissenschaftlich bestätigt. Nicht nur in verschiedenen österreichischen Krankenhäusern, auch in unserem Therapie-Zentrum hat sich vieles weiter verbessert, seit über allem die Welle schwebt. Selbst die negativen Auswirkungen von Handy-Strahlung kann sie nachweislich vermindern und zum Teil sogar aufheben. Statistiken bestätigen diese positiven Wirkungen, Tests an Menschen belegen sie. Sensiblere Betroffene merken diese Effekte direkt an sich, andere erleben lediglich die Auswirkungen in mehr Energie und weniger Störanfälligkeit und Fehlleistungen.

Nachdem ich selbst an allen möglichen Plätzen, wo ich öfter bin, Wellen angebracht habe, sie auf Seminare mitnehme und an den Saal-Decken installiere, fehlten sie mir doch immer noch auf vielen Reisen und Vortragstouren. Der Gedanke, sie nicht nur über uns zu hängen wie einen guten Stern, sondern auch zur Grundlage zu machen, zum sicheren Boden, begeisterte mich von Anfang an. Es war nahe liegend sie auch in die Sohlen von Schuhen einzubringen und siehe da, auch hier entfalteten sie ihre verblüffend positiven Wirkungen. Seit über einem Jahr stehe ich also auf den Wellen und fühle das besonders bei langen Flügen. Wenn ich - im Rahmen meines jährlichen Zugvogelprogramms - mich kurz vor Winterbeginn nach Süden aufmache, um erst wieder zu Frühlingsbeginn zurückzukehren, kamen mir die langen Flüge nach Bali doch ziemlich anstrengend vor. Seit ich auf den Wellen stehe, fallen die langen Flüge viel leichter. Wahrscheinlich nutzen die echten Zugvögel mit ihrem ständigen wellenförmigen Flügelschlag das gleiche Programm.

Solche Bereiche sollten wir in Zukunft noch besser erforschen und wenn wir belegen können - wie bei der Welle - dass entsprechende Hilfsmittel wirklich helfen, sollten wir dran bleiben, bis wir wissen, woran es liegt, denn nur dann wird auch die schweigende Mehrheit, die es so besonders nötig hätte, darauf einsteigen können. Es gibt ja wenige Gründe, die unseren Wissenschaftlern verbieten, was US-Forscher sich bereits seit längerem in diesen Grenzbereichen zutrauen.

Dass österreichische Ärzte angesichts einer Fünf-Jahres-Studie, die vermuten lässt, dass 30 Minuten Handy-Telefonieren pro Tag die Gehirntumorrate verdoppelt, nach mehr Neurochirurgen rufen, um der Tumorwelle in 20 Jahren begegnen zu können, empfinde ich als Skandal. Ärzte könnten gesellschaftliche Verantwortung übernehmen und statt erfundene Pandemien im Namen der Pharmaindustrie zu propagieren, für Aufklärung in zentralen Bereichen sorgen. Wenn schon nach fünf Beobachtungs-Jahren der Verdacht auf eine Tumor-Verdoppelung besteht, wie wird das erst nach 10 und vor allem 20 Jahren Beobachtung aussehen, immerhin braucht Krebs in der Regel Jahrzehnte zur Entwicklung Jahrzehnte. Es gäbe schon jetzt Grund zu warnen, aber nicht nur vor Handy-Strahlung, sondern auch vor der der Mammographie, für die es heute keinen einzigen vernünftigen medizinischen Grund mehr gibt. Diese Liste ließe sich fast schon beliebig verlängern... Wir haben bereits jetzt genug Wissen, uns vieles leichter und einfacher zu machen.

Ähnlich könnten wir schöner und glücklicher leben, wenn wir die Erkenntnisse der Ernährungs- und Bewegungslehre umsetzten. Es gibt keinen Grund, weiter Angst zu essen, wenn wir doch inzwischen wissen, dass nicht nur die Schwingungen der Todesangst den Schlachttieren im Blut und Fleisch stecken, sondern auch ganz konkret jene Neurotransmitter und Hormone, die Angst und Schrecken, Verzweiflung und Panikgefühle vermitteln. Die Ergebnisse der größten wohl je durchgeführten medizinischen Untersuchungen, die der China-Studie, belegen in hochsignifikanter Art die gesundheitlichen Vorteile des Verzichts auf tierisches Eiweiß in der Ernährung. Stattdessen könnten wir die Vorstufen der Glückshormone zu uns nehmen, wie mit „Take me" schon jetzt möglich und in Zukunft – wenn unsere Versuche und Forschungen uns weiter bringen – wohl in noch zielführenderer Art und Weise. Wenn wir unsere schon heute bestehenden wissenschaftlichen Möglichkeiten ausschöpften, kämen wir dem „Feld ansteckender Gesundheit" bereits viel näher.

Persönlich habe ich in dem Buch über „Die Schicksalsgesetze" mit seinen drei zugehörigen CDs den wesentlichen Stoff, die entscheidenden Bilder und wichtigsten geführten Meditationen aus der Ausbildungswoche „Archetypische Medizin I" vereinigt. Es schaut auch bereits ganz danach aus, als würden sie so einem viel breiteren Leser- und

Benutzerkreis zugänglich. Anschließend habe ich - als inhaltliche Fortsetzung - das „Schattenprinzip“ geschrieben, das mit seiner eingelegten CD eine entsprechende Auseinandersetzung mit der eigenen dunklen Seite ermöglicht, um daran zu wachsen und weiter und offener zu werden, anstatt immer enger und starrer – wie es vielen im Laufe ihres Lebens ergeht. Der dritte konsequente Schritt wird sich mit der Integration der Urprinzipien beschäftigen.

Diese drei Aspekte geben dem „Feld ansteckender Gesundheit“ die entscheidende Grundlage und den Benutzern eine sichere Basis für mutige Schritte in ein spannendes und erfüllendes Leben, das auf Integration statt Abgrenzung zielt.

Weiters hoffe ich, in dem Internet-Portal www.mymedworld.cc, das in einer vorläufigen Beta-Phase auf der Basis von „Krankheit als Symbol" schon einige Zeit existiert, längerfristig viele meiner über 40 Bücher in einem drei- und vielleicht sogar mehrdimensionalen Muster zu integrieren, um noch mehr Tiefe und Verständnis zu ermöglichen. Moderne Computer und Internet-Welten machen diesen Schritt möglich und eigentlich sogar zwingend. Warum sich nicht beim Lesen, jederzeit per Mausklick mehr Informationstiefe geben, die Welt der Bilder, Töne und Schwingungen dazu holen? Urprinzipien-Erkenntnis gerät so natürlich plastischer und eingängiger, aber auch das Verständnis von Krankheitsbildern und den in ihnen verborgenen Lebensaufgaben wird so viel deutlicher.

Weiters hoffe ich persönlich, noch einige Zeit an diesem „Feld ansteckender Gesundheit“ in Seminaren mit bauen zu können. Ich werde gern weiter Menschen in Bereichen begleiten und ausbilden, die wie etwa Fasten und verbundener Atem in geradezu wunder-voller Weise geeignet sind, Bewusstsein zu schaffen und zu vertiefen. In unserer Atemwoche im Herbst wollen wir solch ein Feld schaffen, das viele und später sehr viele Menschen zusammenbringt, die gemeinsam im Überfluss ihrer eigenen Energie schwelgend, Schritte in die Zukunft machen. Mit den seit 30 Jahren laufenden Fasten-Seminaren ist das längst gelungen, auch wenn sie natürlich von den Teilnehmerzahlen begrenzt bleiben müssen.

Meine große Hoffnung ist über www.dahlke.at und längerfristig auch über www.mymedworld.cc ein Feld zu bauen, dass mittels Information weitere Angst- und Pandemiewellen unmöglich macht, weil zu viele zu rasch die buchstäblich notwendige Aufklärung und Information bekommen. Wenn es möglich war, eine Vogel-Grippen-

Angst-Welle mittels überlegener Geld- und daher Informationsmittel auszulösen, ist Vieles und Grauenhaftes möglich. Immerhin musste man da schon mit Vögeln vögeln, um sich überhaupt anstecken zu können. Auch die ähnlich absurde Schweinegrippe hat noch viel gebracht an Angst und Geld. Die nächste vielleicht als „Känguru-Grippe" inszenierte Pandemie könnte schon verpuffen, weil zu viele zu viel wissen.

Der Aufbau eines ganz anderen, Entwicklung fördernden Feldes ist genauso möglich. Lediglich müssten wir die durch enorme Geldmengen fast gleichgeschalteten Medien und Mediziner wie auch die Macht der Politiker durch viele kleine Schritte der Information ersetzen.

Hier ist jeder gefordert, sich und andere entsprechend fördern zu lassen, und ich fordere Sie, liebe Leser, auch hier gleich auf, sich in diesem und entsprechenden Netzwerken zu integrieren und andere zu informieren und zu infizieren mit diesem Gedanken der Aufklärung und des Wachstums. Am besten wäre, wir würden über solche Angstkampagnen hinauswachsen, statt uns nur dagegen zu wappnen. Eigene Entwicklung ist der beste Schutz gegen Verdummung und Manipulation, die Entwicklung möglichst vieler Mitmenschen macht eigene Entwicklung im entstehenden Feld leichter... Und sie macht Spaß... Gemeinsam und mit lauter ansteckender Freude zu wachsen, ist so viel mehr als still für sich und kann so viel mehr bedeuten, bewirken und bewegen. Sie könnte das „Feld ansteckender Gesundheit" aufbauen.

In diesem Sinn, werde ich weiter denken und schreiben und anstecken.

Wenn einer träumt ist es ein Traum, wenn viele träumen, ist es der Beginn einer neuen Wirklichkeit.

Literatur des Autors zu den einzelnen Kapiteln:

1.3. Zurück zur Mitte – die Archetypische Medizin

Buch „Aggression als Chance", Goldmann

Buch „Das Schattenprinzip", Goldmann

Buch „Depression – Wege aus der dunklen Nacht der Seele", Goldmann

Buch „Die Schicksalsgesetze – Spielregeln fürs Leben", Goldmann

Buch „Frauen-Heil-Kunde", Goldmann

Buch „Krankheit als Sprache der Kinderseele", Bertelsmann

Buch „Krankheit als Sprache der Seele", Goldmann

Buch „Krankheit als Symbol", Bertelsmann

Buch „Krankheit als Weg", Goldmann

CD „Bewusstseinsfelder", Goldmann

CD „Gesetz der Anziehung", Goldmann

CD „Gesetz der Polarität", Goldmann

1.4. Krankheitsbilder als Spiegel unserer Existenz

Buch „Aggression als Chance", Goldmann

Buch „Das Große Buch der ganzheitlichen Heilweisen", Goldmann

Buch „Depression – Wege aus der dunklen Nacht der Seele", Goldmann

Buch „Frauen-Heil-Kunde", Goldmann

Buch „Herz(ens)probleme", Droemer Knaur

Buch „Krankheit als Sprache der Seele", Goldmann

CD „Krebs", Goldmann

CD „Vom Stress zur Lebensfreude", Goldmann

CD „Wut und Ärger", Goldmann

1.5. Urprinzipien – die Sprache der Archetypischen Medizin

Buch „Das senkrechte Weltbild", Heyne

Buch „Die Schicksalsgesetze", Goldmann

1.6. Urprinzipien – ein kurzer Überblick

Buch „Das senkrechte Weltbild", Heyne

Literaturhinweise

2.1. Medizin am Scheideweg

Buch „Das große Buch der ganzheitlichen Therapien", Integral

2.2. Moderne Anti-Medizin

Buch „Das Schattenprinzip" Goldmann

Buch „Die Schicksalsgesetze – Spielregeln fürs Leben: Resonanz – Polarität – Bewusstsein", Goldmann

CD „Bewusstseinsfelder", Goldmann

CD „Gesetz der Anziehung", Goldmann

CD „Gesetz der Polarität", Goldmann

2.3. Früherkennung statt Vorbeugung

Buch „Buch „Frauen-Heil-Kunde", Goldmann

Buch „Depression – Wege aus der dunklen Nacht der Seele", Goldmann

Buch „Krankheit als Symbol", Bertelsmann

2.4. Impfen: Notwendigkeit oder Fehler?

Buch „Aggression als Chance", Goldmann

Buch „Aller guten Dinge sind drei", Südwest

Buch „Krankheit als Sprache der Kinderseele", Bertelsmann

2.7. Die Haut und ihre Be-Deutung

Buch „Hand und Fuß als Spiegel der Seele", GU

Buch „Körper als Spiegel der Seele", GU

CD „Hautprobleme", Goldmann

2.8. Autoaggressions-Krankheiten am Beispiel Allergie

Buch „Aggression als Chance", Goldmann

CD „Wut und Ärger", Goldmann

CD „Allergien", Goldmann

2.9. Schmerz

Buch „Aggression als Chance", Goldmann

2.10. Krebs – Diagnose als Todesurteil

Buch „Frauen-Heil-Kunde“, Goldmann

Buch „Krankheit als Sprache der Seele“, Goldmann

Buch „Krankheit als Symbol“, Bertelsmann

Buch „Verdauungsprobleme“, Droemer Knaur

CD „Das Bewusstseinsfeld“, Goldmann

CD „Heilungs-Rituale“, Goldmann

CD „Innerer Arzt“, Goldmann

CD „Krebs“, Goldmann

CD „Schattenarbeit“, Goldmann

CD „Selbstheilung“, Goldmann

CD „Selbstliebe“, Goldmann

2.11. Schönheitschirurgie und Anti-Aging

Buch „Aller guten Dinge sind drei“, Südwest

Buch „Der Körper als Spiegel der Seele“, GU

Buch „Die Spuren der Seele – was Hand und Fuß über uns sagen“, GU

CD „Entgiften – Entschlacken – Loslassen“, Goldmann

CD „Heilungsrituale“, Goldmann

CD „Mandala“, Goldmann

CD „Schattenarbeit“, Goldmann

2.12. Der Tod in moderner Zeit

Buch „Das Schattenprinzip“, Goldmann

Buch und CD „Depression – Wege aus der dunklen Nacht der Seele“, Goldmann

Buch und CD „Lebenskrisen als Entwicklungschancen“, Goldmann

CD „Schattenarbeit“, Goldmann

2.13. Ernährung

Buch „Aller guten Dinge sind drei“, Südwest

Buch „Essens-Glück“, Schirner

Buch „Säulen der Gesundheit“, Goldmann

Buch „Vom Essen, Trinken und Leben“, Haug

2.14. Bewegung und Entspannung

Buch „Aller guten Dinge sind drei“, Südwest

Buch „Säulen der Gesundheit“, Goldmann

Buch „Reisen nach innen“, Ullstein

2.15. Bewusst fasten

Buch „Das große Buch vom Fasten“, Goldmann

Buch „Fasten Sie sich gesund“, Hugendubel

Buch „Sinnlich Fasten“, Nymphenburger

Buch „Wege der Reinigung“, Ullstein

CD „Bewusst Fasten“, Goldmann

CD „Entgiften – Entschlacken – Loslassen“, Goldmann

CD „Innerer Arzt“, Goldmann

CD „Tiefenentspannung“, Goldmann

2.16. Reinigung

Buch „Das große Buch vom Fasten“, Goldmann

Buch „Sinnlich Fasten“, Nymphenburger

Buch „Verdauungsprobleme“, Droemer Knaur

CD „Bewusst Fasten“, Arkana Audio

CD „Die vier Elemente“, Goldmann

CD „Elemente-Rituale“, Goldmann

CD „Entgiften – Entschlacken – Loslassen“, Goldmann

CD „Hautprobleme“, Goldmann

CD „Heilkraft des Verzeihens“, Integral

3.1. Atmung

Buch „Die wunderbare Heilkraft des Atems“, Integral

3.2. Schlaf

Buch und CD „Schlaf – die bessere Hälfte des Lebens“, Integral

CD „Erquickendes Abschalten mittags und abends“, Integral

CD „Schlafprobleme“, Goldmann

3.3. Träume

Buch „Das Schattenprinzip", Goldmann

Buch „Krankheit als Symbol", Bertelsmann

Buch „Schlaf – die bessere Hälfte des Lebens", Heyne

CD „Sucht und Suche", Goldmann

CD „Traumreisen", Goldmann

3.4. Regeneration und Kuren

Buch „Sinnlich Fasten", Nymphenburger

Buch und CD „Das große Buch vom Fasten", Goldmann

CD „7 Morgenmeditationen", Integral

CD „Bewusst Fasten", Arkana Audio

CD „Elemente-Rituale", Goldmann

CD „Entgiften – Entschlacken – Loslassen", Goldmann

CD „Heilungsrituale", Goldmann

3.5. Licht, Farbe, Ton und Klang

Buch zur Mandala-Therapie, Hugendubel

CD „Mandalas der Welt", Hugendubel

CD „Mantras der Welt", Goldmann

3.6. Krankheitsbilder- und Reinkarnationstherapie

Buch „Aggression als Chance", Goldmann

Buch „Das Schattenprinzip", Goldmann

Buch „Depression – Wege aus der dunklen Nacht der Seele", Goldmann

Buch „Die Schicksalsgesetze", Goldmann

Buch „Frauen-Heil-Kunde", Goldmann

Buch „Gewichtsprobleme", Knaur-Taschenbuch

Buch „Körper als Spiegel der Seele", GU

Buch „Krankheit als Sprache der Seele", Goldmann

Buch „Krankheit als Symbol", Bertelsmann

Buch „Verdauungsprobleme", Droemer Knaur

4.2. Medizin und Umwelt

Buch „Woran krankt die Welt“, Goldmann

CD „Naturmeditation“, Goldmann

4.3. Die moderne Geld-Oper

Buch „Die Psychologie des Geldes“, Nymphenburger

Buch „Die Schicksalsgesetze – Spielregeln fürs Leben“, Goldmann

Buch „Woran krankt die Welt“, Goldmann

4.4. Die Eile moderner Zeit

Buch „Woran krankt die Welt“, Goldmann

CD „Vom Stress zur Lebensfreude“, Goldmann

4.5. Die „Droge" Arzt

Buch „Die Schicksalsgesetze“, Goldmann

Buch „Das Schattenprinzip“, Goldmann

CD „Innerer Arzt“, Goldmann

CD „Heilungsrituale“, Goldmann

4.6. Wohin geht die Medizin?

Buch „Die Schicksalsgesetze – Spielregeln fürs Leben“, Goldmann

Buch „Woran krankt die Welt“, Goldmann

Buch „Lebenskrisen als Entwicklungschancen“, Goldmann

Buch „Krankheit als Symbol“, Bertelsmann

Buch „Körper als Spiegel der Seele“, GU

4.7. Die schwebende Leichtigkeit des Seins

Buch „Schwebend die Leichtigkeit des Seins erleben“, Schirner

Buch „Die wunderbare Heilkraft des Atems“, Heyne

CD „Leichtigkeit des Schwebens“, Integral

4.8. Das Feld ansteckender Gesundheit

Buch „Die Schicksalsgesetze – Spielregeln fürs Leben", Goldmann

Buch „Das Schattenprinzip", Goldmann

Buch „Tipping Point" von Malcolm Gladwell, Goldmann

Buch „Blink" von Malcolm Gladwell, Piper

www.awiebecke.com

Alle hier aufgeführte und noch weitere Veröffentlichungen von Ruediger Dahlke finden Sie unter www.dahlke.at

Weitere Informationen finden Sie außerdem unter www.mymedworld.cc

Informationen zum Netzwerk verbundener Atem: www.verbundeneratem.net

Adressen

Seminare, Ausbildungen und Reisen:

Heil-Kunde-Institut Graz
Oberberg 92, A-8151 Hitzendorf
Tel.: +43/(0)316/7198885
Fax: +43/(0)316/7198886
www.dahlke.at (mit Zugang zum kostenlosen Rundbrief Dahlke-Info)
info@dahlke.at

Therapien:

Heil-Kunde-Zentrum Dahlke Johanniskirchen
Schornbach 22, D-84381 Johanniskirchen
Tel.: +49/(0)8564/819
Fax: +49/(0)8564/1429
www.dahlke-heilkundezentrum.de
hkz-dahlke@t-online.de

Wassertherapie und Ernährungsberatung
Dorothea Neumayr
Sackengutstraße 9, A-5020 Salzburg
Tel.: +43 (0)664/3839377
www.dorothea-neumayr.com

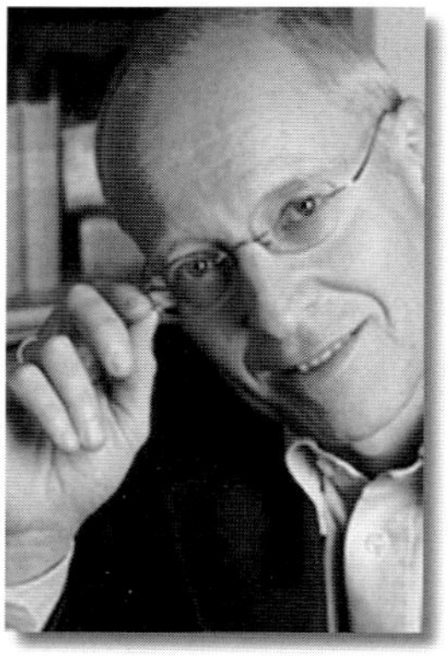

Dr. med. Ruediger Dahlke

Medizinstudium in München, Weiterbildung zum Arzt für Naturheilweisen, in Psychotherapie und Homöopathie. Seit 1978 als Psychotherapeut und Fastenarzt tätig. Entwicklung der deutenden Psychosomatik, die sich 1983 in „Krankheit als Weg“ niederschlägt und ihre Vervollständigung in dem Nachschlagewerk „Krankheit als Symbol" findet; mehrjährige Zusammenarbeit mit Thorwald Dethlefsen; 1989 Trennung, um den eigenen Weg der Krankheitsbilder-Deutung und spirituellen Medizin unbehindert fortzusetzen; Aufbau des Heil-Kunde-Zentrums im niederbayrischen Johanniskirchen und Weiterentwicklung der Krankheitsbilder-Deutung; 20 Jahre Ausbildungen zur „Archetypischen Medizin“; seitdem Aufbau des Zentrums TamanGa in der Süd-Steiermark.

Ziele: Verbreitung eines Feldes ansteckender Gesundheit über Seminare, Trainings, Kongresse und Vorträge, geführte Reisen und Kreuzfahrten und seit 2010 in dem Internet-Portal www.mymedworld.cc. Viele seiner Bücher wie „Krankheit als Symbol", „Krankheit als Sprache der Seele“, „Lebenskrisen als Entwicklungschancen“, „Körper als Spiegel der Seele“, „Die Schicksalsgesetze“, und zuletzt „Die Spuren der Seele – was Hand und Fuß über uns sagen“ wurden Bestseller. „Mandalas der Welt“ brachte die Mandala-Malwelle in Gang. „Krankheit als Symbol“ entwickelte sich als Nachschlagewerk zum Standardwerk der ganzheitlichen Psychosomatik, „Bewusst Fasten“ bzw. heute „Das große Buch vom Fasten“ halfen dem Fasten neuerlich auf den Weg.

Die Integration spiritueller Themen ist ihm ein wichtiges Anliegen. In seinen Audio-Selbsthilfeprogrammen setzt er in besonderer Weise auf die Wirkung ganzheitlicher Ansätze. Die Bücher „Die Schicksalsgesetze“ und „Das Schattenprinzip“ mit den zugehörigen CDs wollen dem Feld ansteckender Gesundheit eine tiefere Grundlage geben und einer neuen bewussten und eigenverantwortlichen Medizin den Weg bereiten.

Seine Bücher wurden bereits 215 Mal übersetzt und liegen in 24 Sprachen vor.

Informationen zu Seminaren, Veranstaltungen und Veröffentlichungen unter www.dahlke.at (von hier auch Zugang zum kostenlosen Rundbrief „Dahlke-Info" oder im Heil-Kunde-Institut Graz, A-8151 Hitzendorf, Tel. 0043-316-719888-5, Fax 0043-316-719888-6;
E-Mail info@dahlke.at

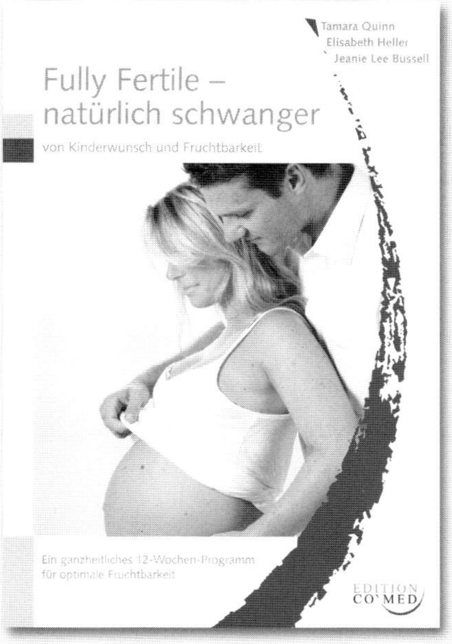

384 Seiten,
€ 19,80
ISBN 978-3-934672-44-4

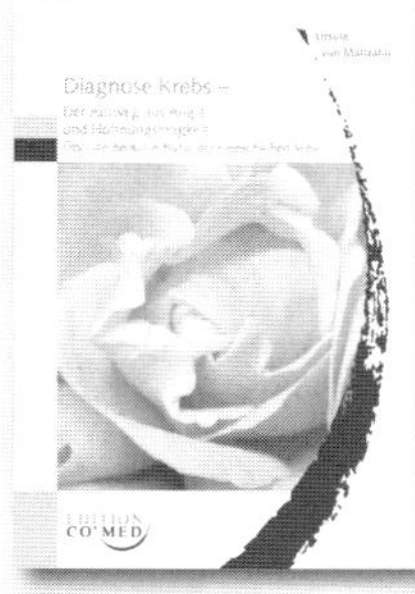

160 Seiten,
€ 17,80
ISBN 978-3-934672-34-5

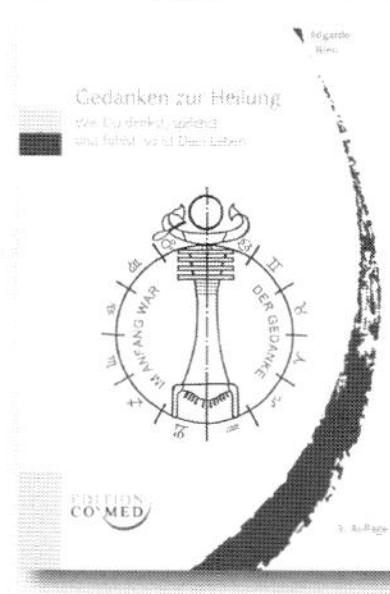

160 Seiten,
€ 11,80
ISBN 978-3-934672-37-6

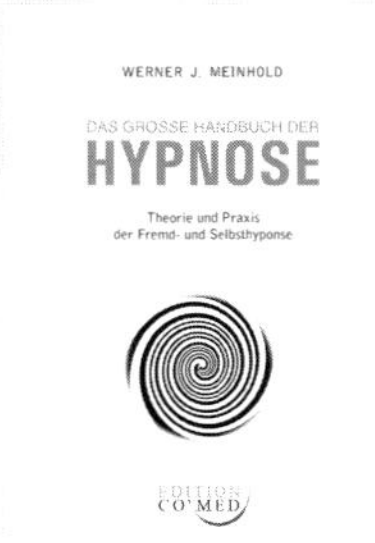

704 Seiten,
€ 39,80
ISBN 978-3-934672-41-3

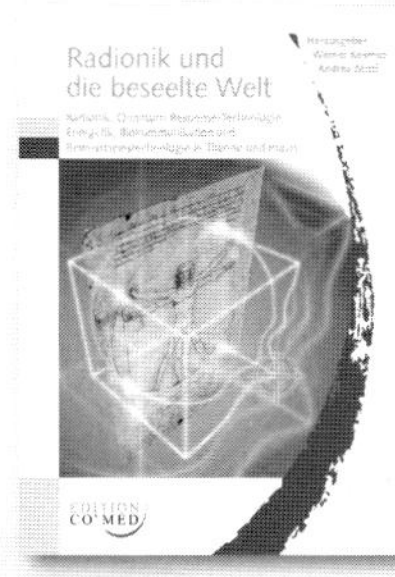

516 Seiten,
€ 29,80
ISBN 978-3-934672-36-9

EDITION
CO`MED

CO`MED Verlagsgesellschaft mbH
Tel.: 06146 / 9074-0 • www.comedverlag.de

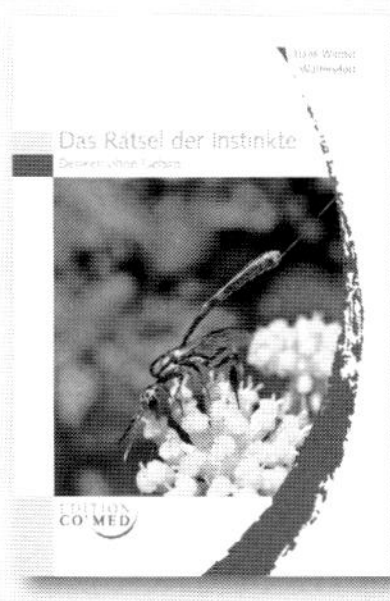

192 Seiten,
€ 17,80
ISBN 978-3-934672-29-1

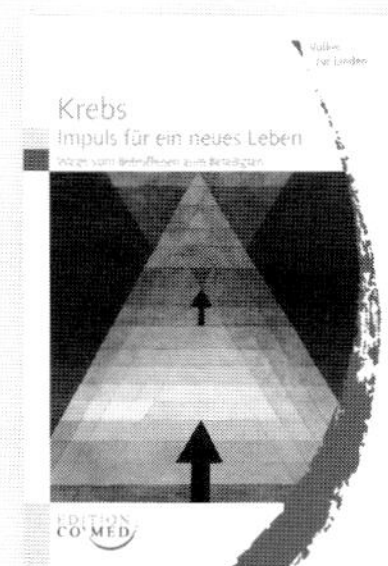

400 Seiten,
€ 29,80
ISBN 978-3-934672-39-0

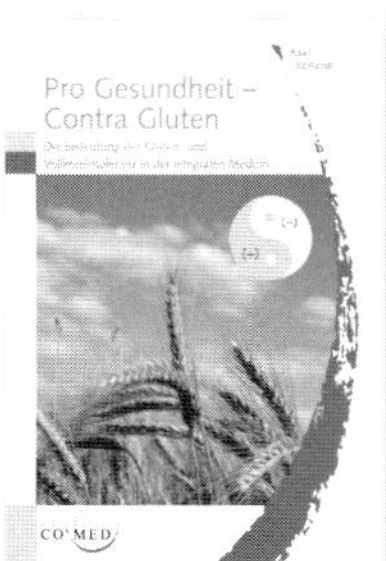

222 Seiten,
€ 19,80
ISBN 3-934672-15-9

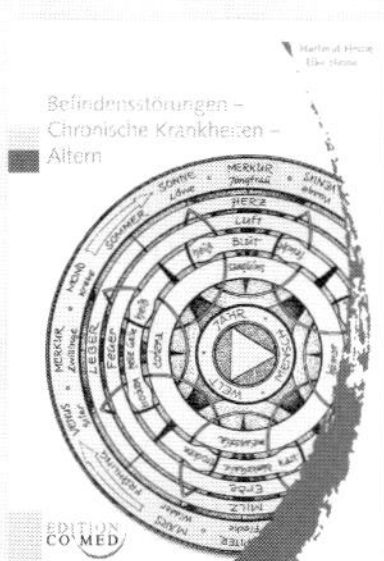

168 Seiten,
€ 17,80
ISBN 978-3-934672-35-2

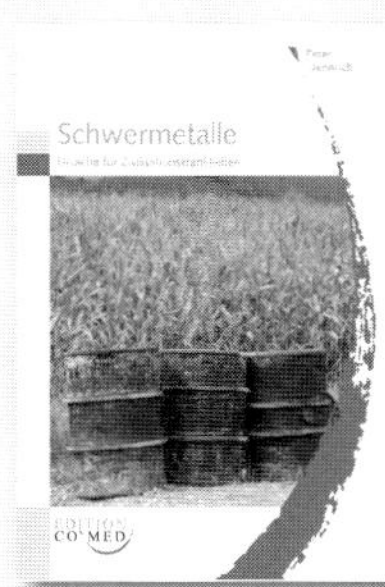

288 Seiten,
€ 29,00
ISBN 978-3-934672-26-0

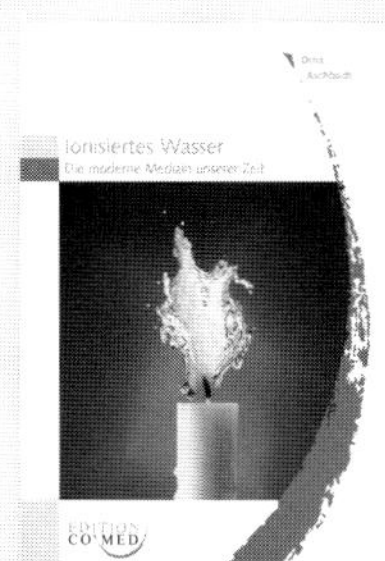

200 Seiten,
€ 19,80
ISBN 978-3-934672-38-3

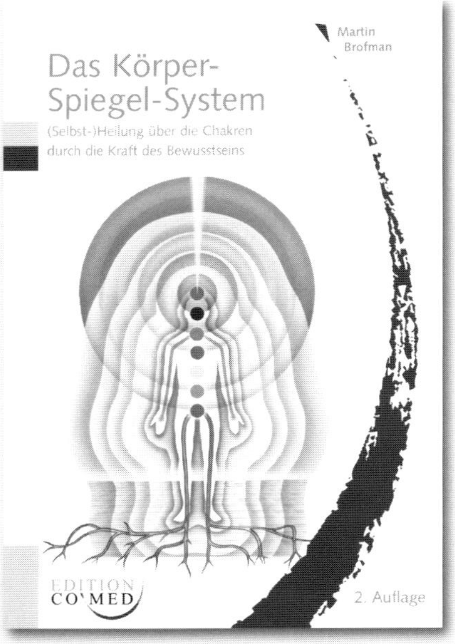

236 Seiten,
€ 17,80
ISBN 978-3-934672-18-5

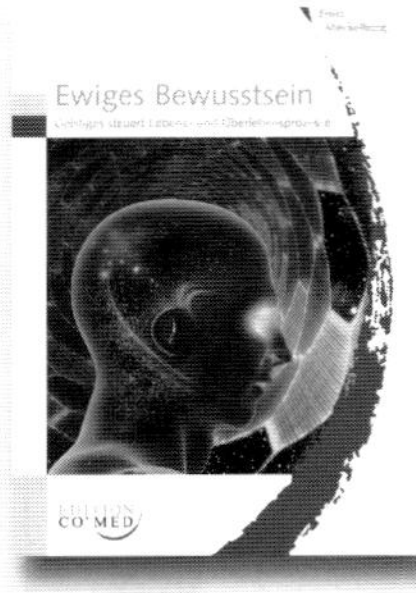

208 Seiten,
€ 19,80
ISBN 978-3-934672-19-2

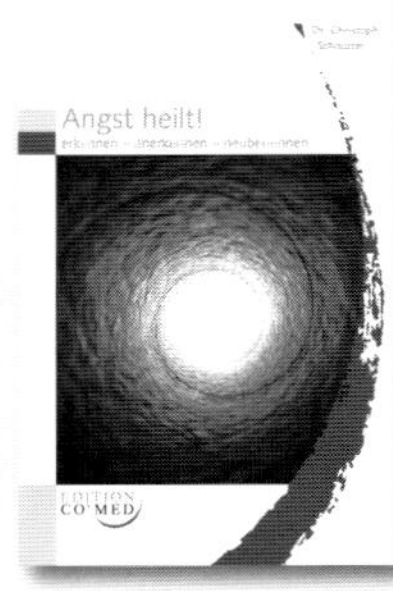

168 Seiten,
€ 14,80
ISBN 978-3-934672-22-2

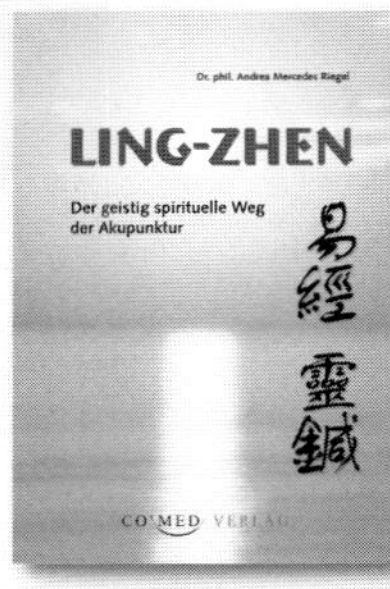

472 Seiten,
€ 48,00
ISBN 987-3-934672-20-8

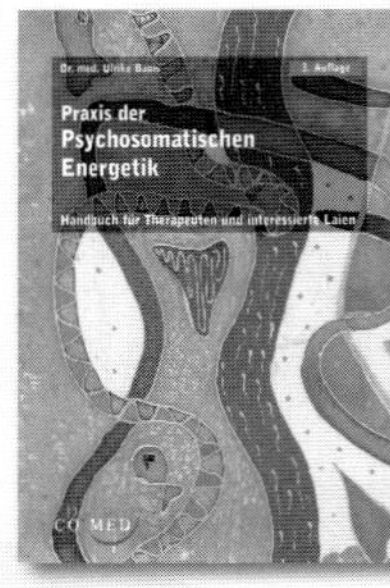

259 Seiten,
€ 19,00
ISBN -934672-12-4

EDITION
CO`MED

CO`MED Verlagsgesellschaft mbH
Tel.: 06146 / 9074-0 • www.comedverlag.de

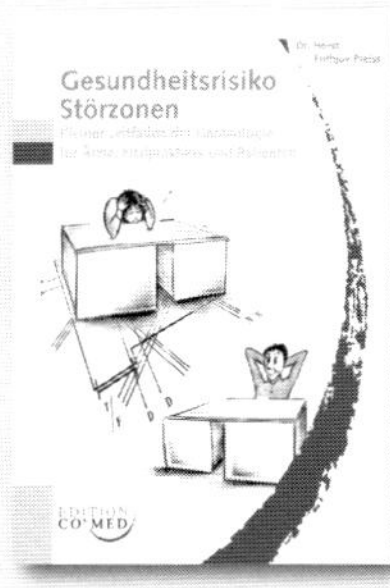

128 Seiten,
€ 12,80
ISBN 978-3-934672-32-1

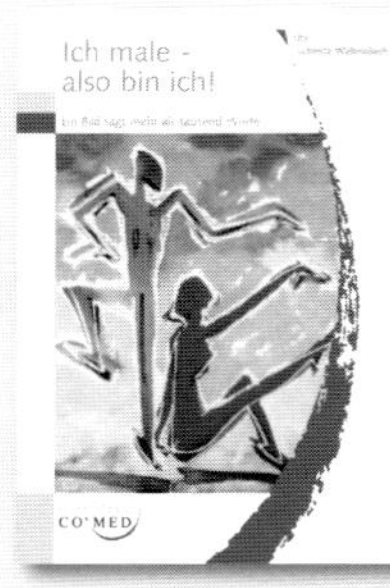

144 Seiten,
€ 17,90
ISBN 3-934672-16-7

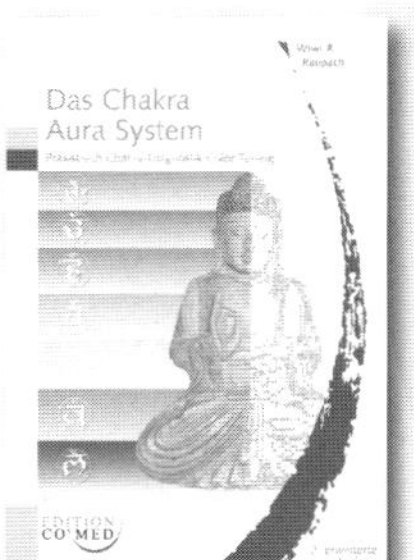

216 Seiten,
€ 34,80
ISBN 978-3-934672-17-8

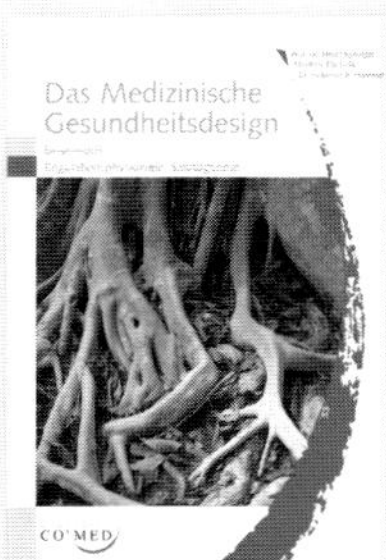

160 Seiten,
€ 29,80
ISBN 978-3-934672-21-5

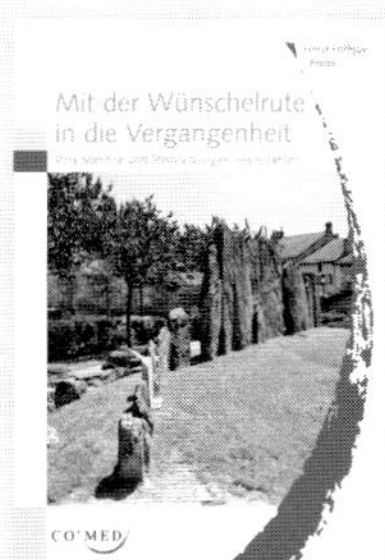

288 Seiten,
€ 19,80
ISBN 978-3-934672-27-7

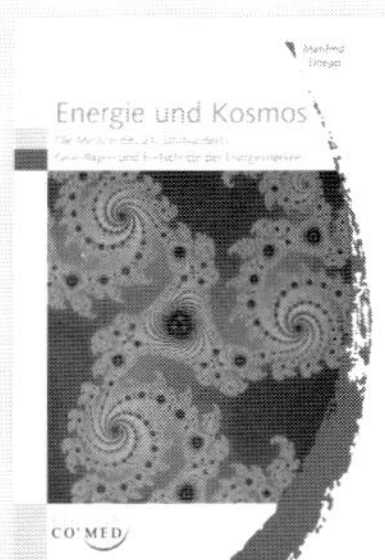

352 Seiten,
€ 34,80
ISBN 978-3-934672-30-7